1312

INTRODUCTION

A L'ÉTUDE

DES LOIS GÉNÉRALES

DE

L'HYPODERMIE

PHYSIOLOGIE ET THÉRAPEUTIQUE

33

PAR

Jules CHÉRON

Médecin de Saint-Lazare

Docteur ès-sciences, Officier de la Légion d'honneur

AVEC FIGURES DANS LE TEXTE

Toutes les injections hypodermiques produisent des effets identiques, quel que soit le liquide introduit sous la peau, à la condition que ce liquide ne soit pas toxique. La différence ne porte que sur l'intensité plus ou moins grande du phénomène produit.

J. C.

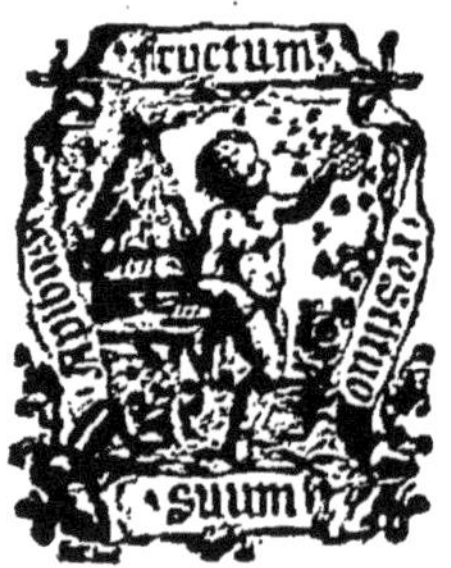

PARIS

SOCIÉTÉ D'ÉDITIONS SCIENTIFIQUES

4, RUE ANTOINE-DUBOIS, 4

(Place de l'Ecole de Médecine)

1893

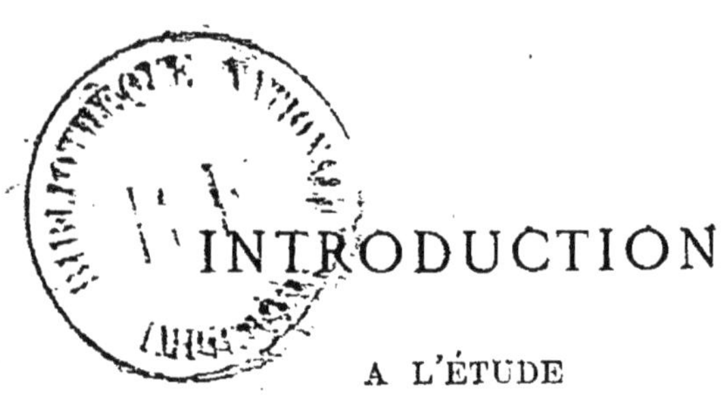

INTRODUCTION

A L'ÉTUDE

DES LOIS GÉNÉRALES

DE

L'HYPODERMIE

PRINCIPAUX TRAVAUX DU MÊME AUTEUR

Applications à la thérapeutique des propriétés de l'acide picrique. *Comptes rendus du Congrès de Bruxelles*, 1875.

Etat fonctionnel des muscles et des nerfs dans la vie intra-utérine (avec le Dr Goujon). Mémoire récompensé par l'Académie des Sciences.

Mémoire sur les modifications que les courants électriques impriment à la circulation cérébrale démontrées à l'aide d'un nouvel instrument : l'ophthalmo-microscope (Nachet et Chéron) (prix Barbier. — Faculté de médecine).— *Comptes rendus de la Société de médecine de Paris*, 1875.

De l'amputation des tumeurs des grandes lèvres à l'aide du forcipresseur à lames parallèles de Chéron. *Gazette des Hôpitaux*, 1876.

Du traitement des kystes des grandes lèvres à l'aide de la ligature élastique. *Revue des Maladies des femmes*, 1880.

Des tumeurs fibreuses de l'utérus et de leur traitement par les courants continus (intermittence rythmée). *Gazette des hôpitaux*, 1879.

De l'ulcération du col de l'utérus. Processus et nature démontrés par l'étude histologique du col utérin, sain ou malade, avant et après la puberté. *Revue des Maladies des Femmes*, mai et juin 1879.

Leçons sur les affections utérines. Cours fait à l'Ecole pratique et publié dans la *Revue des Maladies des Femmes*, 1879-1880-1881.

Contribution à l'étude de l'origine spinale du vaginisme. *Revue des Maladies des Femmes*, juin 1879, janvier et février 1880.

Désordres graves des fonctions biliaires causés par la suppression brusque et la rétention des règles (1260 calculs évacués par la fistule cutanée). *Gazette des Hôpitaux*, 1880.

Hémorrhagies en rapport avec des fongosités; traitement par le curage de la cavité utérine. *Gazette des Hôpitaux*, 1880.

Galvano-cautère à accumulateurs. Note présentée à l'Académie de médecine. *Revue des Maladies des Femmes*, novembre 1884.

Ectropion de la muqueuse du canal cervical, etc. *Revue des Maladies des Femmes*, février 1886.

Curabilité et traitement de la rétroflexion. *Revue des Maladies des Femmes*, juin 1886.

Trois cas d'amputation du col de l'utérus. *Revue des Maladies des Femmes*, septembre 1886.

Des usages thérapeutiques de la curette en gynécologie. *Revue des Maladies des Femmes*, octobre et novembre 1886.

De la médication intra-utérine. *Revue des Maladies des Femmes*, déc. 1886 et janvier 1887.

Volumineux calcul développé dans un kyste du vagin ouvert dans l'urèthre. Opération. *Revue des Maladies des Femmes*, avril 1887.

Lois des réflexes génitaux. Névralgie lombo-abdominale. *Revue des Maladies des femmes*, mai 1887.

De l'évolution morbide de la muqueuse du canal cervical (Monographie). *Revue des Maladies des Femmes*, 1887-1888-1889.

Des phlegmasies péri-utérines, salpingo-ovarites, pelvi-péritonites, cellulites pelviennes. (Monographie). *Revue des Maladies des Femmes*, 1889-1890.

Le drainage de la cavité utérine par les voies naturelles, in-8°, figures. Société d'Editions scientifiques, 1892.

Etc., etc.

INTRODUCTION

A L'ÉTUDE

DES LOIS GÉNÉRALES

DE

L'HYPODERMIE

PHYSIOLOGIE ET THÉRAPEUTIQUE

PAR

Jules CHÉRON

Médecin de Saint-Lazare

Docteur ès-sciences, Officier de la Légion d'honneur

AVEC FIGURES DANS LE TEXTE

Toutes les injections hypodermiques produisent des effets identiques, quel que soit le liquide introduit sous la peau, à la condition que ce liquide ne soit pas toxique. La différence ne porte que sur l'intensité plus ou moins grande du phénomène produit.

J. C.

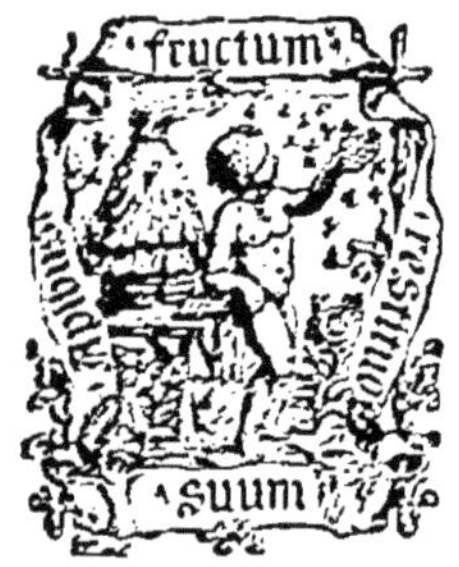

PARIS

SOCIÉTÉ D'ÉDITIONS SCIENTIFIQUES

4, RUE ANTOINE-DUBOIS, 4

(Place de l'Ecole de Médecine)

1893

INTRODUCTION

Voilà tantôt huit années que, dans mon service de Saint-Lazare, nous avons commencé, mes élèves et moi, l'étude des transfusions hypodermiques de sérums artificiels plus ou moins concentrés, d'une composition exclusivement minérale, représentée par des sels de soude analogues à ceux qu'on trouve dans le sérum du sang de l'homme.

Ces liquides, nous en avons étudié les propriétés physiologiques et thérapeutiques, isolément d'abord, puis en comparaison avec tous les autres liquides (solutions de substances végétales ou animales) utilisés, ces temps derniers, par la méthode hypodermique.

Dès le début, les résultats nous apparurent très concluants et très nets, ne prêtant guère à controverse, aussi les hésitations et les tâtonnements comptent-ils pour bien peu dans le long espace de temps consacré à cette étude. Mais, à mesure que nous avancions dans nos recherches, d'autres recherches s'imposaient ; notre champ d'investigation s'élargissait à chaque pas et le présent travail, conçu d'abord dans des limites très restreintes et destiné uniquement à faire connaître et à discuter un nouveau mode de traitement des exsudats pelviens, a dû être entièrement refondu et reconstitué sur des bases plus larges, de façon à comprendre aujourd'hui l'exposé méthodique d'un assez grand nombre de faits nouveaux, dans le double domaine de la physiologie et de la thérapeutique générales.

Le champ était à défricher dans son entier et la besogne — tout juste assez complète à l'heure actuelle pour justifier une publication d'ensemble — a été nécessairement de longue durée. Abordant un sujet scientifique encore à peu près inexploré, nous avons voulu que nos moindres affirmations fussent étayées sur des faits patiemment et rigoureusement observés.

Ce ne sont pas les travaux antérieurs sur la question qui ont pu nous être de quelque secours, car la littérature médicale est plus que pauvre dans l'espèce. Voici tout ce que nous ont fourni nos recherches :

En 1865, Cantani, de Naples, fut le premier à proposer et à mettre en œuvre, sous le nom de « hypodermoclysis », la transfusion sous-cutanée d'une quantité considérable de solution saline « 4 à 6 litres » dans le but de diluer le sang des cholériques, épaissi par les pertes séreuses abondantes de l'intestin.

Çà et là, éparses dans les journaux de médecine de ces dernières années, nous relevons quelques observations d'injections sous-cutanées de solution de chlorure de sodium « 800 à 1000 grammes au moins », dans le but de combler, après des hémorrhagies graves, le déficit du système circulatoire.

Le lavage du sang par la voie hypodermique, étudié récemment sur les animaux au point de vue de la physiologie pure, par MM. Dastre et Loye, a suscité quelques essais thérapeutiques dans les maladies infectieuses et les intoxications. Comme on le verra par la suite, aucune de ces tentatives, très rationnelles et très ingénieuses d'ailleurs, n'était de nature à éclairer le sujet de notre travail, en dépit des analogies apparentes.

Un article isolé, publié en 1884, dans les *Archives de Médecine*, par le Dr Luton, de Reims, présente plus de connexions avec notre sujet. L'auteur propose de combattre un certain nombre d'états morbides (vomissements, diarrhée, cachexie, tuberculose, etc.) à l'aide d'un sérum artificiel très concentré (sulfate de soude 10, phosphate de soude 5, eau distillée 100), destiné à être injecté sous la peau, à la dose moyenne de 5 grammes. Cet article fixa mon attention ; mais les assertions qu'il contenait n'étaient appuyées sur aucune expérience physiologique ; elles ne furent point, à ma connaissance, contrôlées par la suite, ni confirmées par de sérieuses observations cliniques.

Ce fut avec une solution analogue à celle du Dr Luton que je fis ma première tentative de transfusion hypodermique en 1885. Voici dans quelles circonstances :

Au mois de février 1885, entra dans mon service une malade, dont on trouvera plus loin l'observation détaillée, et qui portait dans l'abdomen une masse indurée aussi développée qu'un utérus à terme. Des métrorrhagies incessantes l'avaient réduite au plus extrême état d'anémie ; sa maigreur était effrayante ; elle ne supportait d'autre aliment qu'un peu de lait ; sa faiblesse allait jusqu'à la parésie des membres inférieurs :

elle ne marchait plus qu'avec l'aide de deux personnes.

A l'hôpital Tenon, où elle était restée quelque temps, M. Tenneson avait posé le diagnostic de fibro-myome utérin, diagnostic qui s'imposait, qui avait été déjà celui de Maurice Raynaud, et qui fut aussi le mien. Je me contentai tout d'abord de combattre l'hémorrhagie par des injections sous-cutanées d'ergotine, et ce fut sans résultat. J'eus l'idée de tenter alors la transfusion hypodermique de sérum artificiel, espérant arriver ainsi à modifier le plasma sanguin, à lutter contre l'anémie, à réveiller la vitalité compromise.

Ce n'était rien qu'une vue de l'esprit, mais c'était une conception logique dont l'application ne pouvait présenter le moindre danger.

Le résultat fut celui-ci. Sous l'influence de transfusions réitérées, l'état général s'améliora promptement, cette malade entra en convalescence, et à mesure que sa vitalité renaissait, la tumeur, supposée fibreuse, diminuait progressivement de volume, au point de disparaître au bout de quatre mois. Bien entendu, cela me fit réformer mon diagnostic, et je dus reconnaître que ce que nous avions pris, mes savants confrères et moi, pour un fibrome, n'était rien autre qu'un énorme plastron de péritonite chronique.

Ce premier cas, tout en fixant mon attention de clinicien, me parut tout d'abord si extraordinaire, que j'hésitai encore à admettre la relation de cause à effet.

Un très grand nombre de cas semblables, évoluant de la même manière sous l'action du même traitement, me conduisirent à penser qu'il ne pouvait s'agir d'une simple coïncidence, puisqu'à chacune de mes tentatives nouvelles, des exsudats inflammatoires anciens, voire même des exsudats organisés au point de donner à des doigts exercés la sensation d'une tumeur fibreuse, disparaissaient totalement sous la seule influence de l'injection, dans le tissu cellulaire sous-cutané, d'une quantité de sérum artificiel, à la dose, variable, selon les cas, de 5 à 20, 40 ou 60 grammes chaque fois.

Ce traitement nouveau des pelvi-péritonites chroniques, plus particulièrement intéressant pour le gynécologiste, marque notre première étape.

Lorsqu'on est passé par le laboratoire, lorsqu'on a fait un grand nombre d'expériences de physiologie, on revient volontiers à ce genre d'études. C'est pourquoi, non content des succès obtenus par cette thérapeutique, à mon gré par trop empirique, je résolus d'instituer une série d'expériences méthodiques, destinées à m'éclairer sur le mode d'action des transfusions de sérum artificiel, à me fournir un guide scientifique pour mes recherches ultérieures.

L'expérimentation servit d'abord à me prouver que *la constitution chimique du liquide employé ne joue qu'un rôle secondaire dans les résultats obtenus*, *que le fait d'injecter sous la peau une certaine quantité d'un liquide stérilisé est seul de réelle importance*. D'une autre part, l'expérimentation me conduisit encore à composer un sérum artificiel concentré (solution dans l'eau stérilisée, de sels de soude analogues à ceux qui entrent dans la composition du sang de l'homme), qui me parut l'eau la plus logique, si je puis m'exprimer ainsi, à introduire dans l'économie par la voie hypodermique ; l'addition d'une minime quantité d'acide phénique neigeux, ayant pour but de supprimer toute douleur opératoire. Et le fait principal, qui se dégagea nettement de ces expériences, fut une *loi générale de l'hypodermie*, que l'on trouvera établie au chapitre II de cet ouvrage, loi qui est, dans la matière, d'un intérêt fondamental, et qui me paraît éclairer d'un jour vif et nouveau toute une catégorie d'essais, plus ou moins discutés, dans ces dernières années.

Chaque fois que, sur un sujet sain ou simplement débilité, je pratiquais des transfusions hypodermiques, le sujet accusait les mêmes signes subjectifs : accroissement de l'appétit, relèvement des forces, aptitude plus grande au travail manuel ou intellectuel, développement d'un grand sentiment de bien-être.

Mais on aurait pu m'objecter que la suggestion suffit à de tels résultats. Aussi, bien que nos injections sous-cutanées fussent faites sur des sujets qui ignoraient absolument ce qui devait en résulter, nous voulûmes un contrôle rigoureusement scientifique de ces résultats.

Ce fut donc avec le plus grand soin que furent notés, dans mon service, avant et après la transfusion hypodermique: le poids du corps, la capacité respiratoire, l'état des forces au dynamomètre, le nombre et les dimensions relatives des globules rouges, le taux de l'hémoglobine, la constitution chimique du plasma sanguin, l'analyse de l'urine, et enfin, surtout, *l'état de la tension artérielle.* Les courbes ainsi obtenues au jour le jour, et dont nous reproduisons quelques tracés typiques, nous démontrèrent, avec une précision mathématique, à l'abri de toute cause d'erreur, la réalité objective, la constance, la persistance de tous les effets obtenus.

Nous pûmes aussi acquérir cette certitude que les transfusions, même longtemps répétées, de solutions salines, ne constituent jamais pour le malade une pernicieuse habitude analogue à l'esclavage de la morphine, par exemple, et, que l'on peut, sans aucun danger, et même sans provoquer aucun trouble, en prolonger l'emploi ou les supprimer brusquement.

A n'en pas douter, les notions les plus intéressantes nous ont été données par l'étude suivie de la tension artérielle.

Cette étude, jusqu'ici restreinte, entre les mains de quelques rares cliniciens, à la pathologie cardiaque, s'est considérablement élargie à la suite de nos recherches. Nous avons été conduits à admettre toute une catégorie d'états pathologiques relevant de ses variations. Nous avons appris à connaître les *maladies à hypotension*, et dès lors, nous disposions d'un critérium véritablement scientifique, d'un guide sûr pour l'étude et la pratique des transfusions hypodermiques dont le principal effet, mathématiquement constatable, est justement de relever la tension artérielle.

Il ne me reste plus, pour clore cette entrée en matières, qu'à remercier mes collaborateurs de huit années. Ils sont nombreux, et j'en ai de deux sortes.

D'abord, mon chef de clinique, M. le docteur Batuaud, qui a fait avec moi de nombreuses expériences et rédigé bon nombre de mes observations. Auprès de lui je place mes élèves et les confrères qui me font l'honneur de suivre mon enseignement clinique. Beaucoup parmi ces derniers ont déjà pratiqué les transfusions de sérum artificiel, et les observations recueillies par eux m'ont amplement prouvé que je n'étais pas seul à en noter les favorables résultats. On en trouvera quelques-unes dans ce travail.

Ensuite, des collaborateurs involontaires, que les circonstances seules m'ont donné, collaborateurs sans le savoir, mais dont les travaux n'ont pas été, pour moi, sans utilité. Voici comment:

Depuis quelques années, de nombreux expérimentateurs ont cherché, dans la voie des injections sous-cutanées, l'amélioration de certains états morbides, voire même la guérison de certaines maladies. Les idées théoriques qui ont servi de point de départ à leurs recherches étaient des plus dissemblables ; la composition chimique des liquides qu'ils expérimentaient variait également pour chacun des expérimentateurs : voulant produire des effets spécifiques, chacun d'eux était conduit logiquement à considérer comme étant d'une importance capitale, la nature du liquide injecté sous la peau. C'est pour cette raison, sans doute, qu'on n'a ni remarqué ni signalé cette concordance si curieuse des résultats, toujours les mêmes et nullement spécifiques, obtenus par tous ces expérimentateurs. Pour nous, qui avions, depuis plusieurs années déjà, constaté dans les recherches comparatives que nous avions faites avec des sérums variés, que la formule du liquide était relativement peu importante, nous n'avions nullement été surpris de voir tous les auteurs mentionner les mêmes effets thérapeutiques, quel que fût le liquide transfusé sous la peau, et nous relevions en même temps, la similitude des résultats curatifs annoncés par eux avec ceux que nous avions déjà observés après les transfusions hypodermiques de sérum artificiel.

Les recherches de nos confrères n'ont donc

fait que confirmer nos recherches antérieures ; elles nous ont montré que nous n'avions pas été la dupe d'un enthousiasme exagéré quand nous voyions se multiplier, chaque jour, les indications de l'hypodermie et quand nous en notions les remarquables effets.

Tous ces essais m'ont été précieux. Renouvelés par nous, en comparaison avec l'action du sérum ou de l'eau pure stérilisée, ils m'ont aidé à formuler, sur des bases précises, le point physiologique fondamental de ce travail ; la « *loi générale de l'hypodermie.* »

J'espère que ces expérimentateurs voudront bien, à leur tour, renouveler mes expériences, et constater qu'en injectant, sous la peau de leurs malades, telles ou telles substances médicamenteuses, ils ne faisaient ni plus ni moins que ce que l'on peut faire par la transfusion d'un liquide inerte par lui-même, dont la présence dans l'économie détermine invariablement le relèvement de la tension artérielle.

Au point de vue physiologique, la qualité du liquide importe peu : *Tout liquide non toxique, introduit dans l'économie par la voie hypodermique, détermine nécessairement un relèvement de tension, un surcroît de vitalité.*

Au point de vue thérapeutique, la qualité du

liquide est beaucoup moins indifférente. Comme on le verra par la suite, si nous nous sommes arrêtés à une formule ferme de sérum artificiel, c'est que l'expérience nous a prouvé que cette formule est celle qui produit les plus grands effets avec de petites doses, celle qui supprime le mieux un gros obstacle dans la pratique, la douleur au moment de l'injection ; celle enfin qui modifie le plus efficacement le plasma sanguin, permettant la régénération des globules, altérés dans leur forme, leur volume et leur nombre. Jamais, en outre, en dépit des appareils à stérilisation les plus perfectionnés, jamais l'injection sous la peau, d'une solution de substance animale, ne nous donnera la même sécurité qu'une solution minérale dont l'innocuité est absolument certaine.

Le présent travail nous paraît donc mériter l'attention de nos lecteurs, d'abord par la loi physiologique nouvelle, utile et intéressante qu'il met au jour, ensuite parce qu'il comprend une conquête thérapeutique très importante, un moyen curatif d'une puissante et durable efficacité, dans tous les cas d'épuisement de l'organisme avec ou sans altération du sang. Et l'intérêt scientifique qui nous paraît se dégager de nos recherches ne suffirait pas à nous satisfaire, si nous ne pouvions y joindre les indications thérapeutiques et le mode d'emploi d'une méthode absolument nouvelle qui réunit des faits épars sous l'autorité d'un grand principe, celui de l'hypodermie.

La vitalité (1) n'est autre chose que l'activité plus ou moins grande avec laquelle s'exercent les fonctions de l'organisme.

La plupart des souffreteux, plus particulièrement les neurasthéniques, c'est-à-dire les épuisés du système nerveux, la plupart des êtres atteints de maladies chroniques sont touchés dans leur vitalité. Toutes les maladies que le professeur Bouchard dénomme: maladies par ralentissement de la nutrition (rhumatisme, goutte, gravelle, asthme, migraine, etc.), sont aussi en rapport intime avec une diminution notable de la vitalité que nous retrouvons encore dans les maladies par altération du sang (anémie, chlorose, leucémie, etc.) et particulièrement dans les pelvi-péritonites.

Or, le critérium de cette diminution de la

(1) Ce mot *vitalité* reviendra souvent au cours de cet ouvrage. Je l'emploie en raison de son extrême commodité, mais sans y attacher aucune signification doctrinale, je tiens à le dire une fois pour toutes. J. C.

vitalité, c'est, à notre avis, l'abaissement de la tension artérielle. Il était donc rationnel, afin de préciser l'état de souffrance de ceux dont la vitalité est diminuée, d'établir, par de nombreuses observations et de nombreuses expériences, cette relation intime et méconnue jusqu'ici, de cause à effet.

Il ne restait plus qu'à établir aussi que, de tous les moyens thérapeutiques, nul autre mieux que l'hypodermie, représentée par les transfusions répétées de sérum artificiel concentré, n'a une action plus active, plus sûre, plus immédiate et plus durable sur le relèvement de la vitalité, relèvement que l'élévation de la tension artérielle permet de juger dès les premières minutes qui suivent la transfusion sous-cutanée.

Des milliers de faits consciencieusement étudiés et de nombreuses expériences physiologiques que nous rapportons, en partie, dans cet ouvrage sont là pour le démontrer.

Maintenant, si l'action principale de cette méthode devait être résumée en quelques mots, je la présenterais ainsi : Les transfusions hypodermiques répétées de sérum artificiel concentré relèvent la vitalité en accroissant le pouvoir de mise en jeu et la puissance régularisatrice que le système nerveux central exerce sur tous les phénomènes de la vie. Une élévation instantanée et permanente de la tension artérielle est le phénomène physiologique le plus facile à enregistrer de tous ceux qui se produisent sous l'influence de ces transfusions.

C'est l'analyse des variations de ce phénomène qui sert de base aux indications et de critérium à la méthode.

Le plan du présent travail est le suivant :

Le chapitre premier comprend un exposé rapide de l'historique des transfusions (transfusion du sang, transfusion de sérum sanguin, transfusion de sérum artificiel, etc.), et le choix d'un sérum artificiel.

Le chapitre deuxième établit sur l'analyse des effets physiologiques et thérapeutiques produits par les injections sous-cutanées de liquides variés, la loi physiologique que j'ai dénommée tout à l'heure : *Loi générale de l'hypodermie.*

La technique opératoire et la technique physiologique sont détaillées au chapitre troisième. La première comprend tout ce qui est relatif au sérum et toute l'instrumentation avec le mode opératoire. La seconde (technique physioloque) s'occupe de tous les moyens à l'aide desquels on mesure et on enregistre les modifications fonctionnelles que produisent les transfusions hypodermiques, notamment celles de la tension artérielle.

Dans le chapitre quatrième j'aborde l'étude des effets physiologiques des transfusions : effets sur le système nerveux central, sur le système circulatoire, sur le système digestif, sur le système respiratoire, etc.

Le chapitre cinquième est intitulé : Hypotension artérielle et transfusions hypodermiques.

Le sixième s'occupe des transfusions hypodermiques dans les altérations du sang, et les trois derniers chapitres sont consacrés à l'étude des applications thérapeutiques du sérum artificiel, plus particulièrement à la neurasthénie, aux maladies par ralentissement de la nutrition, aux pelvi-péritonites.

Un résumé succinct, à la fin de l'ouvrage, en fixera les conclusions.

A vrai dire, l'ouvrage lui-même est, avant tout, un résumé, une synthèse. Il est surtout destiné à prendre date, à donner une idée d'ensemble de la question. Les observations diverses recueillies par nous et par nos élèves dans ces sept dernières années, forment un dossier bien trop considérable pour trouver place ici. A l'appui de nos assertions, nous avons voulu nous borner à citer en raccourci, un petit nombre de faits typiques. Par la suite, des publications partielles et successives accumuleront les observations détaillées, et serviront à démontrer, mieux encore, je l'espère, l'analogie qui existe au double point de vue physiologique et thérapeutique, entre la transfusion du sang et les transfusions hypodermiques de sérum artificiel, quelle que soit la composition de ce sérum ; analogie qu'on retrouve encore complète, comme il est dit plus haut, avec toutes les transfusions hypodermiques de solutions ou de substances animales ou végétales étudiées dans ces derniers temps.

CHAPITRE I

Historique des Transfusions

SOMMAIRE. — **A. Transfusion sanguine.** — Espérances que firent naître les premières expériences de transfusion sanguine. — 1° Transfusion sanguine intra-veineuse. — 2° Transfusion sanguine péritonéale. — 3° Transfusion hypodermique.

B. Transfusion de sérum sanguin.

C. Transfusion de sérum artificiel. — Qu'est-ce qu'un sérum artificiel ? — 1° Transfusion intra-veineuse de sérum artificiel. — 2° Transfusion péritonéale de sérum artificiel. — 3° Transfusion hypodermique de sérum artificiel : L'hypodermoclysis de Cantani ; les injections hypodermiques de solution physiologique de chlorure de sodium dans les hémorrhagies, et comme méthode de lavage du sang dans les états infectieux ou toxiques.

D. Choix d'un sérum artificiel. — Nécessité, au point de vue pratique, de limiter les doses et, pour cela, de choisir un sérum artificiel complexe et concentré. — Analyse du sérum sanguin chez l'homme. — Formule du sérum artificiel complet et concentré préconisé par l'auteur.

Injecter sous la peau une plus ou moins grande quantité d'eau stérilisée contenant en dissolution du sel marin, du sulfate de soude, du phosphate de soude, il semble, *a priori*, que ce soit faire un acte thérapeutique de médiocre importance.

Ce fut longtemps pour moi un sujet d'étonnement, de constater combien étaient variés, au contraire, et combien se montraient puissants et durables les effets produits par ces injections sous-cutanées, en apparence si insignifiantes. Cet étonnement sera sans doute partagé par ceux qui voudront bien lire ce travail ; qu'ils ne s'en tiennent pas cependant à cette première impression ; qu'ils veuillent bien expérimenter eux-mêmes et vérifier l'exactitude des faits que mes élèves et moi nous avons observés, leur conviction sera bientôt, je l'espère, aussi profonde que la nôtre. Une idée s'imposera dès lors à leur esprit, c'est qu'en injectant une solution de sels de soude sous la peau, on fait autre chose qu'administrer, par la voie hypodermique, des médicaments qui seraient sans action sur l'organisme, si on les employait par la voie stomacale, à la même faible dose qu'on injecte par la voie sous-cutanée. Ce qu'on fait, en pareil cas, c'est une véritable *transfusion hypodermique*.

Un historique rapide des diverses sortes de transfusions va me permettre de démontrer cette assertion, et ainsi se trouvera justifiée la dénomination de : *Transfusion hypodermique de sérum artificiel*, employée dans cet ouvrage.

A. Transfusion sanguine.

1° *Transfusion sanguine intra-veineuse.*

La transfusion sanguine est la première en date. Il est intéressant de noter ce fait bien curieux que, dans l'esprit de ceux qui l'imaginèrent et qui en firent les premiers l'expérimentation, la transfusion sanguine poursuivait un but autrement élevé que celui qu'elle a atteint. Ses indications devaient être des plus fréquentes, son rôle devait être de la plus haute importance en thérapeutique. Il ne s'agissait de rien moins, en effet, que de donner la santé aux malades en remplaçant leur sang plus ou moins vicié par un sang riche et pur. On n'était même pas loin d'entrevoir la possibilité de rendre aux vieillards la vigueur et la jeunesse, en injectant dans leurs veines le sang d'un individu jeune et plein de vie. La première transfusion sanguine fut pratiquée en 1667, par Denys (de Montpellier); elle consista à retirer de la veine d'un fiévreux trois onces de sang et à injecter, dans la même veine, huit onces de sang artériel d'agneau. Denys nous explique, dans l'intéressante relation qu'il a faite de cette mémorable expérience, qu'il a choisi le sang de l'agneau parce que ce sang, pensait-il, est plus pur que celui de l'homme. L'expérience réussit du reste pleinement, et le jeune malade fut bientôt guéri de la fièvre, à laquelle il était en proie depuis deux mois.

En 1675, un arrêt du Châtelet interrompit les recherches de Denys et la transfusion sanguine fut, de ce fait, à peu près complètement abandonnée jusqu'au commencement de ce siècle.

Après les travaux de James Blundell (1815), de Dieffenbach (1828), de Bischoff (1838), de Magendie (1838), de Nélaton, de Leroy et Desgranges, etc., la question entra dans une phase réellement scientifique. Plus près de nous, Oré (1868), Moncoq (1862-1874), Roussel, Jullien (1875) et Hayem (1882) complétèrent cette étude.

De tous les travaux que je viens de mentionner et qu'il n'y a pas lieu d'analyser ici, on peut tirer les conclusions suivantes :

La transfusion sanguine, intra-veineuse, ne doit être faite qu'avec du sang emprunté à un animal de même espèce que le transfusé. Ce n'est que dans ces conditions qu'il est permis d'espérer que le sang injecté se greffera pour un temps plus ou moins long dans l'organisme auquel on l'aura fourni. La transfusion, chez l'homme, exige donc toujours qu'un autre homme se dévoue et consente à se laisser saigner pour tenter de sauver la vie du malade. C'est là une première et bien grosse difficulté de nature à rendre aussi rare que possible l'emploi de la transfusion sanguine. Aussi cette opération, dont le but primitif, ne l'oublions pas, était de rendre la force aux épuisés et la santé aux malades en reconstituant leur sang lui-même usé ou altéré, s'est-elle trouvée restreinte logiquement à cette unique indication, heureusement assez rare : empêcher de mourir une personne accouchée ou encore une personne qui vient d'être victime d'un accident ou qui vient de subir une opération chirurgicale, l'une et l'autre à bout de sang par hémorrhagie. Lorsque cette hémorrhagie correspond à une perte de sang égale à la dix-neuvième partie du poids du corps, elle est fatalement mortelle ; il n'y a alors qu'une seule transfusion qui puisse sauver la vie, c'est la transfusion intra-veineuse de sang humain complet.

Il faut, en effet, restituer sans retard au système circulatoire un sang vivant. Or, comme nous l'avons dit, le sang humain seul peut se greffer pour quelque temps dans le système circulatoire de l'homme et le sang complet se greffe pour un temps relativement plus long que le sang défibriné. Mais que de difficultés n'a-t-on pas à surmonter pour faire cette opération d'urgence pour laquelle les minutes sont comptées ! Il faut qu'une personne bien portante soit toute prête à se laisser retirer une quantité de sang assez considérable. Il faut avoir à sa disposition, prêt à fonctionner, un appareil assez compliqué, un transfuseur de Roussel, par exemple, et une solution saline chaude, pour amorcer le transfuseur et empêcher la coagulation du sang qui pourrait entraîner la mort de l'opéré. La veine de celui qui reçoit le sang doit être parfois mise à nu, incisée, et une canule y est introduite. L'appareil peut se déranger au milieu de l'opération ; en tout cas, la présence de plusieurs aides est nécessaire. Malgré toutes ces difficultés, la transfusion de sang complet a sauvé la vie à quelques personnes et ce n'est que très exceptionnellement qu'on a eu à regretter la mort de celui qui avait fourni le sang vivificateur. Néanmoins, quelques malheurs sont arrivés ; d'autres fois, l'opération a dû être interrompue, parce que le sang se coagulait dans l'appareil transfuseur ; et même, dans quelques cas, l'introduction d'un caillot dans la veine du malade vint hâter la terminaison fatale.

De là est venue l'idée d'employer la *transfu-*

sion de sang défibriné à la place de la transfusion de sang complet. Malheureusement, ainsi que nous le disions plus haut, dans les hémorrhagies extrêmes, atteignant la dix-neuvième partie du poids du corps, la transfusion de sang complet permet seule la survie du malade. Ce serait plutôt dans les hémorrhagies à répétition que la transfusion de sang défibriné serait indiquée, encore est-il prouvé maintenant que la transfusion hypodermique de sérum artificiel peut se substituer, dans un grand nombre de cas graves, à la transfusion sanguine. Quelques faits que nous citerons bientôt justifient cette assertion.

2° *Transfusion péritonéale et transfusion hypodermique de sang.*

Dans quelques cas, la transfusion intra-veineuse du sang a été vainement tentée, les veines étant trop aplaties, très petites, difficiles à découvrir au milieu d'un tissu adipeux très développé, chez des femmes par exemple. On s'est alors demandé s'il ne serait pas possible d'introduire le sang par une autre voie. De là l'idée de la transfusion péritonéale, dont Ponfick (1879) a fait l'étude.

Il a été établi qu'on peut sans danger de

péritonite, faire une injection de sang dans le péritoine, et que ce sang est résorbé en nature, d'une façon complète, au bout de 2 à 5 jours. Il y a donc là une nouvelle ressource pour le traitement des hémorrhagies, mais encore faut-il que la vie du malade ne soit pas immédiatement menacée.

Enfin, dès 1873, Kalt (de Kreuznack) proposait de faire des transfusions de sang dans le tissu cellulaire sous-cutané; mais la résorption du sang injecté se fait encore plus lentement et d'une façon moins complète que lorsqu'il est injecté dans le péritoine. Aussi, du moins au point de vue du traitement des hémorrhagies graves, ces transfusions sous-cutanées ont-elles été à peu près complètement abandonnées.

Telle est, rapidement esquissée, l'histoire de la transfusion sanguine sous ses différentes formes: transfusion intra-veineuse de sang d'animaux, puis de sang humain; transfusion péritonéale, transfusion hypodermique de sang. La transfusion sanguine reste une belle conquête scientifique ; malheureusement, elle est d'une application trop difficile, elle est même jusqu'à un certain point trop dangereuse pour être souvent appliquée. Ce n'est plus que dans les hémorrhagies très graves qu'elle est désormais employée, et encore, dans ce cas, n'a-t-on pas le plus souvent sous la main, l'instrumentation nécessaire pour la pratiquer, si bien qu'on n'y a recours que dans des conditions tout à fait exceptionnelles.

B. Transfusion de sérum sanguin.

Nous verrons, dans le chapitre suivant, que divers expérimentateurs ont conseillé, dans le traitement de la tuberculose, les injections hypodermiques de sérum sanguin emprunté aux animaux : le chien et la chèvre ont été choisis parce qu'on les croyait réfractaires à l'affection qu'il s'agissait de combattre.

Nous ne parlons ici que pour mémoire de cette variété de transfusion dont les effets seront plus utilement discutés dans le prochain chapitre. Si nous citons en ce moment ces injections hypodermiques de sérum sanguin, c'est qu'elles nous offrent une transition naturelle entre les transfusions hypodermiques de sang et les transfusions hypodermiques de sérum artificiel.

C. Transfusion de sérum artificiel.

L'expérimentation physiologique a prouvé que lorsqu'on injecte dans le système circulatoire d'un animal le sang d'un animal d'une autre espèce, on ne greffe pas un sang nouveau sur le transfusé ; les globules rouges ainsi introduits n'ont qu'une survie très courte ; bien plus, les globules rouges de l'animal transfusé sont en partie détruits et altérés par le fait du mélange du sang avec un sang de nature différente. Ce n'est pas à dire, pour cela, que tout soit nuisible dans cette transfusion, imitation du premier essai fait chez l'homme, par Denys (de Montpellier). On sait au contraire qu'il se produit, dès le début, un phénomène d'excitation générale, une sensation de bien-être et de force, une augmentation de la tension artérielle corrélative de l'augmentation de la masse du sang, etc.

Bien plus, si la transfusion n'a pas été pratiquée à dose trop élevée, à la période de destruction des globules succède une période de rénovation, un réveil du pouvoir de sanguification et il en résulte finalement une augmentation de la richesse globulaire du sang du sujet soumis à cette transfusion.

Il est peu logique cependant d'utiliser le mode de transfusion dont nous venons de parler pour le traitement des malades. C'est qu'en effet, le sang des animaux ne pouvant se greffer chez l'homme, il est beaucoup plus simple d'injecter des liquides appelés *sérums artificiels*, qui rappellent plus ou moins la partie liquide du sang des animaux, sérums composés de telle façon qu'introduits dans la circulation ils ne détruisent pas les hématies, tout en ayant sur les fonctions hématopoiétiques la même action que le sang lui-même.

Comme la transfusion sanguine, la transfusion de sérum artificiel peut être intra-veineuse, péritonéale ou hypodermique.

1° *Transfusion intra-veineuse de sérum artificiel.*

C'est surtout dans le choléra que les transfusions veineuses de sérum artificiel ont été employées. Latta, Crégie, Christison, Colson, Hérard, Jennings, etc., et, lors de la dernière épidémie (1884), M. Hayem ont fait des injections intra-veineuses de solutions se rapprochant plus ou moins de la composition du sérum du sang. Le but de ces auteurs était d'empêcher l'arrêt de la circulation sanguine causé par l'épaississement du sang que les excrétions intestinales abondantes avaient privé de la plus grande partie de son sérum. Les résultats ont été, dans quelques cas, assez encourageants, mais ce moyen ne s'est pas vulgarisé en raison de l'outillage compliqué qu'il nécessite et des difficultés que présente quelquefois la découverte et la mise à nu de la veine dans laquelle on veut faire la transfusion.

2° *Transfusion péritonéale de sérum artificiel.*

Dans quelques cas où la transfusion veineuse de solutions salines n'avait pu être pratiquée, en raison de la petitesse des veines, on a eu recours à la transfusion péritonéale, de même que cela avait été fait pour la transfusion sanguine. Il faut dire que ce mode de transfusion n'a été que très rarement employé, et cela n'était que justice, car il ne présente aucun avantage sur la transfusion hypodermique préconisée par Cantani, dès 1865.

3° *Transfusion hypodermique de sérum artificiel.*

Les premières tentatives de transfusion hypodermique de sérum artificiel sont dues à Cantani (de Naples). Sous le nom d'*hypodermoclysis*, il publia, en 1865, une nouvelle méthode de traitement du choléra consistant à injecter, dans le tissu cellulaire sous-cutané, un ou plusieurs litres d'une solution de chlorure de sodium à 4 pour mille et de carbonate de soude à 3 pour mille. Le but poursuivi par Cantani et par les médecins italiens qui ont employé l'hypodermoclysis, était de rendre au sang le sérum qui avait transsudé à travers les parois intestinales et d'empêcher ainsi, l'algidité due à l'épaississement du sang et au ralentissement corrélatif de la circulation. La méthode de Cantani a donné d'excellents résultats ; elle est d'une application facile et ne présente aucun danger ; nul doute qu'elle ne représente un progrès notable sur la transfusion veineuse. Mais, s'agit-il ici, comme le croit Cantani, d'un simple remplacement de l'eau du sang perdue par l'intestin, etc. ? Une si grande quantité de liquide est-elle nécessaire ? Ce n'est pas à croire, étant donné ce que nous savons de l'action physiologique de l'hypodermie : Stimulation du système nerveux dont le pouvoir tend à s'épuiser, arrêt du flux intestinal, augmentation de la masse du sang, tels sont les trois phénomènes importants que nous retrouvons toujours avec les doses minimes de sérum artificiel concentré, doses minimes qui réussiraient probablement en pareil cas.

Les injections hypodermiques de solutions physiologiques de chlorure de sodium, c'est-à-dire les injections sous-cutanées de chlorure de sodium à 6 p. 1000 (taux du chlorure de sodium dans le sérum du sang) ont été employées, en 1887, par MM. Prégaldino (de Gand), puis par Munchmeyer (de Vienne), Weiss, Wiercinsky, Chazan, Korn, dans le but de remplacer la transfusion sanguine, en cas d'hémorrhagie grave. Ces auteurs ont démontré, par des expériences sur les animaux et par des faits cliniques que, en dehors des hémorrhagies correspondant à 1/14e à 1/20e du poids du corps, (des hémorrhagies aussi abondantes ne s'observent que très exceptionnellement) l'augmentation de la masse du sang et la stimulation du système nerveux central produites par l'injection, sous la peau, de 800 gr. à 1 ou 2 litres de solution chlorurée sodique, sont suffisantes pour amener la guérison. La transfusion hypodermique d'eau salée produit, en effet, comme la transfusion sanguine, une augmentation de la masse du sang qui peut être aussi considérable qu'on le désire ; comme la transfusion sanguine également, elle stimule énergiquement le système nerveux central, réveille l'action du cœur, ranime la circulation, fait cesser la syncope, etc.

Ces expériences sont très intéressantes, en ce qu'elles établissent l'*analogie qui existe entre les effets de la transfusion hypodermique et ceux de la transfusion sanguine*. Nous aurons à en tirer parti plus loin. Mais il faut bien avouer que la transfusion hypodermique de 800 grammes à 1000 grammes de solution saline ne peut pas facilement entrer dans la pratique journalière et que les malades et les médecins s'y refuseraient en dehors d'une indication grave et urgente, syncope par hémorrhagie abondante par exemple.

Enfin, tout récemment, M. Sahli (de Berne), s'appuyant sur les recherches de physiologie expérimentale de MM. Dastre et Loye, a proposé de faire le lavage du sang dans les maladies infectieuses et dans les intoxications (fièvre typhoïde, urémie, etc.), en injectant sous la peau de grandes quantités de solution physiologique de chlorure de sodium.

Il est à noter que ces diverses méthodes de transfusion hypodermique nécessitent toutes l'emploi de grandes quantités de sérum artificiel (1 à 4 litres) et que, dans tous les cas aussi, on a choisi, comme sérum, une solution faiblement minéralisée, le chlorure de sodium à 6 o/o.

D. Choix d'un sérum artificiel.

Est-il toujours nécessaire de faire des transfusions hypodermiques très abondantes pour obtenir les effets de la transfusion ? Ne pourrait-on pas, en employant des sérums beaucoup plus concentrés, réduire dans de notables proportions la dose du sérum artificiel transfusé sous la peau ? La réponse à ces deux questions était, à mon avis, de la plus haute importance.

Il ne s'agissait de rien moins, en effet, par cette limitation des quantités de sérum transfusé, que de transformer une méthode thérapeutique dont les applications étaient forcément difficiles et par suite très restreintes, en une méthode d'un emploi facile et par conséquent destinée à entrer dans la pratique médicale de chaque jour.

Nous verrons, dans le cours de ce mémoire, que l'expérimentation nous a démontré que des doses moyennes permettent d'obtenir tous les effets physiologiques et thérapeutiques de la transfusion hypodermique, à la condition qu'on injecte sous la peau un sérum *complexe* et *concentré* ; par sérum complexe, je veux dire réunissant les principaux sels minéraux contenus dans le sérum sanguin ; par sérum concentré, j'entends exprimer que ces sels minéraux se trouvent, dans le sérum artificiel, à un degré de concentration supérieur à celui qu'ils ont dans le sérum du sang humain.

C'est pourquoi, avant de donner la formule

du sérum artificiel que je préconise, je crois utile de rappeler la composition chimique du sérum sanguin.

ANALYSE DU SÉRUM SANGUIN DE L'HOMME.

La composition du sérum du sang, c'est-à-dire du plasma sanguin privé de fibrine, est très complexe. Des substances albuminoïdes, parmi lesquelles prédomine l'albumine du sérum ou sérine, des substances azotées (urée et matières extractives), des substances non azotées (glucose, graisse, cholestérine, acides organiques, etc.), un pigment particulier, enfin des sels minéraux, le tout dissous dans 90 o/o d'eau, telle est, brièvement résumée, la composition de ce sérum.

Ce sont les sels minéraux qui doivent nous préoccuper surtout dans l'étude que nous faisons en ce moment, car seuls ils peuvent être transfusés avec avantage, étant les seuls éléments qui peuvent exister en trop faible quantité dans le sérum, étant aussi les seuls éléments qu'on peut faire pénétrer en quantité notable dans le torrent circulatoire sans risquer de produire des accidents.

D'après une analyse déjà ancienne de Schmidt (1), voici quelle est la proportion de

(1) SCHMIDT. *Chemis-central.* 1861, p. 403.

sels minéraux contenus dans 1000 parties de sérum :

	Hommes	Femmes
Chlorure de sodium.......	5.446	5.569
Chlorure de potassium.....	0.359	0.447
Soude (abstraction faite de Co^2)...................	1.532	1.074
Phosphate trisodique......	0.271	0.443
Phosphate tricalcique.....	0.298	0.650
Phosphate trimagnésique..	0.218	
Sulfate de potassium.......	0.281	0.217

Les analyses plus récentes sont conformes à celle de Schmidt. Nous pouvons donc dire que dans le sérum sanguin ce sont les sels de soude qui prédominent sur les sels de potasse, contrairement à ce qui a lieu pour les globules. Le chlorure de sodium est le plus important de tous ces sels ; il atteint la proportion de 5 à 6 pour 1000, c'est-à-dire 1/2 pour 100 ; viennent ensuite le carbonate de soude (1 à 2 pour 1000), le phosphate de soude (0,3 à 0,5 pour 1000) ; le sulfate de potasse varie de 0,2 à 0,3 pour 1000 ; le chlorure de potassium est en quantité insignifiante par rapport au chlorure de sodium.

Maintenant que nous connaissons la composition du sérum sanguin, nous pouvons utilement rechercher la formule que nous devons donner au sérum artificiel destiné à la transfusion hypodermique.

Une première remarque est à faire : le sang trouve toujours à puiser dans les produits de l'assimilation une quantité de potasse plus que nécessaire, et ce sont les sels de soude qu'il importe le plus de restituer au sérum sanguin. Nous pourrons donc immédiatement supprimer le chlorure de potassium de notre formule, et il y aura tout avantage à remplacer le sulfate de potasse par le sulfate de soude.

Nous n'avons pas non plus à nous préoccuper du carbonate de soude ; le sérum sanguin contient en effet toujours un excès d'acide carbonique à l'état naissant, et, pourvu que les autres sels de soude soient en quantité suffisante, le carbonate de soude ne fera pas longtemps défaut.

Il résulte de cette analyse qu'un sérum artificiel complet doit contenir les trois sels minéraux qui suivent : chlorure de sodium, sulfate de soude, phosphate de soude.

Quant au degré de concentration de ces sels, il est limité d'abord, par leur solubilité dans l'eau et enfin par leur action sur les éléments figurés du sang ; on comprend en effet que la première condition que doit remplir un sérum artificiel, c'est de ne posséder aucune action destructive sur les éléments figurés du sang.

C'est en tenant compte de ces deux conditions principales que je suis arrivé, après de nombreuses expériences comparatives, à préconiser la formule suivante :

Chlorure de sodium	2	grammes
Sulfate de soude.........	8	—
Phosphate de soude......	4	—
Eau distillée	100	—

On voit, d'après les considérations qui précèdent, que nous avons bien réalisé, dans cette formule, les deux *desiderata* que nous indiquions tout à l'heure, c'est-à-dire de trouver un sérum artificiel à la fois complet et concentré.

Il restait cependant quelque chose à faire. Une injection hypodermique un peu abondante de ce sérum artificiel, bien qu'elle fût loin de pouvoir être considérée comme douloureuse, était quelquefois péniblement supportée par les malades très pusillanimes ; l'adjonction d'une substance analgésique ne pouvait donc qu'être avantageuse, à la condition de choisir un analgésique ne présentant aucun danger. Enfin, pour assurer l'asepsie de la transfusion, pour permettre de conserver le sérum artificiel pur de toute altération aussi longtemps qu'on le désirait, il était utile d'ajouter une substance antiseptique à notre formule.

L'acide phénique, qui est à la fois un analgésique puissant et un antiseptique dont la valeur est éprouvée, remplissait d'autant mieux ce double but qu'il peut être injecté à haute dose, par la voie hypodermique, sans causer le moindre accident, ainsi que je le montrerai plus loin.

Ma formule primitive se trouve, en conséquence, modifiée comme il suit :

Chlorure de sodium	2	grammes
Sulfate de soude.........	8	—
Phosphate de soude	4	—
Acide phénique neigeux..	1	—
Eau distillée............	100	—

Qu'il me soit permis encore une fois d'insister sur le choix d'un sérum approprié. Tout l'avenir de la transfusion hypodermique est dans cette idée : remplacer les transfusions abondantes de sérum plus ou moins dilué par les petites transfusions de sérum complet et concentré. Ce n'est qu'avec un sérum concentré qu'on peut modifier, de la façon la plus rapide et la plus directe, la composition chimique du sérum sanguin, tout en ne faisant que des injections hypodermiques relativement peu abondantes, mais, en revanche, faciles à pratiquer et pouvant être répétées aussi souvent que l'indication s'en présente. Dans la plupart des cas, ne l'oublions pas, nous aurons à produire une modification *qualitative* et non quantitative du sérum sanguin ; plus notre sérum artificiel sera concentré, plus le sérum sanguin reprendra rapidement sa composition normale.

Mais l'action des transfusions hypodermiques ne saurait être contenue tout entière dans ce fait de la modification de la richesse du sérum sanguin en sels minéraux ; ces transfusions produisent en outre un relèvement énergique des fonctions du système nerveux central, une rénovation des globules du sang, une élévation notable de la tension artérielle, etc., etc., tout un ensemble de réactions portant sur les principaux systèmes de l'économie.

Ce sont ces effets très complexes que nous aurons à étudier bientôt qui donnent à nos transfusions hypodermiques un caractère tout spécial, qui en multiplient les indications, qui les rapprochent enfin de la transfusion du sang telle qu'elle était comprise par ses expérimentateurs : *Une méthode de rénovation de l'organisme.*

CHAPITRE II

Loi générale de l'hypodermie.

SOMMAIRE. — 1° **Injections sous-cutanées d'extraits liquides de divers organes** : liquide testiculaire, suc nerveux. — Effets physiologiques et thérapeutiques produits par ces injections.

2° **Injections sous-cutanées de sang d'animaux ou de sérum de sang d'animaux.** — Effets physiologiques et thérapeutiques.

3° **Injections sous-cutanées d'huiles et de vaselines médicamenteuses.** — Effets physiologiques et thérapeutiques.

4° **Injections sous-cutanées d'eau chlorurée sodique.**

Concordance entre les effets produits par ces injections sous-cutanées, quelle que soit la nature du liquide introduit sous la peau, à la double condition qu'il ne possède aucun pouvoir toxique et qu'il n'exerce aucune action locale nocive.

5° Concordance entre les effets produits par les injections qui viennent d'être passées en revue et par les transfusions hypodermiques de sérum artificiel ou **Loi générale de l'hypodermie.**

Avantages que présentent les transfusions hypodermiques de sérum artificiel.

Il a été fait, dans ces dernières années, un certain nombre de travaux de thérapeutique qui semblent, au premier abord, n'avoir aucun rapport ou n'avoir qu'un rapport éloigné avec le sujet de cette étude : les transfusions hypodermiques de sérum artificiel concentré. Je veux parler des injections sous-cutanées d'extraits de substance animale : liquide testiculaire, suc musculaire, extraits de substance médullaire, etc., des injections de sérum de sang de chèvre ou de chien, des injections sous-cutanées d'huile ou de vaseline médicamenteuses, de solutions salines, etc., etc. Il semble peu logique, si l'on n'y réfléchit pas bien, de chercher un rapprochement quelconque entre les travaux de Brown-Séquard et ceux de Prégaldino, de Sahli, de Picq et Bertin, de Richet et Héricourt, de Gimbert, etc., etc.

Qu'y a-t-il de commun entre ces travaux, quel intérêt y a-t-il, pour l'intelligence de notre sujet, à les comparer les uns aux autres et à les comparer aux transfusions hypodermiques de sérum artificiel concentré ?

Les idées théoriques qui ont servi de point de départ aux travaux dont je parle, sont, il est vrai, des plus dissemblables. Si l'on néglige ce fait, en apparence peu important, que la voie hypodermique a été employée par tous les auteurs de ces travaux, on ne saisit pas nettement le lien qui existe entre des tentatives thérapeutiques aussi disparates a priori, alors même que l'esprit serait frappé de la concordance si curieuse, si étonnante tout d'abord des résultats obtenus.

Cette concordance dans les effets, il ne sera pas sans doute inutile de la mettre en relief, car elle ne semble pas avoir suffisamment attiré l'attention. Il nous faudra, pour cela, brièvement analyser les travaux que je viens d'énumérer.

Il ne nous restera plus dès lors qu'à comparer ces diverses tentatives thérapeutiques aux transfusions hypodermiques de sérum artificiel pour réunir les documents nécessaires à la conception philosophique de l'hypodermie.

1° Injections sous-cutanées d'extraits liquides de divers organes.

On se rappelle qu'au mois de janvier 1889, M. Brown-Séquard rapporta, devant la Société de biologie, les heureux effets qu'il avait obtenus sur lui-même, avec les injections sous-cutanées de liquide testiculaire. Ce ne fut pas sans un certain étonnement qu'on entendit ce savant physiologiste exposer les idées théoriques qui l'avaient conduit à expérimenter les effets du suc testiculaire de cobaye, dans le but de rajeunir en quelque sorte son organisme.

Quoi qu'il en soit, ce qu'il observa à la suite de ces injections, ce fut la régularisation des garde-robes, l'augmentation de la puissance du jet d'urine, une plus grande force musculaire et surtout une facilité de travail intellectuel, sans fatigue, qu'il n'avait pas éprouvés depuis bien des années. « En un mot, dit-il, tous les modes de l'activité cérébrale et médullaire étaient singulièrement augmentés chez moi. » Il concluait, de son expérience personnelle, au conseil d'employer les injections de liquide testiculaire chez les vieillards affaiblis par l'âge, mais non atteints par la maladie. Un grand nombre d'auteurs ont expérimenté à leur tour le suc testiculaire.

Dans un cas d'incontinence d'urine, chez un savant français (cas cité par M. d'Arsonval), la guérison fut rapide.

Dans certains cas d'ataxie locomotrice, mais non dans tous, il y a eu une amélioration très nette (Brainerd), la marche est devenue plus facile au bout de quelques injections. Mêmes bons résultats dans quelques cas d'hémiplégie (Brainerd). M. Fleury (1) rapporte quelques observations intéressantes en ce qu'il s'agit de l'emploi des injections de liquide testiculaire

(1) Fleury. Résultats d'injections de liquide testiculaire faites dans le service des enfants à l'hôpital Saint-Sauveur. *Bull. méd. du Nord*, 28 avril 1891, p. 394.

chez des enfants. Il a noté, dans les cas où l'effet de ces injections était utile, une activité plus grande de la nutrition, « outre l'appétit qui revient d'une façon remarquable, dit-il, les fonctions digestives sont aussi beaucoup plus actives et moins déséquilibrées ; la diarrhée cesse, le poids du corps augmente » ; « sous l'influence des injections, nous notons, dit-il encore, un changement dans la température, celle-ci tend toujours à se rapprocher de son type normal. » C'est ainsi que dans une observation, de 35°8 à 36°, la température passe au bout de trois jours, à 36°8 et 37°2 ; au contraire, dans les autres cas, la fièvre tombe de un à deux degrés. »

Rotschine (1) a vu réussir les injections de Brown-Séquard dans la sciatique, dans le diabète, dans la débilité sénile. Il conclut que ces injections produisent des effets toniques et stimulants non douteux. « A l'heure qu'il est, dit-il, le processus physiologique nous est inconnu ; on peut pourtant affirmer que la substance injectée stimule l'activité des centres cérébraux ainsi que le travail du cœur, élève la pression sanguine et la nutrition générale du corps. »

Pour expliquer ces résultats, il fallait une théorie, l'esprit humain étant ainsi fait qu'il ne

(1) Communication à la Société médicale de Saint-Pétersbourg. *Journal de médecine de Bordeaux*, 10 mai 1891.

peut se contenter de l'observation pure et simple des faits et qu'il veut les expliquer. La théorie générale a été donnée par Brown-Séquard et d'Arsonval et elle ouvre la voie à toute une série de recherches thérapeutiques, non plus seulement sur les injections de suc testiculaire, mais sur les injections de suc de toutes les glandes de l'économie.

Le principe est que toutes les glandes de l'organisme sécrètent un produit actif qui joue un rôle dans la nutrition générale et que les affections dans lesquelles ces produits sont diminués ou abolis sont guéries par l'injection du liquide de ces glandes.

Poussant plus loin ce retour à la vieille médecine des signatures, M. Onimus (1) vient, récemment, de préconiser les injections de macération de moelle et de bulbes d'animaux pour le traitement des affections du centre nerveux. Il n'a fait encore que quelques essais. « Ce qui nous a surtout frappé, dit-il, c'est une plus grande énergie du système nerveux, et c'est précisément cette excitation du système nerveux qui se retrouve chaque fois que nous avons fait des injections sous-cutanées d'extraits nerveux. »

(1) *Congrès pour l'avancement des sciences* tenu à Marseille du 17 au 24 septembre 1891.

Il cite, entre autres cas, l'amélioration d'un cas d'ataxie au début.

L'autorité scientifique des auteurs que nous venons de citer ne permet pas de mettre en doute les résultats qu'ils ont obtenus. Que ces résultats soient de nature à surprendre ceux qui n'ont jamais eu recours aux transfusions hypodermiques, cela est naturel, car il est bien difficile d'attribuer des effets remarquables à l'injection sous-cutanée d'une quantité infinitésimale de spermine, dans le cas d'injection de suc testiculaire, ou de nervine, dans le cas d'injection de suc nerveux. Quant à la théorie générale qui a été formulée par M. d'Arsonval, cette théorie qui fait jouer un rôle si important aux produits de sécrétion des diverses glandes de l'économie, n'est rien moins qu'une simple hypothèse plus ou moins vraisemblable, mais nullement démontrée.

Un premier fait doit nous donner à réfléchir : c'est que la méthode de M. Brown-Séquard ne produit les effets mentionnés ci-dessus que si on a recours à l'injection hypodermique (1).

On est alors en droit de se demander si la nature du liquide injecté sous la peau joue un rôle aussi important qu'on l'a supposé. Pour nous,

(1) Brown-Séquard. *Société de biologie*, 20 décembre 1890.

la réponse n'est pas douteuse, d'après les résultats que nous ont donnés les transfusions hypodermiques de sérum artificiel. Cette conclusion s'impose du reste, si on compare entre eux, ainsi que nous le ferons bientôt, les effets des diverses injections sous-cutanées dont nous devons continuer l'étude.

2° Injections sous-cutanées de sang d'animaux ou de sérum de sang d'animaux.

MM. Picq et Bertin (1) ont eu l'idée de traiter la tuberculose par les injections hypodermiques de sang de chèvre. Ils ont eu recours à ces injections dans le but d'utiliser l'action bactéricide du sérum sanguin d'un animal qu'ils croyaient réfractaire à la tuberculose spontanée. Ils injectent chaque fois 15 à 20 grammes de sang complet.

Poursuivant la même idée, MM. Richet et Héricourt (2) ont employé les injections sous-cutanées de sérum de sang de chien. Ils croyaient, comme MM. Picq et Bertin, pouvoir obtenir un effet nettement antibacillaire.

(1) *Congrès de la tuberculose*, 1891.

(2) *Idem.*

M. Semmola (de Naples) (1) a aussi suivi la méthode de MM. Richet et Héricourt.

Les résultats obtenus par ces divers expérimentateurs se sont montrés satisfaisants, mais il faut bien avouer que la pratique n'a pas réalisé les espérances théoriques : l'effet antibacillaire sur lequel on comptait surtout a été pour ainsi dire nul.

M. Héricourt (2) l'a reconnu avec un grand sens clinique : « L'effet le plus frappant, dit-il, a été le relèvement des fonctions digestives. Les résultats immédiats de la médication étaient donc un véritable coup de fouet donné à la nutrition : retour accentué des forces, disparition des sueurs. Au point de vue local, l'amélioration n'a pas été aussi considérable, mais les cavités se séchaient un peu, l'expectoration devenait muqueuse ; les bacilles persistaient. J'ajouterai, dit-il en terminant, que le sérum de sang de chien ne paraît pas avoir une action directement antibacillaire, il semble plutôt agir comme un excitant spécial de la nutrition. »

M. Semmola note également, comme effets principaux : l'augmentation de poids, un sentiment de bien-être très remarquable, l'aug-

(1) *Congrès de la tuberculose*, 1891.

(2) *Loc. cit., Bullet. méd.* 1891, p. 749.

mentation de la capacité respiratoire, de l'urée et de l'hémoglobine.

L'action du sérum de sang injecté sous la peau porte donc surtout sur la nutrition : augmentation de l'appétit, amélioration des digestions, d'où augmentation du poids et des forces ; c'est aussi un effet de stimulation du système nerveux, comme le montre le sentiment de bien-être et de force qui apparaît dès le début de la médication. Aussi n'y a-t-il pas lieu d'être surpris des bons résultats obtenus par M. Pinard (1), au moyen des injections de sang de chien, chez les nouveau-nés atteints de faiblesse congénitale.

Ainsi donc, en employant la méthode de Brown-Séquard, on a cru d'abord obtenir des effets spécifiques. Les faits n'ont pas tardé à démontrer que les injections de liquide testiculaire n'avaient aucune propriété spéciale ; elles peuvent se montrer utiles dans des cas très variables, mais toujours leurs effets sont les mêmes : accélération de la nutrition, relèvement de la tension artérielle, stimulation des centres nerveux cérébro-spinaux. Ce que font les injections de liquide testiculaire, les injec-

(1) *Congrès de la tuberculose*, 1891.

tions de suc nerveux le font aussi, et l'action est la même dans les deux cas.

Avec les injections de sang ou de sérum de sang d'animaux, on a cherché également des effets spécifiques, mais l'action antibacillaire qu'on voulait utiliser s'est montrée nulle ou peu accentuée et ce qu'on a obtenu, c'est l'accélération de la nutrition, le relèvement de la tension artérielle, etc., absolument comme dans la première série de faits que nous analysions. N'y a-t-il pas, dans cette concordance, quelque chose de bien digne d'attirer l'attention ? Mais, sans insister davantage sur ce point, poursuivons la revue que nous avons commencée.

3° Injections sous-cutanées d'huiles et de vaselines médicamenteuses.

C'est encore à la thérapeutique de la tuberculose que l'on a appliqué les injections sous-cutanées d'huiles médicamenteuses : huile créosotée (Gimbert, Burlureaux), gaïacol iodoformé (Picot, de Bordeaux, Weil et Diamantberger, Pignol, etc.), huile camphrée gaïacolée (Huchard et Faure-Miller).

Tous les expérimentateurs ont observé des effets analogues, quelle que soit la substance injectée; tous ont remarqué que, si l'action immédiate sur le bacille est sujette à discussion, il est indiscutable, en revanche, que les malades éprouvent, à la suite de ces injections, un sentiment de bien-être et de force, un appétit plus soutenu, des digestions plus faciles; le poids augmente par suite de ce réveil des fonctions nutritives et c'est toujours le relèvement de l'état général qui ouvre la scène et qui précède ou prépare l'amélioration locale.

Il ne sera pas inutile, sans doute, pour la thèse que je soutiens, de rapprocher ces deux faits intéressants. De même que M. Kirmisson (1) a vu, à la suite de quelques injections sous-cutanées de sérum de chien, se résorber complètement le liquide d'une ascite tuberculeuse, de même M. Picot (2) a vu disparaître l'épanchement dans 12 cas de pleurésies tuberculeuses, à la suite de l'emploi des injections sous-cutanées de gaïacol iodoformé. Que l'épanchement tuberculeux existe dans une séreuse ou dans l'autre, peu importe, ce qu'il est bon de noter, c'est que l'effet obtenu par M. Kirmisson est semblable à celui qui est obtenu par M. Picot, bien que tous deux

(1) *Congrès pour l'étude de la tuberculose*, 1891.

(2) *Idem*.

aient injecté sous la peau des liquides de nature différente ; tous deux, il est vrai, ont fait acte de transfusion hypodermique, et c'est ce qui explique la similitude des effets thérapeutiques.

Il est vraiment surprenant qu'aucun des savants thérapeutistes, dont je viens de rappeler les noms, n'ait songé à rechercher quelle part on doit attribuer, dans les injections qu'ils préconisent, à la substance médicamenteuse, et quelle part revient légitimement au véhicule introduit sous la peau, à l'acte de transfusion proprement dit.

Loin de moi la pensée de dire que, dans le traitement de la tuberculose en particulier, il soit indifférent de faire des injections sous-cutanées d'eau pure, des injections d'huile stérilisée sans adjonction d'aucun médicament antiseptique ou de faire des injections créosotées, iodoformées, camphrées, gaïacolées, etc. Il y a lieu, sans aucun doute, de chercher à réaliser l'antisepsie générale et l'antisepsie pulmonaire en particulier au moyen des substances très actives qui ont été si judicieusement choisies par MM. Gimbert, Burlureaux, Picot, Pignol, Huchard, etc. La seule remarque que je tiens à faire ici, c'est qu'il n'a pas été tenu compte suffisamment, à mon avis, dans les résultats obtenus, de la part importante qui revient, dans ce mode de traitement, à la transfusion hypodermique.

Les expériences que j'ai entreprises pour étudier comparativement l'action des diverses transfusions hypodermiques sur la tension artérielle me permettent de faire cette remarque et m'autorisent à chercher à établir la loi générale des transfusions hypodermiques.

N'aurais-je fait qu'établir cette loi générale que mon travail n'aurait pas été inutile, pour tous ceux du moins qui cherchent à savoir non seulement si une médication est utile dans un cas donné, mais aussi pourquoi et comment elle est utile, en un mot, quel est le mécanisme de son mode d'action, quelle est son action physiologique.

4° Injections sous-cutanées d'eau chlorurée sodique.

Les injections sous-cutanées d'une solution de chlorure de sodium à 6 o/oo essayées par Kalt en 1873, puis expérimentées par Prégaldino (de Gand), Munchmeyer, Wiercinsky, Chazan, Weiss, Weber, etc., se sont montrées très efficaces dans le traitement des hémorrhagies graves en combattant le collapsus, en relevant la tension artérielle et en empêchant l'arrêt de la circulation qui n'aurait pas tardé à survenir par suite de là déplétion brusque des vaisseaux causée par une perte de sang considérable. Il ne faudrait pas croire cependant que, dans les cas dont nous parlons, les injections de solution physiologique de chlorure de sodium agissent purement et simplement d'une façon mécanique, en introduisant, en un temps très court, une grande quantité de liquide dans le torrent circulatoire.

En effet, ainsi que le remarque Wiercinsky, des injections sous-cutanées de 100 à 200 grammes, répétées au besoin un certain nombre de fois, sont préférables aux injections abondantes de 1 litre à 1 litre et demi qui, en élevant trop brusquement la tension artérielle, pourraient renouveler l'hémorrhagie en détachant le caillot obturateur.

Et, ainsi que mon expérience personnelle me l'a prouvé, ce qu'on obtient avec 100 à 200 gr. de solution physiologique de chlorure de sodium à 6 o/oo peut être obtenu avec une quantité beaucoup moindre, 40 à 60 gr. par exemple, de sérum complet et concentré (chlorure de sodium, sulfate de soude et phosphate de soude). Quoi qu'il en soit, je tiens uniquement à noter en ce moment que l'arrêt des hémorrhagies et la guérison de l'anémie aiguë post-hémorrhagique ont été observés à la suite des injections de liquide testiculaire (Brown-Séquard), à la suite des injections de chlorure de sodium (Prégaldino, Munchmeyer, etc.) et aussi, comme le prouvent mes observations personnelles, avec les transfusions de sérum concentré.

C'est toujours la même concordance entre les effets des diverses transfusions hypodermiques, de quelque nature qu'elles soient, que nous avons à signaler.

Enfin, les injections sous-cutanées de sérum physiologique ont été employées par M. Sahli (de Berne) dans les maladies infectieuses telles que la fièvre typhoïde, et dans les intoxications telles que l'urémie. M. Sahli pense faire ainsi le lavage interne de l'organisme et, en déterminant une diurèse abondante, favoriser l'élimination des produits toxiques accumulés dans les divers tissus. Mais parfois la diurèse est peu marquée, et cependant l'amélioration est sensible, ce qui, d'après l'auteur, serait dû surtout à une augmentation de la pression sanguine, à l'imprégnation par l'eau des tissus « desséchés » dans certaines maladies, enfin à une plus grande dilution des substances toxiques contenues dans l'organisme. La seule remarque que je tienne à faire à ce sujet, c'est que la diurèse, l'élévation de la pression sanguine, l'élimination des substances toxiques peuvent être obtenues avec des injections sous-cutanées beaucoup moins abondantes que celles qui sont employées par M. Sahli; ici encore, tout comme pour le traitement des anémies post-hémorrhagiques, il ne faut pas croire à une action purement mécanique, et l'expérience ne tardera pas à montrer, pour peu que l'emploi des transfusions hypodermiques se vulgarise, que des doses relativement faibles, surtout avec un sérum concentré, produisent tous les effets utiles, et donnent tout ce qu'on croirait a priori devoir demander exclusivement aux doses massives. La chose importante, en effet, n'est pas de déterminer mécaniquement une diurèse abondante — M. Sahli a du reste noté lui-même que les injections de 1 à 2 litres n'étaient pas toujours suivies de diurèse, — mais bien de favoriser l'action des émonctoires et leur puissance d'élimination des principes toxiques retenus dans l'organisme.

5° Loi générale de l'hypodermie.

En résumé, TOUTES LES INJECTIONS HYPODERMIQUES PRODUISENT UNE SÉRIE D'EFFETS IDENTIQUES, QUEL QUE SOIT LE LIQUIDE INTRO-

DUIT SOUS LA PEAU, A CETTE DOUBLE CONDITION CEPENDANT QU'IL NE POSSÈDE AUCUN POUVOIR TOXIQUE ET QU'IL N'EXERCE AUCUNE ACTION LOCALE NOCIVE.

La vérification de cette loi capitale est facile à faire, que dis-je ? elle est déjà faite en grande partie par l'analyse qui précède. Ne voyons-nous pas, en effet, que les phénomènes observés sont les mêmes dans les différentes expériences thérapeutiques que nous venons de passer en revue ? Sentiment de bien-être et de force, stimulation énergique du système nerveux central, relèvement de la pression artérielle, disparition des névralgies, arrêt des hémorrhagies, augmentation de l'appétit et amélioration des fonctions digestives, coup de fouet donné à la nutrition, etc.

Tous les phénomènes observés par ceux qui ont expérimenté les injections de liquide testiculaire, et, en particulier, la régularisation de la température, l'augmentation de contractilité de la vessie, l'amélioration de certaines formes d'ataxie, etc., je les ai vus se produire de la même façon à la suite des transfusions hypodermiques de sérum artificiel concentré. L'action résolutive que M. Kirmisson a obtenue, dans l'ascite tuberculeuse, au moyen des injections de sérum de sang de chien, que M. Picot a réalisée, dans la pleurésie tuberculeuse, avec les injections de gaïacol iodoformé, je l'ai constatée, dès l'année 1885, dans les péritonites exsudatives, après l'emploi des transfusions des divers sérums artificiels plus ou moins complexes, que j'ai successivement expérimentés. Chez les tuberculeux que j'ai soumis aux transfusions hypodermiques, ce que j'ai vu concorde absolument avec ce qui a été rapporté par les divers expérimentateurs dont j'ai analysé plus haut les résultats.

Enfin, il est à peine besoin de dire que l'injection sous-cutanée de solution physiologique de chlorure de sodium ne possède aucune action spécifique et que tout autre sérum peut remplacer celui-ci à la condition de ne contenir aucune substance toxique et de ne pas avoir une action nocive pour les éléments figurés du sang.

Les conclusions que comporte l'analyse qui précède sont, à mon avis, les suivantes :

On s'est beaucoup préoccupé, dans l'ordre des faits que nous venons de passer en revue, de la nature du liquide injecté sous la peau, on a cherché à produire des effets spécifiques, on a attribué à la qualité du liquide employé les résultats constatés. L'expérience a démontré au contraire que des liquides de composition très diverse produisent à peu près toujours les mêmes effets lorsqu'on les injecte sous la peau ; il n'y a rien de spécifique dans les résultats obtenus.

Ces effets toujours semblables, quelle que soit la composition du liquide auquel on a recours pour faire des injections sous-cutanées représentent, par leur réunion, l'ensemble des réactions physiologiques et thérapeutiques qui caractérisent la transfusion hypodermique en général.

Il est donc rationnel, au lieu de recourir à des substances animales telles que le suc testiculaire ou la décoction de substance bulbaire, de suc musculaire, etc., au lieu d'employer des sérums naturels qui peuvent être dangereux, qui sont, en tout cas, plus ou moins difficiles à trouver et à conserver, il est rationnel, dis-je, de donner la préférence à un sérum artificiel chimiquement pur, toujours identique à lui-même, pouvant être préparé sans difficulté et susceptible de se conserver sans altération pendant longtemps.

C'est par l'étude des effets physiologiques des diverses sortes de sérums artificiels qu'on peut déterminer scientifiquement la formule à laquelle il convient de donner la préférence. Toutes les différences se borneront, bien entendu, à une action plus ou moins rapide, plus ou moins intense, plus ou moins durable, suivant que le sérum expérimenté se rapprochera plus ou moins du sérum le plus parfait.

Ce qu'il importe de retenir, c'est que tous les auteurs qui ont introduit dans les derniers temps, sous la peau, dans un but thérapeutique, une solution, un liquide quelconque ont tous avoué l'absence totale d'action spécifique. Tous ont mentionné les mêmes effets physiologiques, les mêmes effets thérapeutiques. Et cependant quelle diversité dans les liquides employés !

Brown-Sequard, d'Arsonval, Brainerd, Fleury (de Lille), Rotschine, Onimus, Constantin Paul emploient des extraits liquides de divers organes et tous reconnaissent que, sous l'influence de ces injections hypodermiques, toutes les fonctions s'exercent avec plus d'activité, les centres cérébraux fonctionnent plus énergiquement. Le travail du cœur est suractivé, dit Rotschine, qui résume l'opinion de tous les autres, la pression sanguine s'élève et la nutrition générale s'active, que le sujet soit simplement en état de dépression ou en état de maladie.

Picq et Bertin, Richet et Héricourt, Semmola de Naples, Pinard qui ont employé le sérum de chien éloignent l'idée première de sérum bactéricide, et constatent que le sang de chèvre ou le sérum de chien n'agissent qu'à titre d'excitant spécial de la nutrition.

Il en est de même des huiles et vaselines médicamenteuses.

En somme, nous voyons que tous les liquides introduits sous la peau, dans ces derniers temps, par de nombreux expérimentateurs, donnent lieu aux mêmes phénomènes physiologiques, aux mêmes effets thérapeutiques. Ils créent un milieu résistant, ils accroissent la vitalité, mais rien de plus. C'est à la voie d'introduction et au véhicule que reviennent la double action physiologique et thérapeutique, c'est-à-dire à l'hypodermie.

Pour conclure, voici en quels termes je propose de résumer cette loi générale de l'hypodermie :

Toutes les injections hypodermiques produisent des effets identiques, quel que soit le liquide introduit sous la peau, à la condition que ce liquide ne soit pas toxique. La différence ne porte que sur l'intensité plus ou moins grande du phénomène produit.

CHAPITRE III

Technique des Transfusions hypodermiques.— Technique opératoire et Technique physiologique.

Sommaire. — **A. Technique opératoire.** — Formule du sérum artificiel complet et concentré préconisé par l'auteur. — Mode de préparation de ce sérum. — Conservation de ce sérum.

Température du sérum à injecter. — Détermination de la quantité de sérum à injecter à chaque transfusion et fréquence variable des transfusions suivant les cas. — Rapidité d'introduction du sérum dans le tissu cellulaire sous-cutané. — Siège de la transfusion.

Instrumentation : Divers modèles de transfuseurs de l'auteur.

Manuel opératoire : Antisepsie des instruments, antisepsie de la région, mode d'emploi des instruments, précautions spéciales à prendre dans les cas de transfusions abondantes.

B. Technique physiologique. — Etat de la nutrition. — Capacité vitale du poumon (spiromètre). — Force musculaire (dynamomètre). — Analyse des urines. — Composition du sang. — Etat de la circulation; auscultation du cœur, numération des pulsations, étude de la pression artérielle. — Importance toute spéciale de l'étude de la pression artérielle.—

Technique de la mesure de la pression artérielle : Appareils cliniques pour la mesure de cette pression : sphygmomanomètre de Potain, sphygmomètre de Verdin. — Description des appareils. — Manuel opératoire. — Table de concordance entre le sphygmomanomètre à mercure et le sphygmomètre de Verdin.

Avant d'exposer les effets physiologiques et l'action thérapeutique des transfusions hypodermiques de sérum artificiel, je crois utile d'indiquer dès maintenant la technique que j'ai suivie dans mes recherches, afin de permettre à ceux qui désireraient reprendre cette étude de faire l'expérimentation dans des conditions identiques et de contrôler l'exactitude des faits que mes élèves et moi nous avons observés.

Cette technique se divise en deux parties bien distinctes : La première partie ou *technique opératoire* comprend tout ce qui a trait à la composition et à la préparation du sérum artificiel, ainsi qu'au choix des instruments à employer pour faire la transfusion et au manuel opératoire à mettre en œuvre. La seconde partie ou *technique physiologique* comprend l'exposé des différentes recherches qu'il est nécessaire de faire pour connaître, d'une façon complète, d'une façon précise et tout à fait exacte, le mode d'action des transfusions sur les différents appareils et les différents systèmes de l'économie.

A. — Technique opératoire.

Formule du sérum artificiel complet et concentré. — Ainsi que je le disais dans le chapitre précédent (1), le sérum artificiel que je préconise comme remplissant le mieux le but qu'on se propose d'atteindre avec la transfusion hypodermique, est préparé selon la formule suivante :

Acide phénique neigeux..........	1 gr.
Chlorure de sodium..............	2 gr.
Phosphate de soude..............	4 gr.
Sulfate de soude................	8 gr.
Eau distillée......................	100 gr.

Mode de préparation de ce sérum. — Pour préparer ce sérum, on doit se servir de sels chimiquement purs et obtenus par cristallisations successives ; ces sels doivent être dissous dans de l'eau distillée chimiquement pure ; enfin, le sérum doit être stérilisé à l'étuve, c'est-à-dire porté à une température de 123°.

Conservation du sérum. — Le sérum doit être placé dans des flacons de verre bouchés à l'émeri et préalablement nettoyés et stérilisés.

(1) Voir chapitre I. *Historique des transfusions et choix du sérum artificiel.*

Ces flacons seront placés dans un endroit sec et à l'abri de la lumière qui décomposerait à la longue l'acide phénique. Il faut pouvoir, avant chaque transfusion, constater la limpidité parfaite du sérum et l'absence de tout nuage dans le liquide; c'est pourquoi je conseille de n'employer que des flacons en verre blanc. Pour soustraire le liquide à l'action de la lumière, il suffit d'envelopper le flacon avec du papier formant une gaine complète jusqu'au goulot.

Lorsque le sérum a été bien préparé, et lorsqu'on prend les précautions que je viens d'indiquer, il se conserve en général 3 semaines à un mois sans aucune altération.

Température du sérum à injecter. — Le sérum artificiel ne doit pas être à une température trop basse au moment de la transfusion. Pour que cette transfusion ne soit pas douloureuse et pour que l'absorption du liquide soit facile, il doit être porté à 38° centigrades. Pour cela le réservoir qui contient le sérum sera simplement plongé, pendant quelques instants, dans de l'eau chaude, si la quantité de sérum à injecter n'est pas supérieure à 20 grammes et est transfusée à l'aide d'une seringue. Si, au contraire, la quantité de sérum à transfuser est plus considérable, 40, 60 grammes et plus, il faudra chauffer le sérum au bain-marie, dans l'éprouvette du transfuseur et porter la température à 39 ou 40°, la température du sérum tendant à s'abaisser de 1 à 2° avant son arrivée sous la peau.

Quantité de sérum à injecter à chaque transfusion et fréquence des transfusions. — La quantité de sérum à injecter à chaque transfusion est variable, suivant l'effet que l'on veut produire et suivant l'état dans lequel se trouvent les malades. Nous verrons, dans les chapitres suivants, quelles sont les doses à injecter dans les différents cas qui peuvent nécessiter l'emploi de la transfusion. Ces doses sont très variables et rentrent dans les catégories suivantes : doses faibles de 5 gr. à 10 gr. ; doses moyennes de 15 gr. à 30 gr. ; doses élevées de 60 gr. à 120 gr. La transfusion hypodermique de sérum artificiel complet et concentré ne nécessite jamais l'emploi de quantités plus considérables de liquide.

Je tiens à dire immédiatement que je n'ai jamais observé le moindre phénomène toxique bien que j'aie très fréquemment fait des transfusions de 120 gr. en une seule fois, ce qui correspond à l'introduction rapide, dans le tissu cellulaire sous-cutané, d'une quantité élevée d'acide phénique neigeux : 1 gr. 20 avec notre sérum habituel. J'ai répété très souvent cette transfusion massive devant mes élèves, dans mon service de Saint-Lazare, et, je le répète, jamais nous n'avons vu le moindre signe d'intoxication phéniquée, jamais d'urines noires, jamais d'accidents d'aucune sorte. Le fait est intéressant à signaler, d'autant plus que l'on sait avec quelle facilité se produisent des phénomènes d'intoxication quand on administre l'acide phénique en lavements. On ne saurait attribuer cette tolérance spéciale à un défaut d'absorption, car la transfusion ne laisse après elle aucune induration locale, si l'on fait un massage soigneux de la région, ainsi que nous en avons l'habitude. Nous reviendrons du reste sur ce point à propos des résultats donnés par l'analyse des urines après la transfusion hypodermique (1).

La fréquence des transfusions est très variable, suivant les cas. Exceptionnellement on peut avoir à répéter 2, 4, 6 transfusions dans la même journée. Habituellement, on fait une transfusion tous les jours ou tous les deux jours ; quelquefois une transfusion par semaine voire même par mois suffit à obtenir le résultat désiré.

Rapidité d'introduction du sérum dans le tissu cellulaire sous-cutané. — Pour que la trans-

(1) Voir chapitre IV : *Effets physiologiques des transfusions hypodermiques*, p. 126.

fusion hypodermique soit bien supportée et n'éveille pas de douleur, il y a lieu de la pratiquer très lentement. Il semble très difficile à ceux qui n'ont pas fait et qui n'ont pas vu faire ces transfusions qu'on puisse introduire dans le tissu cellulaire sous-cutané 20 gr., 60 gr., et même 120 grammes de liquide sans causer aucune souffrance. La douleur est facilement évitée si l'on règle la pénétration du sérum sous la peau de façon à n'injecter que 2 à 5 grammes de liquide par minute et cela, par une poussée régulière et continue sans secousses et sans arrêts brusques.

Siège de la transfusion. — Toute région riche en hypoderme peut être choisie pour siège de la transfusion ; la masse sacro-lombaire, par exemple, ou mieux encore, la fossette existant immédiatement en arrière du grand trochanter. Alors même qu'on fait un nombre plus ou moins grand de transfusions chez le même malade, il n'y a pas lieu de varier beaucoup la région choisie pour faire la piqûre. En effet, tous les sels qui entrent dans la composition de mon sérum artificiel sont en dissolution parfaite et se résorbent complètement, sans laisser aucune induration locale, si on prend soin de suivre la technique que nous allons indiquer.

Instruments pour la transfusion hypodermique. — Divers instruments peuvent servir à pratiquer les transfusions ; les meilleurs sont ceux dans lesquels la solution à injecter n'est jamais en contact avec les matières grasses du piston. La seringue à injections sous-cutanées fabriquée par M. Gudendag, répond à ce desideratum ; elle est seulement de trop petit volume pour les injections de sérum artificiel ; aussi l'ai-je fait modifier par le constructeur. Il y a, en effet, tout avantage à ne pas multiplier les piqûres et à pratiquer l'injection tout entière au même point.

J'ai adopté deux modèles différents suivant qu'on veut pratiquer une injection de 5 grammes à 40 grammes ou faire une transfusion de sérum artificiel.

Le premier modèle (fig. 1) est constitué par une seringue portant à son extrémité un ajutage sur lequel se trouve vissé un petit flacon de verre de 20 grammes à la partie supérieure duquel s'arrête un premier tube qui vient s'ouvrir en avant, dans le corps de pompe de la seringue. Un second tube qui s'ouvre en avant de celui-ci, dans l'ajutage qui doit porter l'aiguille, vient plonger au fond du flacon destiné à recevoir le liquide à injecter.

Dans le piston se trouve une soupape qui s'ouvre lorsque celui-ci est ramené en arrière et qui se ferme dans le sens de la compression.

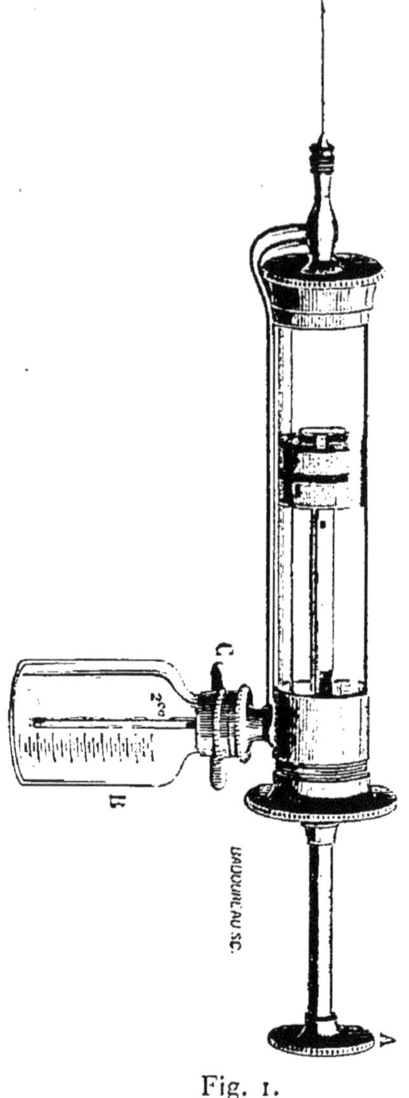

Fig. 1.

Le deuxième modèle (fig. 2) ne présente que les différences suivantes : Le corps de la seringue reste le même, seulement le flacon B, qui ne contient que 20 grammes, est remplacé par le flacon D, qui en contient 80. Ce dernier est à peu près 4 fois plus long que le premier. Pour avoir un tube qui plonge jusqu'au fond, il faut visser le tube en platine E à l'extrémité du tube qui plonge au milieu du flacon dans la figure 1, et on interpose entre l'ajutage terminal de la seringue et l'aiguille un tube en caoutchouc, à ajutages métalliques F, qui en facilite le maniement.

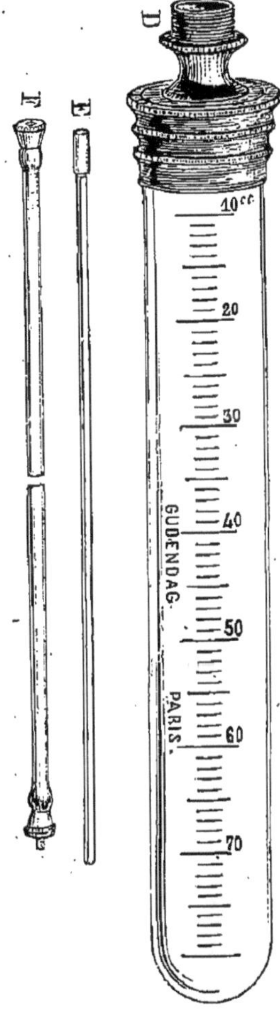

Fig. 2.

Lorsqu'on a versé dans le flacon la quantité de liquide à injecter, quantité qu'une graduation en centimètres cubes permet de mesurer, l'instrument est prêt à fonctionner. Ce transfuseur marche fort bien, mais il nécessite de la part de l'opérateur une pression continue sur le piston. Pour obvier à cet inconvénient, j'ai fait construire (fig. 3) un transfuseur automatique

Le transfuseur qui a été construit, sur mes indications, par M. Dubois, se compose : 1° d'un récipient d'une capacité de 100 centimètres cubes, dans lequel on place la solution à injecter ; 2° d'une pompe foulante qui sert à comprimer l'air dans le récipient, 3° d'un manomètre à l'aide duquel on peut mesurer la pression ; 4° d'un tube terminé par une aiguille capillaire à injections hypodermiques. Un système de robinets commande les différentes parties de l'appareil.

1° Le récipient, d'une contenance de 100 centimètres cubes, porte une graduation de 0

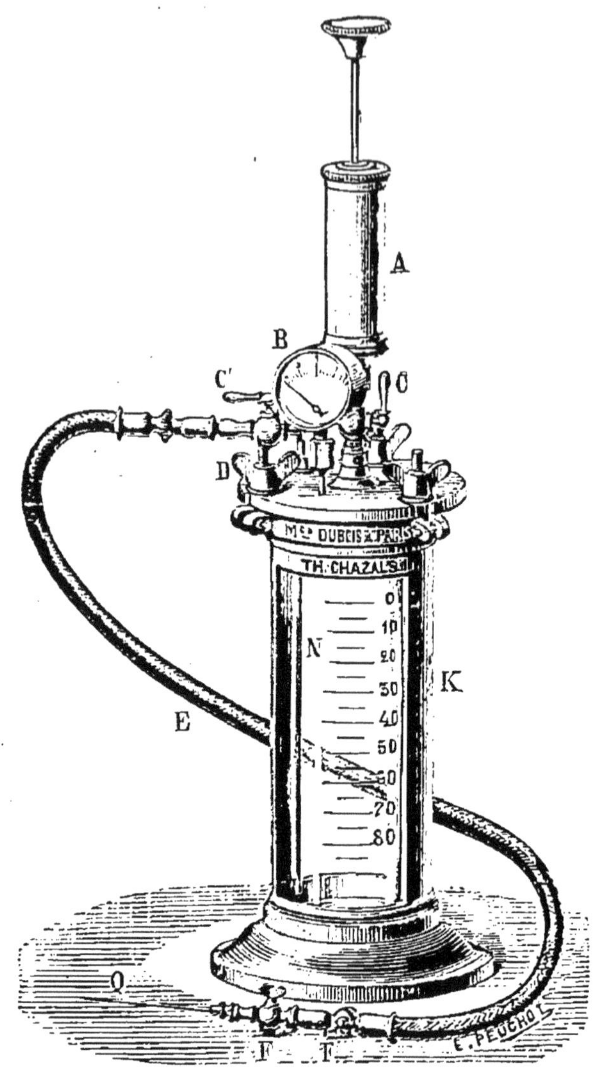

Fig. 3.

à 80 centimètres cubes, de 5 centimètres cubes en 5 centimètres cubes ; il est constitué par une éprouvette N en verre maintenue par une armature métallique K, munie inférieurement d'une embase métallique, qui assure la stabilité de l'appareil, et, supérieurement, d'un couvercle qui peut être serré énergiquement, par l'intermédiaire d'une plaque de caoutchouc, sur les bords de l'éprouvette, à l'aide des écrous D. Cette éprouvette s'enlève avec facilité pour en assurer le nettoyage.

2° La pompe foulante A est vissée au centre et à la partie supérieure du couvercle du récipient. Elle est séparée du manomètre par un robinet C.

3° Le manomètre est gradué par 1/4 d'atmosphère, jusqu'à 2 atmosphères.

4° Le robinet C' sert à permettre ou à empêcher la communication du tube injecteur avec le récipient.

5° Le tube E en caoutchouc à parois épaisses et à lumière étroite, d'une longueur de 35 centimètres environ, est terminé par un ajutage muni de deux robinets F et F' sur lequel se visse l'aiguille à injections hypodermiques Q.

Le robinet F' sert à régler la vitesse de l'écoulement et le robinet F à permettre la communication complète, ou à l'empêcher, avec l'aiguille.

Pour se servir de ce dernier appareil, on verse 80 centimètres cubes de sérum artificiel dans l'éprouvette sur laquelle on fixe le couvercle à l'aide des écrous D. On manœuvre alors la pompe foulante jusqu'à ce que la pression atteigne deux atmosphères ; à ce moment, on ferme le robinet C, on ouvre les robinets C, F et F' et le liquide sort par l'aiguille Q. A l'aide du robinet F', on règle la vitesse d'écoulement du liquide. Enfin, on ferme le robinet F et l'appareil est prêt à fonctionner. Une fois l'aiguille introduite sous la peau, il n'y aura plus qu'à ouvrir complètement le robinet F pour faire l'injection hypodermique avec la vitesse qu'on aura réglée à l'avance. Pour les grandes transfusions, si la pression baisse sensiblement avant qu'on ait injecté la quantité voulue, on donne quelques coups de piston jusqu'à ce que le manomètre indique de nouveau deux atmosphères sans manœuvrer aucun autre robinet que le robinet C, qui commande le manomètre.

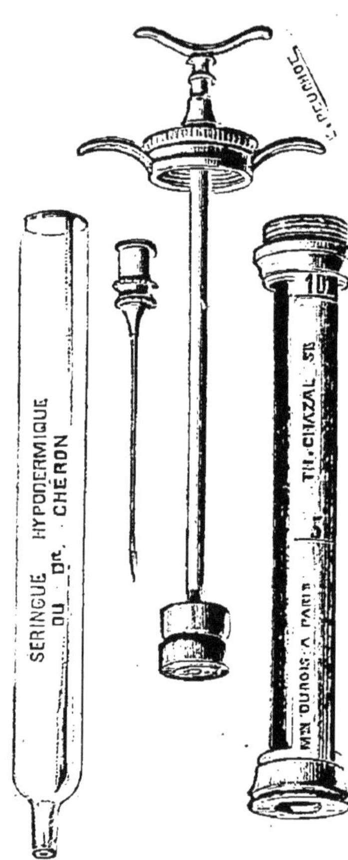

Fig. 4.

Pour les injections habituelles, ne dépassant pas dix grammes, j'ai fait construire une seringue à transfusions, graduée de 1 à 10 c. m. c., dont le réservoir, tout en verre, peut être très facilement aseptisé ; à la partie inférieure du réservoir est ménagé un espace, où demeure, sans pénétrer sous la peau, la partie du liquide qui a été en contact avec le piston.

Antisepsie des instruments. — Avec les modèles de transfuseurs que je préconise, on n'a pas à craindre le contact nocif des matières grasses du piston avec le sérum artificiel. L'antisepsie des transfuseurs est facile à faire. Les réservoirs qui doivent contenir le sérum sont en verre, faciles à nettoyer, faciles à aseptiser avec une solution antiseptique forte. L'antisepsie des tubes de caoutchouc sera obtenue en les faisant traverser par une solution antiseptique suffisamment concentrée. Quant aux aiguilles, elles sont en platine iridié et peuvent être flambées sur la lampe à alcool sans aucun inconvénient.

Antisepsie de la région. — Elle se réalise de la façon suivante : 1° Brossage et lavage de la région rétro-trochantérienne avec de l'eau et du savon ; 2° Lavage à l'alcool et à l'éther ; 3° Lavage avec une solution d'acide phénique à 4 %.

Mode d'emploi des instruments. — Le transfuseur ayant été au préalable aseptisé, on verse dans le réservoir la quantité voulue de sérum artificiel. On prépare le transfuseur, ainsi que cela a été précédemment indiqué.

On tend la peau de la région rétro-trochantérienne avec deux doigts de la main gauche, puis l'aiguille du transfuseur tenue de la main droite est enfoncée hardiment, d'un seul coup rapide, jusqu'au niveau du fascia superficialis, dans le tissu cellulaire sous-cutané, de façon à amener la pointe aussi près que possible de l'aponévrose musculaire. La douleur est ainsi réduite au minimum. L'injection est alors poussée très lentement. On voit la peau se tendre peu à peu et dessiner une voussure constituée par la masse du liquide introduit dans le tissu cellulaire.

Lorsque la transfusion est terminée, on retire l'aiguille, on pratique un massage soigneux de la région, de manière à obtenir, en quelques minutes, l'absorption complète de la masse du liquide. Alors qu'on ne sent plus de nodosité sous-cutanée, il est bon, après les transfusions abondantes, de faire une application de collodion élastique. Dans les mêmes cas de transfusions abondantes, il est également avantageux d'appliquer une ventouse sèche sur la région rétro-trochantérienne, avant de faire la transfusion, dans le but de faciliter la pénétration du liquide.

Tous ces détails de technique présentent, à mes yeux, une réelle importance ; ils sont indispensables à connaître et à appliquer si l'on veut se mettre à l'abri de tout accident local. Il est facile de les éviter : on peut même opérer toujours sans déterminer de douleur, à la condition expresse de suivre rigoureusement les indications ci-dessus : température de la solution, injection poussée lentement, massage rigoureux de la région avant et après la transfusion.

B. — Technique physiologique.

Pour parfaire l'étude physiologique de la question voici la manière dont nous avons procédé :

Toute malade qui devait subir la transfusion hypodermique, était au préalable l'objet d'un examen portant sur les points suivants :

a. On notait l'état de la nutrition, le degré d'embonpoint, et le poids de la malade.

b. La capacité vitale du poumon était déterminée à l'aide du spiromètre.

c. La force musculaire était enregistrée à l'aide du dynamomètre.

d. Les urines des 24 heures étaient recueillies, on en notait la quantité et on les soumettait à l'analyse quantitative.

e. La composition du sang était connue : 1° par la numération des globules rouges ; 2° par la mensuration de ces globules ; 3° par la détermination de la richesse des globules rouges en hémoglobine ; 4° s'il y avait lieu, on faisait la numération des globules blancs. Pour ces examens, j'ai employé la méthode de M. Hayem.

f. L'état de la circulation était apprécié : 1° par l'auscultation du cœur ; 2° par la numération des pulsations ; 3° par la recherche de la pression artérielle.

Cette série d'examens était répétée après la première transfusion et après chacune des transfusions, jusqu'à la cessation du traitement. Quelques malades tenues en observation étaient examinées complètement, un mois, deux mois après la cessation du traitement et quelquefois plus tard encore, lorsqu'elles faisaient un nouveau séjour dans mon service. Je pouvais ainsi apprécier la persistance plus ou moins grande des résultats obtenus.

Le mode d'emploi du spiromètre et du dynamomètre, les méthodes d'analyse des urines et du sang étant connus de tous les médecins, je n'ai besoin de décrire ici que les méthodes que j'ai employées pour la recherche de la pression artérielle. Je crois devoir insister d'autant plus sur ce sujet que l'état de la tension artérielle représente la notion la plus importante à acquérir pour savoir : 1° si les transfusions hypodermiques sont indiquées, 2° à quelle dose elles doivent être employées; 3° avec quelle fréquence elles doivent être répétées et qu'enfin 4° les modifications de cette tension sous l'influence des transfusions hypodermiques sont un *critérium* absolu de l'efficacité de ce moyen thérapeutique.

Technique de la mesure de la pression artérielle. — Au point de vue clinique, la pression artérielle se juge par la force avec laquelle il est nécessaire de comprimer l'artère radiale, au poignet, pour éteindre complètement les battements de l'artère.

Deux appareils m'ont servi pour mesurer la pression artérielle ; ces deux appareils, dont voici la description, sont le sphygmomanomètre de M. Potain, qui permet d'évaluer la pression artérielle en centimètres de mercure, et le sphygmomètre de Verdin, qui donne cette mesure en poids.

Le sphygmomanomètre de M. Potain (fig. 5) se compose d'un manomètre métallique à cadran gradué par comparaison avec un manomètre à mercure et marquant des pressions de o à 35.

Ce manomètre est mis en rapport avec un tube de caoutchouc terminé par une ampoule creuse également en caoutchouc. Pour tendre l'ampoule, il suffit d'insuffler une certaine quantité

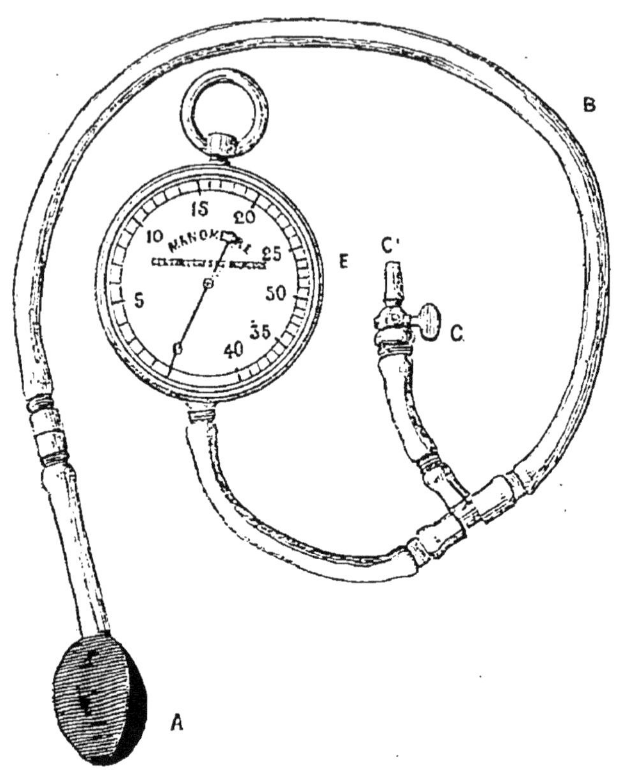

Fig. 5.

d'air dans le tube de caoutchouc et de fermer le robinet de communication avec l'air extérieur.

Cet appareil donne des résultats très précis,

à la condition toutefois qu'on répète toujours les mensurations d'une façon identique. C'est pourquoi je dois indiquer le manuel opératoire que j'ai suivi.

Avant chaque mensuration, l'ampoule du sphygmomanomètre était tendue par une pression égale à 5 centimètres de mercure, de façon que l'aiguille marquât 5 degrés sur le cadran. Je mesurais alors la tension susceptible d'arrêter complètement le battement de l'artère radiale, au poignet, en notant à quelle division s'arrêtait l'aiguille indicatrice au moment précis où la pulsation cessait d'être perçue, au delà de l'ampoule, par le doigt placé sur le trajet de l'artère. Dans le cas où il y avait un choc au retour, mon interne faisait la compression, au niveau de la racine du pouce, afin d'annihiler les effets de la circulation collatérale.

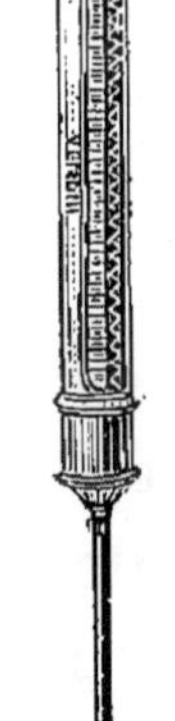
Fig. 6.

Le sphygmomanomètre de M. Potain est un instrument très précis et très commode et c'est avec cet appareil que j'ai pris le plus grand nombre de mes mensurations de la tension artérielle. Mais je tiens à mentionner aussi le sphygmomètre de Verdin (fig. 6) dont je me suis beaucoup servi depuis un an, parce que cet instrument, par son faible volume, est destiné à faciliter encore davantage les recherches cliniques.

C'est un petit cylindre de cuivre contenant un ressort à boudin qu'actionne une tige centrale terminée, à une de ses extrémités, par un patin perpendiculaire, au moyen duquel s'exerce la pression sur le pouls. Cet appareil est gradué, en poids, comme nous l'avons dit, et la graduation va de 100 à 1500 grammes.

Voici maintenant comment on mesure la pression artérielle avec le sphygmomètre de Verdin : Le malade est assis, le bras fléchi à angle droit, l'avant-bras en demi-supination, la main étendue sans effort. Le médecin saisit l'extrémité inférieure de l'avant-bras à pleine main (main droite pour le pouls droit, et main gauche pour le pouls gauche) de façon à tâter le pouls avec l'index. Lorsque le médecin a bien saisi la radiale, il cherche à apprécier quelle région de l'ongle du doigt indicateur est située directement au-dessus de l'artère comprimée. Prenant alors le sphygmomètre de l'autre main, il appuie le patin sur l'ongle de ce doigt en s'efforçant de rendre ce doigt inerte, de façon à écraser le pouls radial par la seule action de l'instrument. On n'a plus qu'à lire sur le piston quel nombre de grammes il a fallu pour obtenir ce résultat.

Mais le rapport existant entre cette pression

appréciée en grammes, et celle que donne en centimètres de mercure le sphygmomanomètre de M. Potain, restait à établir. Après de très nombreuses recherches comparatives faites, à l'hôpital, sur un nombre considérable de sujets, j'en suis arrivé à cette conclusion qu'à partir de 3 centimètres de pression, chaque centimètre de mercure représente 50 grammes de l'appareil Verdin : à 3 centimètres de mercure correspondent 100 grammes ; à 4 centimètres, 150 grammes, etc. D'après cela, j'ai pu dresser le tableau comparatif suivant :

Grammes.	Centimètres de mercure.	Grammes.	Centimètres de mercure.
100	3	700	15
150	4	750	16 (Normale.)
200	5	800	17 (Normale.)
250	6	850	18 (Normale.)
300	7	900	19
350	8	950	20
400	9	1000	21
450	10	1050	22
500	11	1100	23
550	12	1150	24
600	13	1200	25
650	14	1250	26

D'après ce tableau, il est facile de déduire la formule suivante, qui permet de traduire instantanément en centimètres de mercure la pression en grammes donnée par le sphygmomètre de Verdin :

$$x = \frac{P + 50}{50}$$

x = tension en centimètres de mercure.

P = l'indication numérique donnée par l'instrument de Verdin.

Au point de vue pratique, voici ce qui me semble valoir mieux : je me sers du sphygmomètre de M. Verdin dont j'ai fait argenter le cylindre pour plus de netteté. Sur ce cylindre sont gravés, en noir, au niveau des graduations, les chiffres représentant les centaines, c'est-à-dire 1, 2, 3, 4, 5, etc.

Entre deux graduations, il y a un trait qui divise chaque espace, en deux parties égales.

Pour avoir, par le calcul le plus simple, le nombre exact correspondant à la pression en centimètres de mercure, il suffit de multiplier par 2 le chiffre auquel on s'arrête et d'ajouter une unité au produit.

Soit 7 le chiffre auquel on s'arrête, parce qu'on ne sent plus le battement de l'artère radiale, on le multiplie par 2, on ajoute une unité.

7, c'est-à-dire 700 gr. correspondant à $7 \times 2 + 1 = 15$; 700 grammes représentent une pression égale à 15 centimètres de mercure.

Ce sphygmomètre est un instrument très pratique. Il est d'un petit volume.

J'ai prié M. Verdin de le faire se démontant en deux parties : de cette façon il n'est pas plus embarrassant qu'une seringue de Pravaz.

Cet instrument est d'une précision suffisante. Deux personnes exercées trouvent toujours les mêmes nombres. C'est ainsi qu'après un exercice de quelques semaines nous en sommes venus, mes internes et moi, à trouver toujours le même degré de pression, sur un grand nombre de sujets.

Aujourd'hui tous ceux qui suivent mes expériences, dans mon service de Saint-Lazare, manient très facilement ce sphygmomètre et il nous arrive parfois de prendre à cinq ou six la tension artérielle à la radiale, sur le même sujet, et à un demi-centimètre près, les résultats sont identiques.

J'engage donc ceux qui voudront reprendre mes expériences, sans passer par les tâtonnements, à mesurer la tension artérielle avec cet instrument dont le maniement est des plus faciles et dont la précision est amplement suffisante pour le but poursuivi.

CHAPITRE IV

Effets physiologiques des transfusions hypodermiques. — Les transfusions hypodermiques envisagées comme moyen dynamogénique chez l'individu bien portant ou affaibli.

SOMMAIRE. — Nécessité d'envisager les transfusions hypodermiques de sérum artificiel à un double point de vue :

1° Comme moyen dynamogénique ;
2° Comme moyen curatif.

Effets locaux.

Effets généraux.

Les transfusions ne sont pas seulement un moyen d'activer toutes les fonctions de l'économie, mais encore un moyen de régularisation, quand le fonctionnement est troublé.

Effets sur le système nerveux central :

1° sur le cerveau : *a*) augmentation de la puissance de travail intellectuel ; — *b*) modification du caractère : sensation de gaîté produite par les transfusions ; — *c*) disparition de l'insomnie d'origine nerveuse.

2° sur le bulbe : *a*) action sur le centre respiratoire, augmentation de la capacité vitale du poumon ; — *b*) action sur le centre vaso-moteur, régularisation des circulations locales ; — *c*) sur le centre thermique, régularisation de la température.

3° sur la moëlle épinière : augmentation de la puissance musculaire, régularisation des mouvements dans la pseudo-ataxie : *a*) action sur le centre génito-spinal, disparition de certaines variétés d'impuissance ; — *b*) action sur le centre ano-spinal, cessation de la constipation ; — *c*) action sur le centre vésico-spinal, augmentation de contractilité de la vessie.

Effets sur le système circulatoire : augmentation de la puissance de contraction du cœur, relèvement de la tension artérielle.

Effets sur la composition du sang : rénovation globulaire.

Effets sur le système digestif : augmentation de l'appétit, facilité des digestions malgré la véritable boulimie qu'on observe parfois ; diminution de l'obésité quand l'obésité est due à un ralentissement de la nutrition ; disparition de la constipation.

Effets sur le système respiratoire.

Effets sur la composition des urines : A. Modifications portant sur la quantité : diurèse. — B. Modifications portant sur la qualité : conservation plus parfaite de l'urine sans fermentation ; absence d'albuminurie, de glycosurie, d'hémoglobinurie. — Augmentation du chlore, des chlorures, de l'urée et de l'acide urique prouvant l'accélération des phénomènes de nutrition. — Supériorité du sérum artificiel complet sur les solutions plus simples.

Résumé.

Pour se faire une idée nette et précise des effets produits par les transfusions hypodermiques de sérum artificiel, il est utile de considérer ces transfusions à un double point de vue :

1° Comme *moyen dynamogénique*, c'est-à-dire comme moyen propre à activer toutes les fonctions de l'économie, chez l'individu bien portant, ou chez l'individu affaibli, mais peu malade ;

2° Comme *moyen curatif*.

Quand nous aurons démontré que nous sommes bien réellement en présence d'un moyen dynamogénique de premier ordre, parce qu'il fait sentir son action, non pas seulement sur un système particulier ou sur une fonction déterminée, mais à peu près également sur tous les systèmes et sur toutes les fonctions de l'économie, nous aurons préparé le lecteur à comprendre pourquoi les indications thérapeutiques de nos transfusions sont si nombreuses et si variées. Nous aurons alors à discuter, dans une série de chapitres, dans quels cas les transfusions constituent, à elles seules et par elles-mêmes, l'unique traitement curatif à mettre en œuvre, dans quels cas, au contraire, elles représentent une ressource thérapeutique, importante sans doute, mais destinée à s'ajouter simplement à celles que nous possédons déjà.

En un mot, c'est par l'étude des *effets phy-*

siologiques de la transfusion hypodermique que nous pourrons nous préparer utilement à l'étude des *applications thérapeutiques* de cette transfusion.

Le chapitre est donc consacré exclusivement à l'exposé des effets physiologiques de la transfusion sous-cutanée. Il est nécessaire, toutefois, avant d'aborder la description des effets généraux de dire quelques mots des effets locaux, ou, si l'on veut, de parler d'abord de ce qui se passe au point choisi pour faire la transfusion avant de décrire la modification générale subie par tout l'organisme.

Effets locaux des transfusions hypodermiques.

Si l'on suit bien exactement la technique que nous avons indiquée au précédent chapitre, tant au point de vue de l'instrumentation qu'au point de vue du manuel opératoire et du mode de préparation du sérum, la douleur, au moment même de la transfusion, est à peu près nulle. Même dans le cas de transfusion à dose massive, lorsqu'on introduit, par exemple, 60 et même jusqu'à 120 grammes de sérum dans le tissu cellulaire, les malades ne se plaignent que d'une sensation de tension des tissus sous-cutanés, sensation désagréable plutôt que vraiment douloureuse et qu'on peut réduire à peu près à zéro en faisant l'injection très lentement, d'une façon continue et non par saccades. Il faut au moins dix à quinze minutes pour une transfusion de 60 grammes.

L'injection terminée, si le massage de la région est pratiqué convenablement, avec une grande douceur au début, et s'il est suffisamment prolongé, si on applique enfin une couche de collodion élastique dépassant de quelques centimètres la partie tuméfiée, toute sensation locale disparaît et les malades n'éprouvent aucune gêne, non seulement à marcher, mais aussi à s'asseoir ou à se coucher sur le côté qui a été choisi par le médecin pour faire la piqûre.

Les indurations n'existent que si l'on fait un massage incomplet. Quant aux abcès, depuis que j'emploie des solutions bien préparées et que j'évite la pollution de ces solutions par les matières grasses du piston, en me servant d'instruments appropriés, je n'en ai pas eu un seul, malgré le nombre déjà considérable de transfusions à haute dose que j'ai pratiquées soit à l'hôpital, soit à ma clinique, soit dans ma clientèle.

Chose remarquable, les transfusions sous-cutanées de 5 grammes, 10 grammes et 20 grammes, ce qui représente les doses les plus habituelles, peuvent être répétées un grand nombre de fois, chez les mêmes malades, sans se préoccuper de varier le siège de ces transfusions, et cependant il ne se produit presque jamais d'induration locale. Cela se comprend du reste parfaitement, puisque la solution injectée, plus ou moins analogue au sérum de la lymphe et au sérum du sang, est par conséquent résorbée avec une grande rapidité.

Les effets locaux des transfusions hypodermiques de sérum artificiel peuvent donc être considérés comme à peu près nuls, aussi ne peut-il venir à l'esprit de leur attribuer un rôle dans l'action physiologique ou thérapeutique.

Effets généraux des transfusions hypodermiques.

S'il me fallait résumer en une seule phrase les effets des transfusions hypodermiques, je dirais que faire une transfusion hypodermique, c'est augmenter la vitalité de tout l'individu, c'est activer toutes les fonctions de l'économie, c'est élever la puissance d'action de tous les systèmes de l'organisme humain. Chose invraisemblable et pourtant bien facile à vérifier : après l'injection, sous la peau, de quelques centimètres cubes de sérum artificiel, on éprouve une sensation de bien-être, de force, de vitalité plus grande, de gaieté. Cette sensation est d'autant plus agréable que l'équilibre des diverses fonctions n'est nullement troublé, mais bien au contraire, toutes les fonctions sont activées en même temps et au même degré, lorsqu'elles sont également languissantes. Il semble alors, comme me l'ont souvent dit les malades, qu'un sang plus riche circule dans les veines. Si, dans d'autres cas, une des fonctions surtout est amoindrie, la transfusion rétablit l'équilibre en stimulant tout particulièrement l'organe ou le système organique dont le fonctionnement était le moins actif.

Les transfusions hypodermiques ne sont donc pas seulement un moyen dynamogénique général, elles ont aussi une *action régulatrice* dont il y a lieu de tenir le plus grand compte quand on cherche à expliquer les heureux résultats de ces transfusions.

Pour exposer d'une façon complète les effets des transfusions dont nous parlons, nous devrons passer en revue successivement les divers systèmes de l'économie ; nous commencerons par le plus important de tous, par celui qui anime et régularise tous les autres, par le système nerveux.

Effets des transfusions hypodermiques sur le système nerveux central.

Toutes les parties du système nerveux central sont susceptibles de réagir sous l'influence des transfusions hypodermiques.

1° *Cerveau.* — Le *cerveau*, tout le premier, est très nettement impressionné par ces transfusions.

J'avais déjà constaté, en expérimentant sur moi-même les transfusions de sérum artificiel, que le travail intellectuel m'était beaucoup plus facile, que je pouvais travailler plus longtemps sans fatigue, que non seulement les idées étaient plus nettes, plus précises, mais encore que la mémoire des noms, des dates, des chiffres, etc., se montrait plus obéissante à l'appel de la volonté.

Un de mes amis, homme de lettres très distingué, auquel le travail cérébral était devenu pénible, à la suite de chagrins de famille, et aussi comme conséquence naturelle d'une production énorme, sans repos ni trêve, m'écrivait tout heureux, après quelques transfusions, qu'il avait retrouvé toute la puissance d'effort intellectuel qu'il avait autrefois. Et il ajoutait : « C'est à n'y pas croire, non seulement je travaille plus facilement, mais encore je suis moins triste, mon chagrin m'est moins lourd à porter. »

Un jeune étudiant en médecine, très intelligent, mais paresseux au travail, ou, pour mieux dire, incapable d'appliquer son attention sur un sujet tant soit peu ardu sans éprouver bientôt un sentiment de fatigue et de lassitude qui l'obligeait à interrompre l'étude commencée, a voulu se soumettre aux transfusions hypodermiques. Dès ce moment, il a pu fournir un travail intensif, de cinq à six heures par jour, sans interruption pendant plus de six mois.

Et non seulement l'effort cérébral auquel il s'est livré ne lui a pas été pénible, non seulement il s'est pris tout à coup d'un beau zèle pour l'étude, au grand étonnement de son entourage, mais son intelligence s'est développée très vivement, les facultés de mémoire et d'assimilation sont devenues brillantes, le raisonnement est devenu plus rapide et plus logique. Bien plus, le caractère s'est modifié de la façon la plus heureuse, la gaîté a remplacé chez lui les idées de tristesse sans motif, qui étaient la conséquence d'une vitalité amoindrie et l'effet naturel de la fatigue occasionnée par le moindre effort intellectuel ou physique.

En même temps, les forces générales augmentaient dans de notables proportions et ce jeune homme, loin de pâlir et de maigrir, comme on aurait pu le craindre en le voyant se livrer à un travail inaccoutumé, a vu sa peau se colorer, ses joues se remplir, l'embonpoint augmenter : il a gagné 5 kilogrammes pendant ces trois derniers mois.

Nous parlerons plus tard, lorsque nous étudierons les transfusions hypodermiques comme moyen curatif, de ces malades toujours moroses qu'on appelle des hypochondriaques et des neurasthéniques. Mais il est bon de dire ici qu'il existe un grand nombre de personnes qui ne sont pas des malades à proprement parler, mais qui sont toujours sur les frontières de la santé et de la maladie ; ces personnes sont le plus souvent sombres de caractère, peu expansives, perpétuellement ennuyées de la vie dont elles ne jouissent du reste jamais aussi complètement que les gens exubérants de santé. Chez ces personnes, les transfusions hypodermiques ont pour premier résultat de faire trouver la vie plus agréable, moins fatigante, plus heureuse. Il leur semble qu'on leur infuse une plus ou moins grande dose de gaîté toutes les fois qu'on les soumet à la transfusion hypodermique. Leur entourage ne tarde pas à remarquer le changement qui s'est produit dans leur caractère et j'ai plus d'une fois reçu de bien vifs remercîments, à ce sujet, des gens qui vivaient dans l'intimité de la personne transfusée.

Je ne ferai que signaler, en ce moment, les effets de la transfusion hypodermique dans l'insomnie d'origine nerveuse, car il s'agit d'un phénomène pathologique qui ne peut être étudié à cette place. Mais je crois bon cependant de citer cet exemple de l'atténuation de l'insomnie, pour montrer, dès maintenant, que la transfusion n'agit pas toujours sur le cerveau en activant ses fonctions, mais plutôt en régularisant son fonctionnement.

2° *Bulbe.* — Au bulbe rachidien sont dévolues des fonctions de la plus haute importance; c'est en effet cette partie du système nerveux central qui contient le centre respiratoire; c'est elle aussi qui renferme le principal centre vaso-moteur; c'est elle enfin qui maintient constante la température de l'organisme en transformant en impressions modératrices ou accélératrices de la calorification les impressions de chaud ou de froid perçues par l'organisme. Le bulbe renferme encore d'autres centres : le centre d'arrêt du cœur, le centre de déglutition, le centre de phonation, le centre glycogénique, etc., mais les premiers, c'est-à-dire le centre respiratoire, le centre vaso-moteur et le centre thermique, sont ceux qui nous intéressent le plus particulièrement. Nous allons voir en effet que l'activité de fonctionnement de ces centres si importants est nettement influencée par les transfusions hypodermiques.

a) *Action des transfusions sur le centre respiratoire.* — J'ai souvent expérimenté sur moi-même l'influence des transfusions hypodermiques sur la respiration. A l'état habituel, la quantité d'air que je puis inspirer ou expirer par l'inspiration la plus profonde possible, en un mot la *capacité vitale* de mon poumon, varie de 3,000 à 3,200 centimètres cubes. Dans la journée qui suit une transfusion hypodermique de 5 grammes de sérum artificiel, j'obtiens une augmentation de capacité vitale de mon poumon qui varie de 500 à 600 centimètres cubes, c'est-à-dire que je puis faire entrer dans le poumon, à chaque inspiration forcée, 3,500 à 3,800 centimètres cubes d'air. Le lendemain de la transfusion, les chiffres restent à peu près aussi forts ; vers la fin du 2e jour, ils commencent à baisser légèrement et ils se maintiennent, pendant une huitaine de jours, vers 3,300, pour revenir lentement au chiffre primitif. On comprend qu'il n'en puisse être différemment, puisque je possède une capacité vitale du poumon tout à fait normale. Quand, au contraire, par le fait d'une maladie des voies respiratoires, il existe une diminution morbide de la capacité vitale du poumon, l'amélioration obtenue par l'emploi des transfusions hypodermiques persiste après le traitement, pourvu que celui-ci ait été suffisamment prolongé.

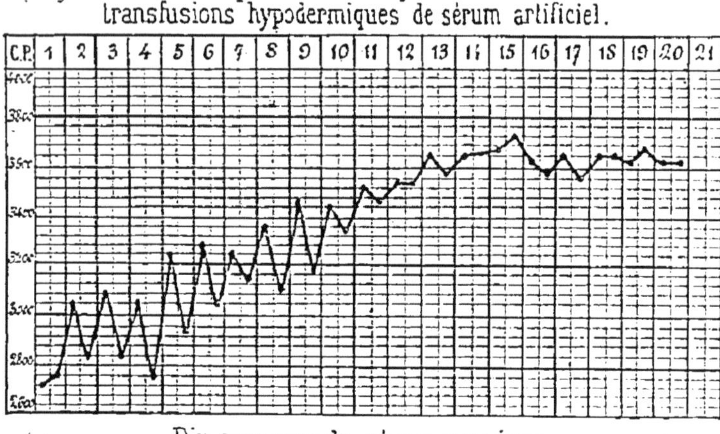

Fig. 7.

b) *Action des transfusions sur le centre vaso-moteur*. — Comme centre vaso-moteur, le bulbe est le vrai régulateur des circulations locales. J'ai eu souvent recours aux transfusions hypodermiques chez ces personnes dont la circulation périphérique se fait mal, dont la peau est pâle et pour ainsi dire anémiée, qui ne peuvent arriver à se réchauffer et qui se plaignent toujours du froid. Presque toutes ces personnes ont une vitalité amoindrie et leur tension artérielle est surbaissée ; elles sont plus ou moins en état de misère physiologique, alors même que le médecin ne peut constater chez elles aucun état morbide déterminé. Dans ces cas, les transfusions agissent d'une façon remarquable pour régulariser et activer la circulation de la peau, pour mettre fin à cette sensation de refroidissement continu si pénible, en même temps qu'elles élèvent la tension artérielle et donnent une sorte d'impulsion à toutes les fonctions languissantes.

Les congestions mobiles des neurasthéniques sont vraisemblablement dues à l'insuffisance de régularisation du centre vaso-moteur bulbaire ; dans ces conditions également, l'influence des transfusions hypodermiques est des plus heureuses, ce qui prouve bien que ces transfusions font sentir leur action jusque sur le centre vaso-moteur principal contenu dans le bulbe rachidien.

c) *Action des transfusions sur le centre thermique.* — L'état de la nutrition, la rapidité plus ou moins grande des oxydations qui constituent la nutrition cellulaire jouent évidemment le rôle principal dans le maintien de la

Hypothermie consécutive à une bronchite. Du 5e au 21e jour une injection de 5 gr. tous les matins
Temp.
1 2 3 4 5 6 7 8 9 10 11 12 13 14 15 16 17 18 19 20 21 22 23 24 25
42°
41°
40°
39°
38°
37°
36°
35°

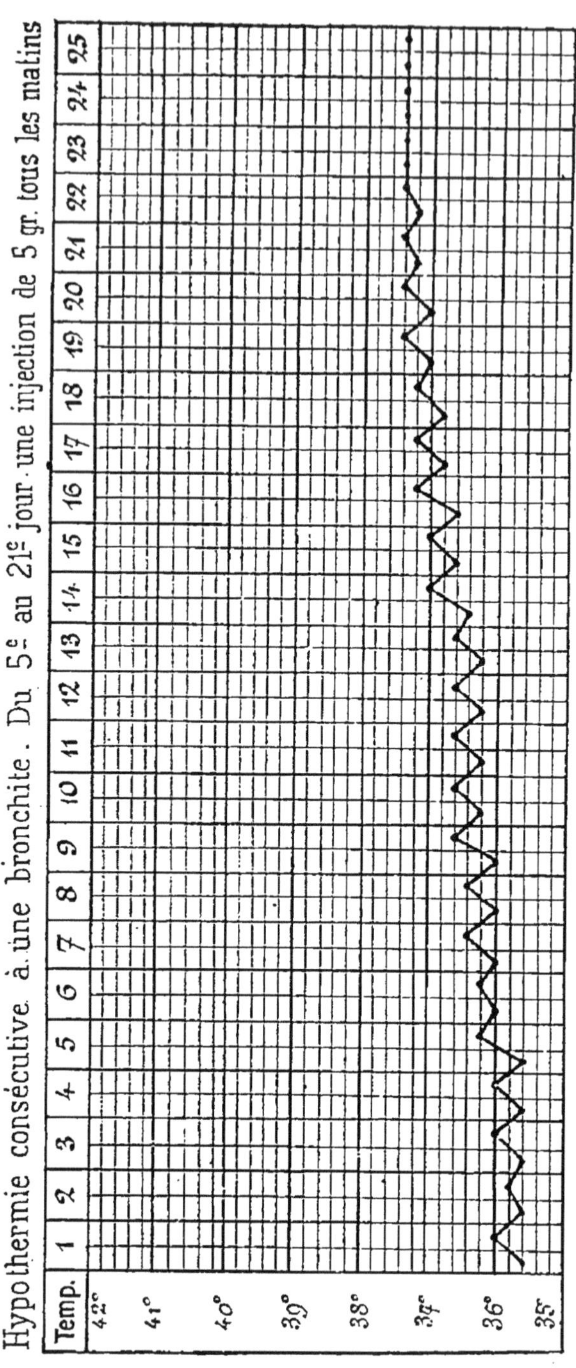

Fig. 8.

température du corps humain au chiffre normal. C'est pourquoi la température est abaissée chez les enfants nés avant terme, dans la faiblesse congénitale, dans l'athrepsie, ou, chez les adultes, en cas de misère physiologique, etc. Néanmoins, le rôle du bulbe n'est pas à négliger, puisque c'est lui surtout qui règle les déperditions incessantes de chaleur qui se font à la surface du corps, les exagérant ou les diminuant suivant les besoins. Dans tous les cas que nous venons de citer, il est très remarquable de voir la température monter en peu de jours au chiffre normal, dès que l'on fait une série de transfusions hypodermiques.

Il faut bien admettre que les transfusions ont impressionné directement le centre thermique pour expliquer ce phénomène. Si on répète les transfusions, la nutrition s'améliore, dans les cas curables, et alors, à l'action dynamique primitive vient s'ajouter l'action curative. Ce qu'il importe de noter, dès ce moment, c'est l'excitation du centre thermique sous l'influence des transfusions, lorsque la thermogenèse est troublée. Il faut se hâter de dire, en effet, que toutes les fois que la température est normale au moment de la transfusion, elle n'est nullement modifiée par l'acte thérapeutique.

Dans un grand nombre de cas de pelvi-péritonites aiguës, j'ai vu la fièvre diminuer après les transfusions ; cela peut s'expliquer de la même façon que tout à l'heure, c'est-à-dire par la mise en jeu du centre régulateur thermique contenu dans le bulbe rachidien. Je dois ajouter cependant que j'ai rarement employé les transfusions dans les états fébriles, en dehors des pelvi-péritonites ; mais, d'après ce que j'ai vu, je puis dire que l'abaissement de la température ne s'observe pas chez tous les fébricitants.

Légère hyperthermie consécutive à une congestion pulmonaire,
Retour à la normale sous l'influence des transfusions.

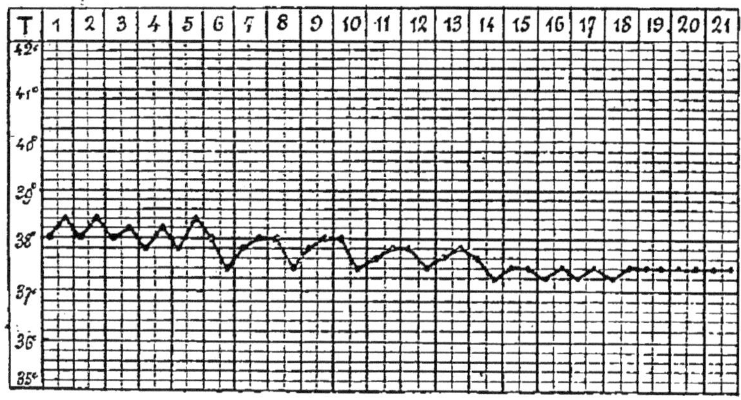

Fig. 9.

3° *Moëlle épinière.* — De même que le bulbe rachidien, la *moëlle* est influencée d'une façon très nette par les transfusions hypodermiques.

Ces transfusions augmentent, en effet, la

puissance de contraction des muscles des membres, ce qu'il est facile de constater avec le dynamomètre. Elles agissent encore sur le centre régulateur des mouvements musculaires, car, dans certains cas de fausse ataxie locomotrice (1), j'ai vu la guérison se produire après un certain nombre de transfusions.

Je renonce, du reste, à publier dans le présent volume mes observations de transfusions hypodermiques chez les tabétiques, les épileptiques et les aliénés. Les résultats paraissent devoir être assez intéressants pour nécessiter une publication à part, basée sur des faits nombreux et suivis pendant de longs mois.

La moëlle contient des centres vaso-moteurs échelonnés dans toute sa hauteur ; ces centres sont mis en action comme le centre vaso-moteur bulbaire ; il n'y a donc pas lieu d'insister sur ce point. Il est en revanche nécessaire de bien connaître l'action des transfusions sur les trois centres : génito-spinal, ano-spinal et vésico-spinal.

(1) Il est peu probable que l'ataxie locomotrice vraie, c'est-à-dire celle qui est sous la dépendance d'une sclérose des cordons postérieurs de la moëlle, soit susceptible de guérison sous l'influence des transfusions hypodermiques de sérum artificiel — du moins rien ne nous permet de le croire. Je suppose aussi que les cas d'ataxie guéris par les injections de liquide testiculaire étaient des cas de pseudo-tabes analogues à ceux que j'ai vus moi-même guérir à la suite de l'emploi des transfusions hypodermiques.

a) *Action des transfusions sur le centre génito-spinal.* — C'est surtout dans l'impuissance relative des neurasthéniques que j'ai eu occasion d'observer l'effet des transfusions hypodermiques sur le centre génito-spinal.

La plupart des neurasthéniques soumis aux transfusions m'ont déclaré spontanément que le besoin sexuel, perdu depuis un temps plus ou moins long, était revenu au bout d'une dizaine de transfusions hypodermiques, en moyenne. En même temps disparaissait cette mélancolie spéciale qui semble liée à l'impuissance génitale. Tous ceux qui ont été soumis à un traitement suivi ont récupéré intégralement leur puissance génésique en même temps que disparaissaient les autres symptômes de l'épuisement du système nerveux.

La tendance au sommeil, la fatigue profonde, la lourdeur intellectuelle si fréquentes après le coït chez les neurasthéniques, disparaissent très promptement sous l'influence du traitement méthodique par les transfusions.

Dans notre chapitre VII (*Neurasthéniques et déprimés*), on trouvera cette question plus amplement développée. Nous ne pouvons ici que constater l'action physiologique incontestable des transfusions sur le centre génito-spinal de la moëlle épinière.

b) *Action sur le centre ano-spinal.* — La constipation atonique, la parésie intestinale, dont souffrent tant de femmes, de personnes âgées ou affaiblies, cèdent habituellement aux injections sous-cutanées de sérum artificiel.

Les résultats obtenus par nous sont en tous points semblables à ceux que l'on a signalés après emploi du liquide testiculaire.

On peut dire, du reste, que ce n'est pas seulement le sphincter anal, mais tout le système musculaire de l'intestin dont la tonicité est considérablement augmentée.

c) *Action sur le centre vésico-spinal.* — L'augmentation de la contractilité de la vessie sous l'influence des transfusions se révèle par la force plus grande du jet de l'urine ; la miction est plus puissante, moins lente, plus complète ; la vessie se vide mieux.

C'est là un symptôme sur lequel les malades appellent volontiers l'attention du médecin. L'un d'eux qui, depuis huit ou dix ans, urinait lentement, goutte à goutte, et ne vidait qu'avec peine le bas-fond de sa vessie, me disait qu'à partir de la cinquième transfusion le jet de son urine était devenu fort et qu'au lieu de baver il percutait les parois du vase, ainsi qu'au temps de sa jeunesse.

Je livre le fait aux spécialistes des voies urinaires. Les transfusions hypodermiques peuvent leur être d'un grand secours. Elles déterminent de la polyurie; elles permettent aux vessies atones de se vider à fond; elles constituent, par conséquent, une méthode précieuse de lavage du bassinet, de l'uretère et de la vessie.

Effets des transfusions hypodermiques sur le système circulatoire : augmentation de la puissance de contraction du cœur : relèvement de la tension artérielle.

Il est facile de se rendre compte, par l'auscultation et par la palpation de la pointe du cœur, qu'après une transfusion hypodermique l'organe central de la circulation se contracte avec plus de force, plus de régularité ; les bruits du cœur sont mieux frappés, ils sont d'une netteté parfaite et le choc de la pointe est plus intense. C'est surtout lorsque le rythme du cœur est troublé par une course, par l'ascension rapide d'un escalier, etc., que l'on voit, d'une façon évidente, cette action tonique et régulatrice des transfusions sur les contractions cardiaques.

En outre, lorsqu'il existe une faiblesse pathologique du cœur avec dilatation passagère de ses cavités, l'action tonique des transfusions se fait nette et rapide.

Le phénomène dont nous parlons est, en effet, dans ces conditions plus facile à vérifier parceque non seulement on a comme critérium l'intensité des bruits du cœur, mais encore on constate la disparition brusque des souffles dus à l'insuffisance relative des orifices, déterminée elle-même par la dilatation des cavités. Mais nous entrons ici dans le domaine de la pathologie et nous devons renvoyer à l'un des chapitres suivants (1), pour la suite de cette étude. Ce qu'il est important de retenir dès maintenant, c'est que les transfusions hypodermiques augmentent la force des contractions du cœur d'une façon non douteuse et régularisent le rythme de ces contractions lorsque celles-ci sont devenues irrégulières.

L'action stimulante des transfusions hypodermiques sur le cœur se prouve encore par un autre phénomène, je veux parler de l'élévation de la tension artérielle, toutes les fois que cette tension est inférieure à la tension physiologique, on pourrait même dire toutes les fois qu'elle n'est pas nettement surélevée avant la transfusion.

Nous étudierons, dans un chapitre spécial (2),

(1) Voir chapitre V : *Hypotension artérielle et transfusion hypodermique.*

(2) Voir chapitre V : *Hypotension artérielle et transfusion hypodermique.*

les méthodes de mesure de la tension artérielle, la séméiologie de l'hypotension et de l'hypertension, et, les effets des transfusions hypodermiques dans les nombreux états morbides, qui comptent l'abaissement permanent de la tension artérielle au nombre de leurs symptômes les plus importants.

Bornons-nous à dire ici que, même chez l'individu ayant une tension normale, la transfusion hypodermique fait monter la pression sanguine de 1 ou 2 centimètres de mercure, mais ce résultat ne se maintient que pendant 24 à 48 heures au maximum.

Chez l'individu en bonne santé habituelle, mais subissant, pour une cause passagère, fatigue, surmenage par exemple, un abaissement de la tension artérielle, une seule transfusion suffit quelquefois à ramener la pression sanguine au chiffre normal et à la maintenir définitivement à ce chiffre, si la cause de dépression n'intervient pas de nouveau.

Par quel mécanisme se produit l'élévation de la tension artérielle à la suite des transfusions hypodermiques? Il ne peut être question ici, vu la faiblesse des doses nécessaires pour obtenir le relèvement de la pression sanguine, d'une simple action mécanique, on ne peut donc pas, logiquement, songer à faire jouer un rôle à l'augmentation de la masse du liquide en circulation dans les artères, alors qu'on se borne à transfuser sous la peau 5 à 40, et, exceptionnellement, 100 grammes de sérum artificiel. Il ne nous reste ainsi que deux causes susceptibles d'être mises en jeu par la transfusion: l'augmentation de la puissance contractile du cœur et l'augmentation des résistances périphériques due à une diminution de calibre des capillaires.

Comme nous l'avons déjà dit, l'augmentation de la force de contraction du cœur est un phénomène constant après la transfusion. Reste à savoir si la diminution du calibre des capillaires ne vient pas ajouter son action à la cause précédente.

Pour répondre à cette question, la méthode la plus simple, la plus clinique, consiste à comparer entre elles les modifications de la pression sanguine et celles du nombre des pulsations. On sait, en effet, que l'augmentation des résistances périphériques se traduit par un ralentissement proportionnel des contractions du cœur ou autrement dit par une diminution proportionnelle du nombre des pulsations. J'ai fait un grand nombre de tracés portant à la fois la courbe des pressions artérielles et celle du nombre des pulsations; ces deux courbes se sont montrées presque toujours sensiblement parallèles, sauf dans les cas de fièvres. Nous pouvons donc conclure que l'élévation de la pression sanguine, sous l'influence des transfusions, reconnaît pour cause essentielle l'augmentation de l'énergie contractile du muscle cardiaque.

Effets des transfusions hypodermiques sur la composition du sang.

La condition primordiale que doit remplir un sérum artificiel destiné à la transfusion hypodermique telle que nous la comprenons ici, est de n'avoir aucune action nocive sur les éléments figurés du sang. Un bon sérum artificiel doit donc, avant tout, pouvoir pénétrer, même à dose relativement élevée, dans le torrent circulatoire, sans avoir aucune action destructrice des globules sanguins.

J'ai précédemment dit (1) que le sérum que nous avons choisi comme type, ne contient que des sels minéraux qui entrent dans la composition normale du sérum du sang humain, et que, par conséquent, il ne peut être qu'éminemment conservateur des éléments figurés du sang.

J'avais pris soin, du reste, avant de faire mes premières expériences physiologiques et

(1) Voir chapitre I : *Historique des transfusions. Choix du sérum artificiel.*

thérapeutiques, de m'assurer, à l'aide du microscope, que le sérum artificiel ne déforme même pas les globules rouges, lorsque vingt parties de sérum sont mélangées avec une partie de sang. A fortiori n'y a-t-il rien de nocif pour les globules, quand la dose maxima de 100 gr. de sérum est mélangée aux 6 ou 7 litres de sang de l'économie. Enfin, dans un très grand nombre de cas, j'ai fait l'analyse microscopique du sang au double point de vue du nombre des globules rouges et de la valeur de ces globules en hémoglobine, avant et après l'emploi de la transfusion. De ces recherches, faites avec un soin minutieux, je puis conclure que non seulement la transfusion hypodermique de sérum artificiel n'a aucune action nocive sur le sang, lorsque celui-ci a sa constitution normale, mais encore que cette transfusion constitue une ressource thérapeutique de premier ordre dans les diverses variétés d'anémie qu'il m'a été donné d'observer.

Cette question est tellement importante au point de vue de l'avenir des transfusions hypodermiques, que j'ai cru nécessaire de lui consacrer un chapitre spécial (1). C'est en effet la régénération du plasma sanguin et la régénération consécutive des éléments figurés du

(1) Voir chapitre VI : *Altération du sang et transfusions hypodermiques.*

sang qui nous permet de justifier le terme de transfusion hypodermique que nous avons choisi. C'est cette rénovation du sang qui nous donne l'explication des résultats si remarquables et si persistants de la transfusion hypodermique ; c'est elle enfin qui nous prouve que nous ne sommes pas seulement en présence d'un moyen dynamogénique très puissant, mais encore que la transfusion hypodermique constitue une méthode réellement curative, dont les bienfaits persistent longtemps après qu'on en a cessé l'emploi.

Effets des transfusions hypodermiques sur le système digestif.

L'augmentation de l'appétit est un fait constant à la suite des transfusions hypodermiques de sérum artificiel.

J'ai vu des malades dont l'appétit était médiocre, capricieux, accuser, dès le début de l'emploi des transfusions, un appétit très vif et régulier. Ce phénomène est tellement constant que, dans mon service de Saint-Lazare, j'ai été conduit, par les demandes des malades, à donner régulièrement un supplément de nourriture à celles qui étaient soumises aux transfusions et, malgré cela, j'ai entendu dire que quelques-unes d'entre elles, ne pouvant se contenter de ce supplément que je leur accordais, achetaient du pain à leurs compagnes moins affamées. Dans ma clientèle, j'ai constaté souvent cette même augmentation de l'appétit qui étonnait beaucoup les malades et leur entourage. J'ai vu ainsi, des personnes qui, auparavant, prenaient péniblement une faible quantité d'aliments, se mettre tout à coup à doubler la quantité de nourriture prise à chaque repas. Il en est même qui m'ont dit être obligées de faire des repas supplémentaires et, de souper par exemple le soir en se couchant, alors qu'elles avaient fait largement honneur au dîner qu'on leur avait servi quelques heures auparavant.

Cette exagération de l'appétit est surtout remarquable chez les malades convalescents d'une maladie longue et sérieuse, ayant porté une atteinte grave à la santé. Aussi les forces reviennent-elles très vite, dans ces conditions, et le poids du corps ne tarde-t-il pas à augmenter. C'est que non seulement l'appétit est excité et par conséquent une quantité plus grande de nourriture est absorbée chaque jour, mais encore, ce qui m'a souvent étonné moi-même dans les cas de véritable boulimie que j'ai observés, cette quantité anormale d'aliments est admirablement digérée, sans pesanteur à l'estomac après les repas, sans gêne d'aucune sorte. On comprend que, dans ces conditions, l'embonpoint et l'augmentation de poids ne peut tarder à se montrer.

Il y a cependant une limite à l'augmentation du poids du corps qui est surtout sensible et rapide, ainsi que je le disais tout à l'heure, chez les personnes plus ou moins amaigries et émaciées par la maladie ; il arrive bientôt une période stationnaire, pendant laquelle l'assimilation et la désassimilation se font équilibre, alors que la santé est devenue parfaite.

Ce qui prouve bien du reste que les transfusions hypodermiques agissent surtout en régularisant les fonctions d'assimilation et de désassimilation, c'est que j'ai vu nombre de personnes devenues obèses, par suite d'une nutrition ralentie et d'une utilisation incomplète des matières grasses et des hydrocarbures, perdre au contraire de leur poids et maigrir après un certain nombre de transfusions. La disparition de l'obésité, dans ces cas, était l'indice d'une assimilation plus complète et coïncidait avec le retour à la santé.

Il n'y a, dans cette double assertion, rien de contradictoire ; l'examen des modifications qui se produisent dans la composition des urines par l'effet des transfusions de sérum artificiel démontre, en effet, comme nous le verrons bientôt, que ces transfusions activent au plus haut degré les fonctions de nutrition et régularisent les échanges nutritifs de la façon la plus remarquable.

Il n'y a rien d'illogique à admettre qu'une simple stimulation du système nerveux central soit capable d'activer les sécrétions des glandes de l'estomac et de l'intestin, et par suite d'augmenter la puissance digestive. Je crois que c'est de cette façon qu'il faut interpréter l'action des transfusions sur la digestion, bien plutôt que par une stimulation directe du système digestif.

C'est aussi par la stimulation du centre ano-spinal contenu dans la moëlle épinière qu'agit vraisemblablement la transfusion contre la constipation par inertie de l'intestin et par insuffisance de contraction des muscles abdominaux. J'en ai parlé précédemment, je crois inutile de revenir sur ce sujet.

Effets des transfusions hypodermiques sur le système respiratoire.

Nous connaissons déjà l'action des transfusions hypodermiques sur le centre respiratoire et l'augmentation de la capacité vitale du poumon qui en est la conséquence. Ce qu'il importe de faire remarquer maintenant, c'est que l'hématose, c'est-à-dire la transformation du sang veineux en sang artériel se fait d'autant mieux qu'une plus grande quantité d'air pénètre, à chaque inspiration, dans les vésicules pulmonaires. Et il est bon de rapprocher ce fait de celui que nous avons déjà énoncé, à savoir que les transfusions augmentent le nombre des globules rouges et augmentent aussi la richesse de ces globules en hémoglobine, si bien que le sang se trouve ainsi capable de fixer une quantité d'oxygène beaucoup plus grande pendant qu'il traverse le poumon. Il devient dès lors facile de comprendre comment les transfusions hypodermiques activent tous les phénomènes d'oxydation qui se passent dans l'intimité des tissus, comment elles exagèrent les phénomènes de nutrition cellulaire. La preuve nous en est fournie par les modifications des urines qu'il nous reste à étudier.

Effets des transfusions hypodermiques sur la composition des urines.

J'ai fait, dans mon service de Saint-Lazare, un grand nombre d'analyses d'urine, chez des malades soumises à la transfusion hypodermique. J'ai institué une série d'expériences comparatives avec des sérums de composition variée. De l'examen attentif des analyses recueillies, dans ces conditions, il est permis de conclure d'abord que :

Les modifications produites du côté des urines par les transfusions hypodermiques sont relatives : *a*) à la quantité, *b*) à la qualité de ce liquide excrémentitiel.

A. — *Modifications portant sur la quantité des urines.*

Tout d'abord, comme phénomène constant, et cela quelle que soit la composition du sérum artificiel transfusé sous la peau, pourvu que la dose injectée soit suffisante pour provoquer la stimulation du système nerveux central, nous voyons se produire une *diurèse* qui élève la quantité de l'urine excrétée en 24 heures à 1,800 grammes, 2,000 grammes et même davantage. Cette augmentation de la quantité des urines émises en un jour est considérable, si l'on songe que les expériences dont je parle ont été faites exclusivement sur des femmes, chez lesquelles, comme on le sait, la quantité d'urine excrétée par 24 heures est normalement de 1,100 à 1,200 grammes.

Pour mener à bien cet ordre de recherches, nous avions choisi les malades les plus intelligentes et toutes, après avoir été soumises aux transfusions hypodermiques, accusèrent une miction plus fréquente et surtout plus abondante. Il n'y a dans ce fait rien qui soit de nature à nous surprendre, et, du moment où il n'existe pas de lésion rénale, il nous est permis de considérer l'augmentation de la quantité d'urine comme un phénomène corrélatif de l'élévation de la tension artérielle consécutive à toute transfusion hypodermique.

B. *Modification portant sur la qualité des urines.*

Un deuxième fait très intéressant est relatif à la *conservation parfaite de l'urine, sans fermentation, pendant plusieurs jours*, lorsqu'elle provient de personnes chez lesquelles il a été pratiqué des transfusions hypodermiques de solutions phéniquées simples ou de sérum complet, c'est-à-dire contenant tout à la fois l'acide phénique, le chlorure de sodium et le sulfate et le phosphate de soude. L'urine laissée à ciel ouvert reste limpide et ne se décompose pas, même pendant les chaleurs de l'été. Les choses se passent comme si, après la miction, on y ajoutait une substance antiseptique. Ce fait est digne d'attirer l'attention, puisqu'il autorise à croire que les transfusions d'eau phéniquée rendent aseptiques les humeurs de l'économie dans une certaine mesure.

Mais une preuve nous manque : malgré l'emploi des réactifs les plus sensibles de l'acide phénique, on ne parvient pas à déceler la présence de ce corps, même en quantité minime, dans cette urine qui se conserve pendant plusieurs jours sans altération !

Il est difficile de donner de ce fait une explication plausible : il est cependant permis de supposer que si l'urine ne se décompose pas, c'est qu'elle contient un composé d'acide phénique qui échappe à l'analyse, mais dont l'action antiseptique n'est pas moins évidente.

Nous devons également insister sur ce point que les transfusions hypodermiques, quelle que fût leur abondance, ne déterminèrent jamais, dans nos expériences, même une seule fois le passage de l'albumine, du sucre, non plus que des globules sanguins dans l'urine.

Il résulte enfin des analyses quantitatives répétées qui ont été faites, que les éléments normaux de l'urine subissent des modifications constantes qui prouvent bien l'accélération des phénomènes nutritifs à la suite des transfusions.

a). Voyons d'abord ce qu'on observe lorsqu'on fait des transfusions avec des SOLUTIONS SIMPLEMENT PHÉNIQUÉES, et passons en revue les différents éléments normaux de l'urine.

1° *Chlore et chlorure de sodium.* — Ces deux corps sont notablement augmentés. En effet, en prenant au hasard parmi les observations nombreuses que nous avons entre les mains, nous trouvons pour l'une d'entre elles :

Chlore................	7.81	par litre.
Chlorure de sodium....	12.87	—

quantités qui sont considérables, si l'on songe que, dans ce cas, la quantité d'urine émise dans les 24 heures était de 2 litres, ce qui donne :

Chlore................	15.62	par jour.
Chlorure de sodium....	25.74	—

alors que chez la femme, la quantité d'urine excrétée par jour est normalement de 1,100 à 1,200 grammes, le chlore étant représenté par 5,40 et le chlorure de sodium par 8,40.

2° *Urée.* — L'urée subit une augmentation importante. C'est ainsi que nous notons dans nos observations, les chiffres les plus habituels de 27, 30, 34, quelquefois 40 grammes par jour, au lieu de 21 à 22 grammes, qui représentent la moyenne normale.

3° *Acide urique.* — Les variations de l'acide urique sont parallèles à celles de l'urée. La quantité varie de 0,50 à 0,70 centigrammes par 24 heures, au lieu de 0,30 à 0,40 qui est la moyenne.

4° Les modifications de l'*acide sulfurique* et de l'*acide phosphorique* sont sans importance et à peine appréciables.

Enfin, il est bon de signaler la pâleur remarquable de l'urine qui semble en grande partie privée de la matière colorante.

En somme, sous l'influence des transfusions de solutions phéniquées, l'élimination du chlore du chlorure de sodium, de l'urée et de l'acide urique, se trouve considérablement activée. Cette modification, corrélative de l'accélération des phénomènes nutritifs, ne peut s'expliquer que par une combustion plus complète des matériaux azotés, en un mot par une assimilation plus parfaite.

b) Avec le SÉRUM ARTIFICIEL COMPLET : chlorure de sodium, sulfate et phosphate de soude, et acide phénique, on observe les mêmes modifications du côté du chlore, du chlorure de sodium, de l'urée et de l'acide urique, c'est-à-dire que ces différents éléments sont excrétés en quantité plus considérable qu'à l'état normal. L'acide sulfurique et l'acide phosphorique, qui, après les transfusions hypodermiques de solution phéniquée, n'avaient subi aucune modification, se trouvent augmentés, dans les premiers jours, proportionnellement à la quantité de sulfate et de phosphate de soude introduits sous la peau.

Ce qu'il importe de remarquer, c'est que *des doses relativement minimes de sérum artificiel complet produisent, du côté de l'excrétion urinaire, sensiblement les mêmes modifications que des doses élevées de la solution phéniquée simple.*

De même, si l'on emploie comparativement la solution de sulfate de soude à 8 °/₀, celle de phosphate de soude à 4 °/₀, celle de chlorure de sodium à 2 °/₀, on voit également que, chez la même malade, l'effet obtenu est toujours plus faible que celui qu'on obtenait auparavant avec le sérum artificiel complexe que nous avons pris pour type.

On comprend par conséquent l'intérêt qu'il y a à se servir, d'une façon habituelle, du sérum artificiel complet, puisque des petites doses de ce sérum sont aussi actives que des doses élevées de chacune des solutions simples prises isolément. Cette remarque est d'autant plus importante que dans les effets comparés des diverses solutions sur la composition du sang, sur la tension artérielle, sur la stimulation du système nerveux central, nous constatons toujours la même loi : à dose égale, les effets maxima sont toujours produits par le sérum artificiel complet.

En résumé, les transfusions hypodermiques sont un moyen remarquable de stimulation et de régularisation de toutes les fonctions de l'économie.

Leur influence sur le cerveau se fait sentir par l'augmentation de la puissance de travail intellectuel, la transformation du caractère, la disparition de l'insomnie d'origine nerveuse.

Leur action sur le bulbe se caractérise par l'augmentation de la capacité vitale du poumon, par la régularisation des circulations locales et par celle de la température.

Du côté de la moëlle épinière, la stimulation produite par les transfusions se manifeste par l'augmentation de la puissance musculaire, la régularisation des mouvements dans la pseudo-ataxie, la disparition de l'impuissance, la cessation de la constipation, la contractilité plus grande de la vessie.

Les effets produits par la transfusion hypodermique sur le système circulatoire consistent en une augmentation de la puissance contractile du cœur et le relèvement de la tension artérielle.

Loin d'être nocives pour les globules du sang, les transfusions de sérum artificiel sont un excellent moyen de rénovation globulaire.

L'augmentation de l'appétit, la facilité plus grande des digestions, malgré la véritable boulimie qu'on observe parfois, sont les phénomènes les plus importants à noter du côté du système digestif.

Il est intéressant aussi de rappeler l'action des transfusions hypodermiques de sérum artificiel sur la diurèse.

On obtient avec des doses minimes et répétées une diurèse abondante, surtout au début du traitement, diurèse qui entraîne parfois, pendant plusieurs jours, une notable quantité d'acide urique.

La diurèse ne s'établit pas mieux, souvent même, moins facilement, comme nous l'ont démontré de nombreuses expériences, en injectant sous la peau une grande quantité de solution physiologique de chlorure de sodium (2 à 4 litres) comme le propose Sahli, de Berne, qu'en transfusant sous la peau des doses minimes et répétées de sérum artificiel.

Cela prouve une fois de plus la supériorité des petites doses répétées, lorsqu'existe l'indication d'une transfusion quelconque. Cela prouve aussi que le lavage de l'organisme humain par la méthode que Dastre et Loye ont appliquée aux animaux, n'est pas chose aussi facile qu'on l'a pu croire. C'est une transfusion hypodermique avec une trop grande quantité de liquide, ce qui donne moins comme effets physiologiques et comme résultats thérapeutiques que des doses minimes et répétées d'un sérum concentré.

Les modifications qu'on observe dans la composition des urines, et notamment l'augmentation du chlore et des chlorures, de l'urée et de l'acide urique, sont la preuve que les transfusions hypodermiques accélèrent, d'une façon remarquable, les phénomènes intimes de la nutrition.

CHAPITRE V

Hypotension artérielle et transfusions hypodermiques.

Sommaire : Indications des transfusions hypodermiques et applications thérapeutiques.

Définition de la tension artérielle. — Différentes méthodes de mesure de la tension artérielle : tube de Hales ; hémodynamomètre de Poiseuille ; manomètre compensateur de Marey (tension maxima, tension moyenne) ; sphygmomanomètre de Basch ; sphygmomètre de Verdin. — Tension artérielle physiologique. — Lois physiologiques qui régissent la tension artérielle. — Fréquence des modifications pathologiques de la tension artérielle. Quelques mots sur l'hypertension artérielle. — Importance considérable de l'hypotension artérielle pour le sujet qui nous occupe.

Etude de l'hypotension artérielle : 1° dans les maladies du cœur non compensées (rôle de l'hypotension dans la production de l'œdème) ; 2° dans les hémorrhagies graves ; 3° dans le shock ; 4° dans la péritonite ; 5° dans les pelvi-péritonites aiguës ou chroniques (corrélation qui existe entre le relèvement de la pression sanguine et la résorption des exsudats) ; 6° dans les fièvres graves à forme adynamique ; 7° dans la phtisie pulmonaire ; 8° dans la neurasthénie ; 9° chez les déprimés ; (*a* par vitalité insuffisante, *b*) par surmenage

c) par maladie chronique (question de l'opportunité opératoire et utilité des transfusions hypodermiques comme moyen de préparation aux grandes interventions chirurgicales) ; 10° dans l'anémie.

Effets produits sur la tension artérielle par les transfusions hypodermiques de sérum artificiel.

Technique. — Action comparative des divers sérums artificiels. — Effets comparatifs du suc testiculaire, de l'eau stérilisée et du sérum artificiel. — Effets comparatifs du suc nerveux, de l'eau stérilisée et du sérum artificiel. — Effets comparatifs du sang et du sérum sanguin, de l'eau stérilisée et du sérum artificiel. — Effets comparatifs de l'huile créosotée et du sérum artificiel. — Effets comparatifs de l'aristol, de l'eau stérilisée et du sérum artificiel. — Effets comparatifs du gaïacol et de l'eau stérilisée. — A dose égale, c'est avec le sérum complet qu'on obtient les effets maxima. — Tracés.

Mécanisme d'après lequel se produit l'élévation de la tension artérielle à la suite d'une transfusion hypodermique.

Comparaison entre les effets produits sur la tension artérielle, par les transfusions hypodermiques, et les effets qu'on obtient avec les autres médications : digitale et ses composés, strophantus, muguet, adonis vernalis, ergot de seigle, caféine, théobromine, strychnine. — Tracé.

Avantages que présente l'emploi des transfusions hypodermiques de sérum artificiel dans les maladies, déjà énumérées, dans lesquelles l'hypotension artérielle est l'élément morbide le plus important à combattre.

Nous venons de passer rapidement en revue les *effets physiologiques* des transfusions hypodermiques de sérum artificiel et nous avons démontré que ces transfusions représentent un moyen dynamogénique remarquable puisque, même chez l'individu sain, il active à un haut degré toutes les fonctions de l'économie. Guidés par cette étude préliminaire, nous pouvons aborder les *indications thérapeutiques* des transfusions hypodermiques, et faire l'exposé méthodique des *applications thérapeutiques* de ces transfusions. Telle est, en effet, la tâche qui nous incombe à cette heure.

Ainsi que nous l'avons fait entrevoir dès le début de ce travail, les indications thérapeutiques des transfusions sont nombreuses et variées. Néanmoins, quelque nombreuses qu'elles soient, elles sont faciles à retenir, si on prend soin de les classer et de les grouper, ainsi que nous allons le faire dans les chapitres qui suivent. Elles rentrent toutes en effet dans l'un des groupes suivants :

hypotension artérielle ;
appauvrissement du sang ;
affaiblissement du système nerveux ;
ralentissement de la nutrition.

Les indications tirées de l'existence d'un abaissement permanent de la tension artérielle nous arrêteront tout d'abord, et je désire démontrer, dans ce chapitre, deux points que je considère comme très importants, c'est-à-dire : 1° que les transfusions hypodermiques de sérum artificiel représentent un moyen fidèle et puissant de combattre l'hypotension artérielle, et 2° que ces transfusions se montrent d'une utilité remarquable dans les nombreux états morbides qui s'accompagnent d'un abaissement habituel et durable de la pression sanguine.

Il faut bien avouer tout d'abord que si la tension artérielle est bien connue au point de vue physiologique (encore qu'il reste à ce sujet des lacunes importantes telles que la connaissance des rapports qui lient, chez l'individu bien portant, l'état de la nutrition et l'état de la pression sanguine), la question est encore beaucoup plus incomplète au point de vue clinique.

On trouve bien çà et là un certain nombre de recherches du plus haut intérêt et on commence à entrevoir les faits les plus importants, mais nous manquons encore d'une étude d'ensemble sur la question. C'est pourquoi, il est indispensable, pour exposer d'une façon claire et précise les considérations qui font le sujet de ce chapitre, de rappeler brièvement l'état actuel de nos connaissances sur la tension artérielle envisagée au triple point de vue de la physiologie, de la pathologie et de la thérapeutique.

La tension artérielle encore appelée pression artérielle, pression sanguine, représente la force plus ou moins grande avec laquelle le sang, poussé dans les artères par la contraction du cœur, pénètre et dilate les vaisseaux avant de pouvoir s'écouler par les capillaires.

C'est au savant physiologiste Hales (1) qu'on

(1) Supposons qu'on mette à nu une artère, qu'on l'incise et qu'on adapte au vaisseau un long tube de verre ouvert à ses deux extrémités ; au moment de la systole cardiaque, le sang s'élèvera, dans le tube, à une hauteur déterminée, et on pourra ainsi évaluer la tension artérielle en centimètres ; cette expérience a été faite, sur les animaux, en 1774, par Hales. Chez le cheval, le sang de l'artère crurale monta jusqu'à 8 ou 9 pieds et le calcul démontre que, chez l'homme, cette hauteur serait de 2 m. 20 environ.

Au lieu de mesurer à quelle hauteur s'élève le sang dans un tube de verre adapté à une artère, il est plus simple de mesurer quelle hauteur doit avoir une colonne de mercure susceptible de faire équilibre à la pression sanguine.

C'est sur ce principe qu'est basé l'hémodynamomètre de Poiseuille. Les recherches de cet auteur lui permirent de conclure que, chez l'homme, la pression artérielle doit être évaluée, en moyenne, à 16 centimètres de mercure.

Sans nous attarder à la description des divers appareils qui servent, en physiologie expérimentale, à mesurer la tension artérielle nous devons dire cependant quelques mots du manomètre compensateur de Marey.

Qu'on utilise le tube de Hales ou le manomètre de Poiseuille, on voit que le liquide s'élève au moment de la systole cardiaque pour s'abaisser au moment de la diastole ; ces oscillations représentent pour la vue ce qu'est, pour le toucher, la pulsation artérielle ou le pouls. Il existe donc, pour chaque artère, une tension maxima (correspondant à la systole cardiaque) et une tension minima (correspondant à la diastole cardiaque). La tension moyenne se mesure à l'aide du manomètre de Marey. Dans un réservoir à mercure, sur lequel vient agir la pression sanguine, plonge un tube large, muni à son extrémité inférieure, tout près du niveau supérieur du mercure dans le réservoir, doit la première mesure approximative de la tension artérielle qui fut mieux connue et plus facilement appréciée depuis, à l'aide de l'hémodynamomètre de Poiseuille et à l'aide du manomètre compensateur de Marey, etc.

Ces méthodes de mesure ne pouvant pas s'appliquer chez l'homme, Basch, en 1881, (1) imagina de mesurer non plus la tension intérieure du sang dans les artères, mais bien la hauteur d'une colonne de mercure capable de fermer complètement la lumière du vaisseau, ou autrement dit d'éteindre la pulsation artérielle. C'est ce principe qui a été appliqué dans les différents appareils cliniques que nous allons décrire.

Le sphygmomanomètre de Basch (fig. 10) est un manomètre à mercure en U dont la grande branche est graduée en centimètres et dont la petite branche communique avec un tube de caoutchouc rempli d'eau, terminé par une pelote également remplie d'eau et constituée par un entonnoir de verre recouvert d'une membrane de caoutchouc. Sans insister sur le manuel

d'un étranglement capillaire qui ne laisse sortir du tube qu'une quantité insignifiante de mercure entre chaque pulsation, si bien qu'au bout d'un certain temps le niveau supérieur du mercure dans le tube reste constant et indique ainsi la véritable tension moyenne.

(1) BASCH. *Zeitzchr. fur die Klinische medicin.* Berlin 1881, Bd 2, p. 657.

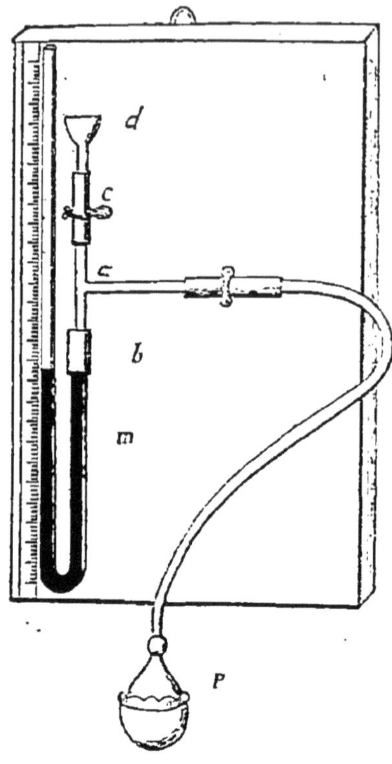

Fig. 10. — 1er sphygmomanomètre de Basch.

opératoire de cet instrument trop encombrant pour être utilisé dans la clinique journalière, contentons-nous de dire qu'on comprime la radiale, au niveau du poignet, en exerçant une pression de plus en plus forte sur ce vaisseau, au moyen de la pelote du sphygmomanomètre, jusqu'à ce que l'on obtienne la cessation complète du battement de l'artère. A ce moment, on lit sur l'échelle du manomètre, la hauteur à laquelle s'est élevé le mercure dans la grande branche de l'appareil, et on obtient ainsi approximativement la tension maxima de l'artère radiale.

La fig. 11 représente le 2e sphygmomanomètre de Basch. Il est constitué par un manomètre métallique F communiquant à l'aide d'un tube de caoutchouc D, avec une pelote A destinée à être appuyée sur la radiale. Cet instrument est peu pratique, car, pour s'en servir, il faut d'abord ouvrir le robinet E, à l'aide de la clef mobile G, remplir d'eau le tube D, de façon à distendre l'ampoule A, puis fermer le robinet. Il faut savoir en outre que cet appareil donne des chiffres inférieurs de 2 à 4 centimètres à ceux que fournit le sphygmomanomètre de M. Potain.

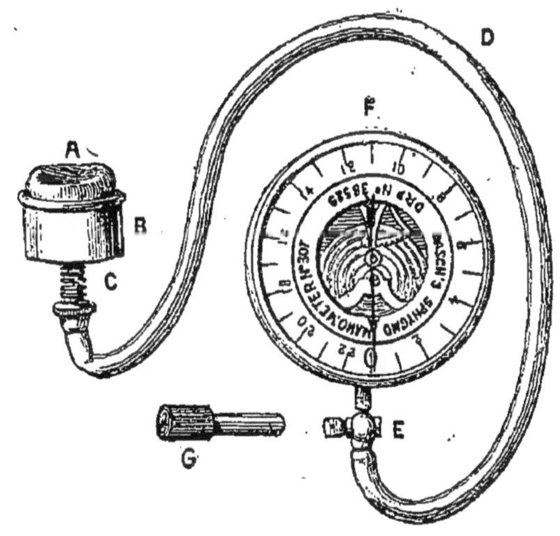

Fig. 11. — 2e sphygmomanomètre de Basch.

Les deux appareils vraiment cliniques sont le *sphygmomanomètre de M. Potain* et le *sphygmomètre de Verdin* (1). Nous avons déjà décrit

(1) Le Dr Bloch a fait ajouter un cadran au sphygmomètre de Verdin, ce qui offre l'avantage de permettre une lecture plus facile de la pression, mais ce dispositif a en revanche l'inconvénient d'augmenter notablement les dimensions de l'appareil et de diminuer sa sensibilité.

et figuré ces deux instruments de mesure dans le chapitre consacré à la technique opératoire et à la technique physiologique (1), et nous avons donné en même temps la table de concordance qui permet d'énoncer en centimètres de mercure la pression en poids, accusée par l'instrument de M. Verdin.

A l'état normal, la tension artérielle maxima, prise au niveau de l'artère radiale, au poignet, mesure de 16 à 18 centimètres de mercure, d'après M. Potain, c'est-à-dire que pour éteindre complètement le pouls de l'artère radiale, chez l'homme, il faut exercer sur ce vaisseau, une pression égale à celle d'une colonne de mercure de 16 à 18 centimètres de hauteur. J'ai pris soin de vérifier moi-même ces chiffres sur un grand nombre de personnes bien portantes, et j'ai pu constater leur exactitude.

Les conditions physiologiques qui régissent les modifications de la tension artérielle peuvent s'exprimer de la façon suivante :

1° La tension artérielle est d'autant plus élevée que, d'une part, le cœur chasse, en un temps donné, une plus grande quantité de sang dans l'aorte et que d'autre part, les artérioles sont plus contractées et retiennent plus

(1) Voir chap. III *Technique opératoire et technique physiologique*, pages 85 et 86.

de sang dans le système artériel. Plus le cœur se contracte énergiquement, plus il se contracte rapidement, plus les artérioles sont contractées, plus aussi la tension artérielle s'élève.

2° La tension artérielle s'abaisse d'autant plus que, d'une part, le cœur chasse, en un temps donné, moins de sang dans l'aorte et que, d'autre part, les artérioles sont plus dilatées et retiennent moins de sang dans le système artériel. Moins le cœur se contracte énergiquement, moins il se contracte rapidement, moins le ventricule gauche se remplit facilement (contraction des artères pulmonaires, stagnation du sang dans les grosses veines), moins les capillaires sont contractés, moins aussi s'élève la tension artérielle (1).

Au point de vue clinique, nous n'avons à nous occuper que de la tension de l'artère radiale, au niveau du poignet, et cette pression

(1) Voici comment M. Marey a réuni et résumé ces mêmes lois : (*Physiologie médicale de la circulation du sang*. Paris, Delahaye, 1863, page 150.)

1° La tension moyenne dans les artères va toujours en décroissant à mesure qu'on observe un vaisseau plus éloigné du cœur.

2° La décroissance de la tension moyenne dans les artères est d'autant moins rapide que les vaisseaux capillaires, plus contractés, font plus d'obstacle à l'issue du sang artériel.

3° Il est impossible d'assigner à la tension moyenne d'une artère une valeur absolue, car cette tension varie d'un instant à l'autre avec la rapidité de la circulation périphérique.

On pourrait dire également que la tension artérielle est proportionnelle à la quantité de sang contenue dans le système artériel.

est environ de 16 à 18 centimètres de mercure, ainsi que je l'ai dit plus haut. Cette tension est à peu près constante à l'état physiologique, car si les artérioles se dilatent, sous l'influence d'une cause quelconque, et si la tension artérielle tend en conséquence à s'abaisser, le cœur se contracte plus rapidement, il chasse une plus grande quantité de sang dans les artères, en un temps donné, et, par suite, la tension revient au chiffre normal. C'est ce que Marey a écrit, sous la forme d'aphorisme : « Le cœur se contracte d'autant plus rapidement qu'il a moins de peine à se vider. »

On comprend, par ce court aperçu des notions les plus importantes de la physiologie de la tension artérielle, l'intérêt considérable qui s'attache à l'étude clinique de la pression sanguine chez l'homme et à la recherche de ses modifications pathologiques.

Nous venons de voir, en effet, que l'équilibre constant de la tension artérielle ne se maintient que : 1° si le cœur fonctionne normalement, ce qui suppose l'intégrité du muscle cardiaque et de ses orifices, l'intégrité de ses nerfs moteurs, l'intégrité des centres d'innervation cardiaque ; 2° si les artérioles règlent convenablement le débit des artères, ce qui ne peut avoir lieu que si l'on admet l'intégrité des centres vaso-moteurs ; 3°

si les artères ne sont pas altérées elles-mêmes; 4° si la circulation pulmonaire se fait librement et si la stagnation du sang dans les grosses veines est évitée. Il y a donc lieu de supposer que le clinicien doit avoir souvent l'occasion de noter des variations morbides de la tension artérielle et, de fait, bien que les recherches sphygmomanométriques soient encore peu vulgarisées, nous savons déjà qu'un grand nombre de maladies s'accompagnent d'un trouble permanent de la pression sanguine.

Je ne ferai que rappeler les principales affections dans lesquelles on a noté l'existence d'une *hypertension artérielle*. Depuis les travaux de Basch (1), d'Ozanam (2), de Potain et François Franck (3), de Huchard (4), on sait que la tension sanguine est surélevée dans l'artério-sclérose, dans la néphrite interstitielle, dans l'angine de poitrine, dans l'insuffisance aortique, dans la colique saturnine, etc. Dans ces différentes affections, le sphygmomanomètre donne habituellement une pression qui monte à 21, 22 centimètres de mercure et au-delà.

(1) Basch, *loc. cit.*

(2) Ozanam. *La circulation et le pouls*. Paris, 1886, page 474.

(3) Franck. Académie de médecine, 2 février 1886.

(4) H. Huchard. *La tension artérielle dans les maladies*. Paris, 1888.

Beaucoup plus importante pour le sujet qui nous occupe, est l'étude de l'*hypotension artérielle*, les transfusions hypodermiques possédant pour effet constant, ainsi que nous le démontrerons bientôt, de ramener et de maintenir la pression sanguine au chiffre normal et même de la surélever temporairement au-dessus de la normale, si l'on poursuit la médication assez longtemps.

Les maladies dans lesquelles l'hypotension artérielle joue un rôle important, maladies que nous allons passer en revue, sont : les maladies du cœur non compensées, les hémorrhagies graves, le shock, la péritonite, les pelvi-péritonites aiguës ou chroniques, les fièvres graves à forme adynamique, la phtisie pulmonaire, la neurasthénie ; pour terminer, nous parlerons du rôle de l'hypotension chez les déprimés et chez les anémiques, et parmi les déprimés, nous distinguerons plusieurs catégories, qui seront représentées par : 1° les déprimés par vitalité insuffisante ; 2° les déprimés par surmenage ; 3° les déprimés par maladie chronique ; cette dernière classe sera, pour nous, d'autant plus intéressante, qu'elle nous permettra de juger la question de l'opportunité opératoire et d'insister sur l'utilité des transfusions hypodermiques comme moyen de préparation aux grandes interventions chirurgicales.

Au premier rang des maladies à hypotension artérielle, il convient de placer les *maladies du cœur non compensées*. On sait que les affections mitrales s'accompagnent toujours d'une pression sanguine plus faible que la normale, à l'inverse de ce qui a lieu pour les affections des sygmoïdes aortiques et pour l'artério-sclérose. On sait également, et cela depuis longtemps déjà, que l'asystolie est caractérisée par un abaissement plus ou moins marqué de la pression artérielle, si bien que, dans les cas graves, la pression du sang dans les artères finit par devenir aussi faible que celle qui existe dans les veines et dans les capillaires. Il en résulte une stagnation du sang, dont la partie séreuse filtre à travers les parois des vaisseaux pour s'épancher dans les interstices du tissu cellulaire et pour produire l'œdème et l'anasarque. Je conseille de faire l'application des transfusions hypodermiques de sérum artificiel dans un certain nombre de cas d'asystolie, et notamment dans ces cas qui sont traités, la digitale étant contre-indiquée ou mal tolérée, par les injections hypodermiques de caféine. Nous savons, en effet, que les injections hypodermiques de caféine ont une action rapide, mais malheureusement fugace, sur la pression artérielle, tandis que l'action des transfusions de sérum artificiel, aussi rapide et aussi marquée, si l'on a recours à une dose suffisante, est, sans contredit, beaucoup plus durable. (Voir plus loin fig. 18, p. 187.)

Dans un certain nombre de cas d'insuffisance et de rétrécissement mitral mal compensés, alors que le myocarde commençait à subir la dégénérescence graisseuse, dégénérescence qui se caractérisait par une arythmie très prononcée, par un abaissement de la pression artérielle qui était tombée jusqu'à 9 centimètres de mercure, par de l'œdème des membres inférieurs et du scrotum, par de la congestion pulmonaire, etc., j'ai vu, après une série de transfusions hypodermiques, le pouls devenir régulier, augmenter de force et monter successivement à 11, 12, 14 et même 15 centimètres de mercure ; en même temps la dyspnée causée par la congestion pulmonaire disparaissait, la diurèse devenait plus abondante et l'œdème finissait par se résorber complètement. Il y a, parmi les cas ainsi traités, quelques malades que je suis régulièrement depuis plusieurs années, chez lesquels j'ai surveillé de très près l'état de la tension artérielle, intervenant dès que je constatais une diminution de la force contractile du cœur, dès que le chiffre de la tension artérielle faiblissait, et que j'ai pu maintenir ainsi, dans un état de santé relativement bon, sans nouvel accès d'asystolie.

Dans toutes les *hémorrhagies graves*, la pression artérielle diminue proportionnellement à la quantité de sang perdue, à tel point que le pouls peut devenir imperceptible et que la circulation peut s'arrêter par suite de la réduction considérable de la masse sanguine. L'utilité des transfusions hypodermiques de sérum artificiel n'est plus à démontrer aujourd'hui dans les cas de ce genre; il suffira de rappeler les expériences de Prégaldino (de Gand) et les observations cliniques de Munchmeyer (de Vienne), de Weiss, de Wiercinsky, de Chazan, de Korn, etc., etc. Ces auteurs ont démontré, par des expériences sur les animaux et par des faits cliniques, que, en dehors des hémorrhagies excessives qu'on n'observe que très rarement (correspondant à 1/14 à 1/20 du poids du corps) les injections hypodermiques de 800 gr. à un ou 2 litres de solution chlorurée sodique sont suffisantes pour amener la guérison. La transfusion d'eau salée produit, en effet, comme la transfusion sanguine, une augmentation de la masse du sang aussi considérable qu'on le désire; comme la transfusion sanguine, elle stimule énergiquement le système nerveux central, elle réveille l'action du cœur, elle ranime la circulation, elle fait cesser la syncope, elle relève la tension artérielle à son chiffre physiologique, etc.

Mais, ce qu'il est important de noter, c'est que des doses beaucoup moins élevées de sérum artificiel complet, c'est-à-dire contenant à la fois du chlorure de sodium, du sulfate de soude et du phosphate de soude, permettent d'obtenir les mêmes effets que ceux qu'on obtient avec des doses massives de solution chlorurée sodique employées par les expérimentateurs que nous venons de citer.

Dans les cas que je viens de rappeler, on a eu recours à la transfusion pour faire cesser la syncope et empêcher la malade qui venait de subir une perte de sang, très abondante et très rapide, de mourir par arrêt de la circulation. L'hémorrhagie étant arrêtée au moment de l'intervention thérapeutique, le médecin a fait la transfusion hypodermique dans les mêmes conditions où on faisait, il y a quelques années, la transfusion sanguine.

L'observation que je vais rapporter a trait également à l'emploi des transfusions hypodermiques dans des cas d'hémorrhagie grave; mais il s'agit, dans cette circonstance d'hémorrhagie moins soudaine, de plus longue durée, et la transfusion a été employée pendant l'hémorrhagie, pour en combattre les effets et diminuer son abondance aussi bien que sa durée. Il n'y a donc qu'une analogie assez restreinte entre ces deux catégories de faits. Au point de vue physiologique, en effet, on vise un but tout différent dans les deux cas. Dans le premier, on faisait pénétrer brusquement, dans le torrent circulatoire, une grande quantité de liquide indifférent mais point nocif pour le sang, pour remplir les vaisseaux et permettre à la circulation de reprendre son cours.

Dans le second cas, au contraire, on ne cherche pas à remplir les vaisseaux, on cherche à stimuler le système nerveux central, à réveiller la tonicité des vaso-moteurs et à restreindre ainsi l'hémorrhagie; aussi a-t-on recours à un sérum concentré très stimulant, aussi fait-on de petites transfusions et répète-t-on ces transfusions dès que les capillaires se distendent à nouveau et dès que l'écoulement sanguin tend à reprendre une certaine intensité.

Observation I.

Ménorrhagies graves supprimées rapidement par les transfusions hypodermiques.

Le 9 mars 1888, entre dans mon service une malade âgée de 22 ans, atteinte de ménorrhagies abondantes depuis 16 mois, en rapport avec un fibrome de la paroi antérieure. Toutes les médications ont échoué. Aujourd'hui, la perte est considérable, la malade exsangue. Elle est d'une pâleur cadavérique. Les muqueuses sont décolorées. Elle perd connaissance au moindre mouvement qu'elle imprime à sa tête posée sur l'oreiller. Les battements du cœur sont fréquents et très faibles, et ils ont pris le type embryocardique décrit par Henry Huchard. La situation s'aggrave depuis dix à douze heures. La tension artérielle mesure 5 centimètres de mercure. Le pouls est extrêmement petit. La malade ne peut plus parler. Dans sa physionomie, les yeux seuls semblent vivre.

Je m'empresse de pratiquer une transfusion hypodermique de 10 grammes de sérum et dans les quelques minutes qui suivent, la tension s'élève à 7 centimètres de mercure. Une demi-heure plus tard, je pratique une deuxième transfusion de 10 grammes de sérum que je renouvelle de 30 en 30 minutes, sept fois de suite. En tout, 70 grammes de sérum en 3 heures. A ce moment, la malade a recouvré la parole ; elle parvient à changer la tête de place sans aucune tendance à s'évanouir. Elle boit volontiers du grog au rhum. Elle se sent, dit-elle, toute réconfortée. La tension a atteint 10 centimètres de mercure. La perte a diminué notablement.

Sans faire aucun tamponnement, sans employer aucun autre moyen thérapeutique, nous abandonnons la malade jusqu'au lendemain.

Nous la retrouvons assise sur son lit, affirmant qu'elle se sent très bien, qu'on peut la laisser se lever, qu'elle ne s'évanouira pas. La tension à la radiale mesure 11 centimètres de mercure. La perte est grandement diminuée, elle a pris, depuis la dernière transfusion de la veille, les proportions normales des règles.

Nous pratiquons simplement une transfusion de 10 gr. de sérum, que nous répétons tous les jours pendant huit jours consécutifs au bout desquels l'état est des plus satisfaisants.

L'analyse du sang démontre une pauvreté considérable en hémoglobine et une diminution notable du nombre des globules. Le retour à la santé et la disparition des ménorrhagies s'effectue en moins de trois mois. Il a été fait dans ce laps de temps 36 transfusions hypodermiques et on a employé 360 gr. de sérum. La tension artérielle, à la radiale en mai 1891 est de 15 cent. de mercure et coïncide avec une modification remarquable du sang. Hémoglobine : 0.8. Nombre des globules, 3,940,000.

J'appelle l'attention sur ce fait important que j'ai observé un bien grand nombre de fois, à savoir, que l'élévation progressive de la tension est corrélative de l'élévation du nombre des globules et du taux de l'hémoglobine.

J'ai pratiqué la transfusion hypodermique chez des malades destinés à être opérés et que leur tension artérielle très basse me semblait prédisposer au shock après opération. Chez d'autres frappés de shock, la transfusion hypodermique a donné, ainsi que l'a constaté plusieurs fois M. le docteur Paul Segond (1), des résultats si importants qu'il y a lieu de se demander s'il n'existe pas entre ces deux facteurs hypotension et transfusion hypodermique, une source d'indications d'une haute portée, chez les malades à opérer et chez les opérés.

(1) Voir chap. VII.

De même que les hémorrhagies graves, le *shock* a pour effet de produire un abaissement considérable de la pression artérielle. Depuis la célèbre expérience de Goltz (1) de Strasbourg, reproduite avec succès par tous les physiologistes, on s'accorde à reconnaître que le shock consiste essentiellement en une paralysie réflexe du cœur et des vaisseaux abdominaux. Les veines de l'abdomen distendues au maximum ne laissent plus arriver au cœur une quantité de sang suffisante pour que celui-ci, quoiqu'il se contracte rapidement et énergiquement, puisse relever d'une façon utile la pression artérielle.

D'après Fischer (2) ce ne sont pas seulement les splanchniques qui sont paralysés et par suite la stagnation veineuse n'existe pas exclusivement au niveau de l'abdomen, mais tous les nerfs vaso-moteurs sont frappés de paralysie, en même temps, et tout le système veineux est dilaté et gorgé de sang, comme le montre l'état livide de la peau et des muqueuses qu'on observe chez tous les malades frappés de shock.

Aussi, a-t-on proposé de traiter ces cas par l'alcool, les injections d'éther, et surtout par

(1) *Virchow's Archiv.* t. XXVI et XXIX.

(2) *Volkmann's Sammlung Klin, Vortage,* n° 10.

l'administration de la digitale à laquelle Wilks a dû un remarquable succès (1).

Ce traitement est rationnel mais non moins rationnel est l'emploi de la transfusion hypodermique de sérum artificiel qui stimule si énergiquement le système nerveux central et qui relève si rapidement la pression sanguine, s'adressant ainsi, à la fois, et au cœur pour augmenter sa puissance, et aux centres vasomoteurs pour réveiller leur tonicité perdue.

C'est pour cela que j'ai demandé à M. Segond, qui a bientôt partagé ma manière de voir à ce sujet, de traiter par les transfusions hypodermiques les cas de shock qui pourraient se présenter chez ses grandes opérées. On trouvera résumée à la fin du chapitre VII de cet ouvrage la note qu'il m'a communiquée.

Il est d'autant plus judicieux de rapprocher la *péritonite* du shock que, dans l'une comme dans l'autre, l'affaiblissement très notable de la tension artérielle est dû à la congestion de tout le vaste territoire vasculaire de l'abdomen, et que, dans la péritonite, le danger réside avant tout dans la paralysie des splanchniques et dans la paralysie du cœur, absolument comme cela existe dans le shock sans péritonite.

(1) *Med. Times and Gazette*, Janvier 1864.

Ne sait-on pas, en effet, que beaucoup de malades meurent par le fait de l'intensité des accidents de prostration, d'algidité, de collapsus décrits par Gubler sous le nom de péritonisme, au moins autant que par le fait des lésions proprement dites du péritoine, la gravité des symptômes étant souvent hors de proportion avec l'étendue de ces lésions ?

Ici encore, l'abaissement extrême de la tension artérielle domine le pronostic et devrait, semble-t-il, devenir la source d'une indication thérapeutique de premier ordre : réveiller l'action cardiaque, réveiller la tonicité des vasomoteurs dans le but de relever la pression sanguine et de combattre ainsi le péritonisme, dans le but, aussi, de faire cesser la stagnation du sang dans tout le système capillaire et veineux de l'abdomen et, par conséquent, de s'opposer, s'il en est temps encore, à l'extension du processus inflammatoire. Je ne doute pas que l'emploi des transfusions hypodermiques de sérum artificiel, dans les cas qui ne sont pas foudroyants, ne puisse remplir cette indication capitale, pourvu qu'on y ait recours dès le début des accidents de péritonite.

Le fait suivant démontre l'action de la transfusion hypodermique dans un cas de péritonite qui semblait absolument désespéré, alors que le pouls battait 180 pulsations à la minute avec une hypotension telle qu'il était impossible de l'apprécier numériquement.

Observation II (*Paul Segond*).

Rétroflexion adhérente. — Ovaires scléro-kystiques. — Kyste vésical. — Castration et ablation du kyste. — Shock et péritonite. — Transfusions. — Guérison.

Madame Vve G., 30 ans, entrée le 6 décembre 1890, sortie le 6 janvier 1891.

Réglée à 13 ans 1/2, toujours bien régulièrement.

Mariée à 24 ans 1/2. Pas de fausse couche. Eut une fille il y a 5 ans, accouchement facile, enfant très bien portant.

Avant son mariage, elle se fatiguait beaucoup, elle travaillait à la machine nuit et jour, et dès l'âge de 18 ans elle commença à souffrir dans le bas-ventre ; douleurs très vives au moment des règles, pertes blanches très abondantes, règles très abondantes.

Pendant sa grossesse, elle eut des pertes de sang constantes, après son accouchement elle perdit du sang pendant quatorze mois consécutifs.

Depuis 4 ans, pertes très fréquentes durant plusieurs semaines, règles douloureuses et très abondantes. Dans l'intervalle, pertes blanches et douleurs dans la région des reins et dans les cuisses ; ces douleurs l'empêchent de travailler et la forcent à garder le lit.

Dernières règles, le 23 novembre.

Etat actuel : Etat général bon, moral affecté, tristesse extrême dûe à sa maladie, à ses souffrances et à son impotence (dernièrement elle dut refuser une place avantageuse ce qui l'impressionna beaucoup).

Peu d'appétit. Dyspepsie, digestion lente et difficile. Pas de vomissements. Pas de constipation. Ne tousse pas, rien aux poumons. Palpitations fréquentes. Rien au cœur. Urine normale.

Toucher : Utérus en rétroflexion, col entr'ouvert, déchiré des deux côtés.

Les annexes sont à leur place, assez volumineuses surtout à droite ; ovaire droit douloureux.

Dans le cul-de-sac antérieur, on sent entre le doigt introduit dans le vagin et celui qui prend la paroi abdominale au-dessus du pubis une petite tumeur grosse comme une noix, régulière, dure, mobile, ayant repoussé la vessie un peu à droite. Probablement, tumeur fibreuse pédiculée ?

Toucher sous le chloroforme. Rétroflexion adhérente.

Annexes volumineuses surtout à droite.

Tumeur située au devant de l'utérus entre sa face antérieure et la vessie mobile.

Opération le 13 décembre. Après que le col eut été libéré sur tout le pourtour, incision du cul-de-sac antérieur, apparition dans celui-ci d'une tumeur kystique qui se vide pendant la dissection, donnant un liquide jaune citron, plein un verre à liqueur à peu près ; puis, dissection de la poche qui adhère à la paroi postérieure de la vessie.

Ablation de l'utérus et des annexes, les deux trompes et les deux ovaires sont enlevés ; trompes normales, mais ovaires volumineux scléro-kystiques, les annexes ne sont pas adhérentes, l'utérus au contraire adhère fortement au rectum.

Le 13 au soir : 37,6. Pouls 84 ; vomissements très fréquents, douleurs dans le bas-ventre, facies très fatigué.

Champagne, glace. Todd, 1/2 piqûre de morphine le soir (un centig.)

14, matin. — 38,4. Pouls 116, vomissements persistants, verts ; douleurs très vives dans le bas-ventre. Pas de ballonnement. Urines, 200 grammes environ depuis l'opération, elles sont extrêmement troubles. Traits tirés, la situation n'est pas encore inquiétante.

Soir.— 38,6. Pouls 128, les vomissements et les douleurs persistent ; traits tirés, nez effilé, yeux excavés. Ventre pas ballonné. La malade ne rend aucun gaz par l'anus.

15, matin. — 39,6. Pouls 140, état très inquiétant, les phénomènes de péritonite se sont accentués encore, pourtant pas de ballonnement du ventre, facies péritonéal. Ablation des pinces sans incident. On fait à 11 h. une injection hypodermique de 10 gr. de sérum artificiel.

Soir. — 39.8. Pouls 180, état extrêmement grave.

Subdélirium, vomissements. Ni gaz, ni matières. Pas de ballonnement du ventre, narines pulvérulentes, yeux excavés. A 4 heures, nouvelle injection de dix gr. de sérum.

A 6 heures, état désespéré, nouvelle injection de 10 gr. de sérum.

Pendant la nuit subdélirium, vomissements. La malade rend quelques gaz.

16, matin. — 39. Pouls 140, les vomissements et les douleurs persistent, mais le subdélirium a disparu. Elle rend encore quelques gaz pendant la journée.

A 11 heures une injection hypodermique de 10 gr. de sérum.

A 4 heures, une nouvelle injection.

Soir.— 38,6. Pouls 140, les vomissements sont redevenus bilieux et sont moins fréquents. Pas de subdélirium, facies meilleur.

A 6 heures, nouvelle injection de 10 gr. de sérum.

Un lavement ramène quelques matières fécales.

17, matin. — 38,8. Pouls 134, les vomissements ont cessé.

La nuit a été assez bonne, la malade a pu se reposer quelques heures après une 1/2 piqûre de morphine.

Bouillon froid, lait glacé, pas de vomissement.

Soir. — 39. Pouls 140, trois piqûres de sérum sont faites également à 11 h., 4 h. et 6 h.

18, matin. — 38,6. Pouls 122, facies bon. Pas de vomissement ni douleurs, elle urine seule, selle légère, très liquide.

Soir. — 38,4. Pouls 120, état général satisfaisant, trois piqûres de sérum également aux mêmes heures que les jours précédents.

Le 19. — 3 piqûres de sérum artificiel.

Matin. — 38,6. Pouls 160, état assez bon.

Soir. — 38. Pouls 130.

20, matin. — 38. Pouls 130, état très bon.

Soir. — 37,8. Pouls 110.

3 piqûres de 10 gr. de sérum.

21, 22. — Plus de fièvre. La malade réclame de la nourriture, on lui fait encore 3 piqûres en 2 jours, état de santé bien meilleur. Les jours suivants, état excellent. La malade se lève le 15e jour après l'opération et quitte la maison le 30e jour parfaitement guérie.

Le premier cas dans lequel j'ai employé les transfusions hypodermiques de sérum artificiel était un cas de *pelvi-péritonite* chronique et le résultat que j'obtins fut tellement satisfaisant que je n'ai cessé, depuis six ans, de recourir à ce moyen thérapeutique chez toutes les malades de mon service, de ma clinique et de ma clientèle chez lesquelles je constatais un exsudat périmétrique aigu, subaigu ou chronique, séro-adhésif ou purulent, en un mot dans toutes les formes cliniques de la pelvi-péritonite. C'est dire que j'ai soumis aux transfusions de sérum artificiel un grand nombre de cas de périmétrite. Le plus souvent, j'ai pris soin de noter, au sphygnomanomètre l'état de la tension artérielle et voici ce que j'ai constaté :

Dans les pelvi-péritonites aiguës, tout à fait au début, alors que le tableau clinique est à peu de chose près celui de la péritonite généralisée, si bien que le pronostic doit être réservé et que le diagnostic est hésitant encore sur l'étendue des lésions, le pouls est très mou, très dépressible, d'une grande fréquence, et le sphygmomanomètre donne une pression artérielle minime : 8 à 10 centimètres de mercure. Dès que l'orage des premiers jours est calmé, dès que la péritonite se localise, en même temps que les symptômes de choc péritonéal, de péritonisme s'atténuent, le pouls devient moins fréquent et plus résistant et la tension artérielle monte à 12 ou 14 centimètres. Le pronostic devient dès ce moment beaucoup plus favorable. Si dans ces conditions, on emploie les transfusions hypodermiques de sérum artificiel à petites doses (5 gr. à 20 gr. au maximum) souvent répétées, on ramène en quelques jours la tension artérielle à la normale, la malade éprouve, dès lors, une amélioration très notable et la résorption des exsudats se fait avec une rapidité surprenante, pour qui sait combien cette résorption est lente lorsque la maladie suit son cours régulier.

Dans les pelvi-péritonites chroniques d'une certaine étendue, c'est-à-dire formant un exsudat gros comme une orange, comme le poing ou même davantage, la tension artérielle, varie, suivant les cas, de 10 à 14 centimètres de mercure. Là encore, il y a une corrélation très nette entre l'état de la pression et la résorption, cette dernière ne commençant qu'à partir du moment où, soit spontanément, soit sous l'influence du traitement, la tension artérielle se rapproche de la normale. J'ai vu des malades, portant depuis des mois et même depuis plusieurs années, de volumineux exsudats périmétriques, commencer la résorption seulement le jour où on avait élevé brusquement la pression sanguine par les transfusions hypodermiques, et je puis ériger en loi ce fait que la résorption est d'autant plus rapide qu'on maintient la pression sanguine à un chiffre plus élevé. Il est même bon de dépasser la normale et d'atteindre 19 à 20 centimètres pour activer le travail résolutif.

Ainsi que je le démontrerai, dans un autre chapitre, on peut toujours obtenir ce relèvement de la tension artérielle, dans les cas de périmétrite chronique, au moyen des transfusions hypodermiques. Mais il faut savoir que pour cela on est souvent obligé de faire des transfusions à hautes doses : 20 gr., 40 gr. et même jusqu'à 100 grammes en une seule transfusion. Dans les cas rebelles, la pression surélevée tend à s'abaisser dès le lendemain, il faut alors recommencer la médication. Le plus ordinairement, l'effet de chaque transfusion se maintient pendant 4 à 5 jours et la tension revient peu à peu au chiffre primitif, à moins qu'on n'intervienne de nouveau. Quand la tension se maintient d'elle-même à la hauteur physiologique, la guérison complète ne tarde pas à se produire. (Voir, sur ce sujet, le chapitre IX).

Les savantes recherches de M. Potain nous ont appris que, dans les *fièvres graves*, et notamment dans la fièvre typhoïde, la tension artérielle s'abaisse à 14 centimètres et même à 7 ou 8 centimètres de mercure. Dans ces affaiblissements extrêmes de la tension, ainsi que l'a établi M. Huchard (1), non seulement le cœur précipite ses battements (tachycardie), mais encore il prend le rythme fœtal

(1) La tension artérielle dans les maladies, Paris, Doin. 1888.

(embryocardie), c'est-à-dire que le grand et le petit silence du cœur deviennent égaux en durée, comme chez le fœtus, et quand ces deux symptômes sont réunis, le collapsus est proche, le pronostic est des plus graves.

La caféine et l'ergotine, en injections sous-cutanées, ont été préconisées dans ces dernières années, pour combattre les accidents adynamiques provenant de la faiblesse du cœur et relever la tension artérielle. Il y a là, une nouvelle indication à l'emploi des transfusions hypodermiques de sérum artificiel. En voici la preuve :

Observation III

Fièvre typhoïde à forme adynamique. — Transfusions hypodermiques. — Guérison.

Henriette J., 19 ans, couchée au n° 9 de la salle Sainte-Marie (5), est atteinte de fièvre typhoïde depuis neuf jours (9 mars 1888), et déjà la forme adynamique se caractérise. L'abattement est extrême, la stupeur est profonde. L'haleine est fétide, le ventre est ballonné, la vessie est paralysée et la diarrhée est abondante. Avec cela, subdélirium et surdité. Le pouls est mou, large et dicrote. Il n'y a que huit centim. de mercure au sphygmomanomètre. Je songe à relever les forces de cette malade par les transfusions hypodermiques de sérum artificiel, et je constate, auparavant, qu'il y a de l'embryocardie et que le nombre des pulsations est à 130 par minute.

Je pratique une transfusion hypodermique de 15 gram. de sérum artificiel et, sous son influence, la tension s'élève à 12 centim. de mercure et s'y maintient jusqu'au lendemain. J'attends un jour de plus et, le 11 mars, au moment de la visite, je trouve la malade avec une tension de 10 centim. de mercure et une certaine atténuation des symptômes. Une deuxième transfusion de 15 gram. de sérum est pratiquée et la tension s'élève aussitôt à 12 centim. de mercure. Le nombre des pulsations qui a baissé après la première transfusion arrive aujourd'hui à 116. Personne n'ignore combien est redoutable la forme adynamique de la fièvre typhoïde, personne n'ignore que la fréquence du pouls est un bien mauvais signe; aussi est-ce avec satisfacion que j'ai vu se modifier cette fréquence sous l'influence de la transfusion hypodermique de sérum artificiel.

La troisième transfusion de 15 gr. est pratiquée le 13 mars, une quatrième est faite le lendemain.

La tension s'est élevée à 15 centim. de mercure et les symptômes ont subi les modifications suivantes : l'abattement est bien moins grand, la paralysie de la vessie a disparu ; à la diarrhée a succédé la constipation, la malade entend et le subdélirium ne se montre que par instant.

On voit qu'en six jours, avec quatre transfusions hypodermiques de sérum artificiel (en tout 60 gr.) les symptômes graves de la forme adynamique se sont grandement atténués. Il est intéressant de noter que parallèlement à l'élévation progressive de l'hypotension artérielle vers la normale, s'atténuent les symptômes d'une forme grave de la fièvre typhoïde.

Les transfusions ont été continuées de deux en deux jours, jusqu'au 28e jour de la maladie. La tension n'est plus descendue au-dessous de 15 centim. de mercure. La malade a guéri, presque sans convalescence.

Je cite cette observation parce que c'est un des cas les plus heureux que j'ai observés. Moins heureux assurément, dans d'autres cas graves, je n'en ai pas moins vu la surélévation de l'hypotension amener promptement des modifications favorables, et parfois sauver les malades d'une défaillance cardiaque.

On pourrait m'objecter que les injections sous-cutanées d'éther, de caféine, de spartéine, etc., produisent le même effet. C'est vrai, seulement, il est bon de faire remarquer qu'autant est fugace l'action de ces médicaments en injections hypodermiques, autant est durable l'action du sérum artificiel.

Dans la *phtisie pulmonaire* (1) M. Marfan a trouvé, d'une façon constante, un abaissement de la tension artérielle qui oscille entre 10 et 15 centimètres de mercure au sphygmomanomètre de M. Potain. J'avais moi-même fait cette constatation chez quelques phtisiques de mon service de Saint-Lazare. M. Marfan a noté ce fait intéressant que sur une centaine

(1) Marfan. De l'abaissement de la tension artérielle dans la

de malades l'abaissement de la tension sanguine est non seulement un phénomène constant, mais encore un phénomène précoce qu'on observe dès le début de la maladie ; il se demande même s'il ne faudrait pas le considérer comme une cause prédisposante de la tuberculose. Quoi qu'il en soit, M. Marfan n'a obtenu aucun effet avec la caféine, et la digitale lui a seule paru capable d'élever, et encore légèrement, la tension artérielle. J'ai moins d'expérience dans l'espèce que M. Marfan, mais je puis dire que, dans tous les cas où j'ai employé les transfusions hypodermiques de sérum artificiel, chez des phtisiques, j'ai eu un relèvement très net de la pression sanguine et j'ai pu maintenir cette pression au chiffre normal, jusqu'à une période avancée de la tuberculose pulmonaire chronique, avec des transfusions répétées tous les 2, 3 ou 4 jours, suivant les cas. L'effet des transfusions de sérum artificiel est beaucoup plus durable que celui de la digitale ; il est aussi plus marqué si l'on a recours aux doses nécessaires qui, d'après mes expériences, varient de 5 à 20 grammes par transfusion, suivant que la tension artérielle est plus ou moins déprimée au moment de l'intervention thérapeutique.

On sait que le pouls des *neurasthéniques*,

quelle que soit sa fréquence, le plus souvent augmentée, a pour caractère le plus important d'être mou et facilement dépressible. Beard (1) a constaté, à l'aide des tracés sphygmographiques, que la tension artérielle est, dans la plupart des cas, plus ou moins abaissée et, d'après cet auteur, le pronostic ne devient favorable qu'à partir de l'époque où les tracés indiquent une tension normale, se maintenant au chiffre physiologique pendant plusieurs semaines. Malheureusement, le sphygmographe ne permet pas beaucoup de précision dans l'étude de la pression sanguine dont il ne peut donner qu'une indication vague, et dont il ne peut surtout servir à montrer les variations, chez un même malade, sous l'influence du traitement mis en œuvre.

Je consacre tout un chapitre du présent ouvrage à une étude détaillée des effets des transfusions hypodermiques sur les neurasthéniques et les déprimés. On y verra que l'emploi méthodique des injections de sérum amène ce relèvement permanent de la tension artérielle que Beard considérait comme d'un heureux pronostic et qui est en effet le signe d'une amélioration durable. (Voir chapitre VII.)

A côté des malades franchement neurasthéniques, il convient de placer une nombreuse

(1) Voir Levillain. La neurasthénie, Paris, 1891, p. 133.

catégorie de personnes dont la santé est plus ou moins languissante, qui sont surmenées dès qu'elles ont à supporter la moindre fatigue, auxquelles tout travail régulier, intellectuel ou physique, est à peu près impossible ; ce sont des déprimées, des affaiblies sans être, à proprement parler, des malades. J'ai également constaté, dans les cas de ce genre, une tension artérielle faible, variant entre 10 et 12 centimètres de mercure. Là encore j'ai employé des transfusions hypodermiques de sérum artificiel, dans le but de relever la pression sanguine. Les doses moyennes de 5 gr. à 10 gr., répétées tous les quatre ou cinq jours au début, puis en espaçant progressivement les transfusions, permettent de maintenir la pression au chiffre normal et la santé devient alors excellente.

Il n'y a rien de bien surprenant à cela, si l'on admet, comme toutes les recherches que nous avons faites dans ce sens nous autorisent à le croire, que l'activité de la nutrition est proportionnelle à la tension artérielle, tant que cette tension ne dépasse pas notablement la tension physiologique.

A côté des déprimés par vitalité amoindrie dont nous venons de parler, il y a lieu de ranger les déprimés accidentels par *surmenage* ou par maladie chronique. Le surmenage n'est, à proprement parler, qu'un état d'affaiblissement transitoire du système nerveux, reconnaissant pour cause la fatigue intellectuelle ou la fatigue musculaire ; c'est une variété de neurasthénie plus aiguë, en quelque sorte, et moins tenace que la neurasthénie vulgaire. Tous les cas de surmenage qu'il m'a été donné d'examiner au point de vue de la tension artérielle s'accompagnaient d'un abaissement notable de la pression sanguine ; les chiffres de 11 à 13 centimètres de mercure représentent la moyenne.

Il était logique, dès lors, en même temps qu'on soumettait le malade au repos qui constitue la base du traitement du surmenage, de recourir aux transfusions hypodermiques de sérum artificiel ; c'est ce que j'ai fait dans ces dernières années, et j'ai eu la satisfaction de voir, sous l'influence de cette thérapeutique nouvelle, la durée de la convalescence se réduire à un temps beaucoup plus court que dans mes observations précédentes. J'espère d'ailleurs pouvoir réunir, dans quelque temps, un grand nombre de faits de surmenage physique, si, comme ils me l'ont fait espérer, quelques-uns de nos confrères militaires veulent bien expérimenter les transfusions hypodermiques pendant les prochaines grandes manœuvres.

Tous les chirurgiens savent que le pronostic n'est pas le même si l'on entreprend une grande opération chez un malade épuisé, anémié, plus ou moins cachectique ou au contraire chez un malade qui a conservé un état général assez satisfaisant. Pour les opérations d'urgence, il n'y a naturellement aucun moyen à mettre en œuvre pour préparer les opérés à subir le trauma opératoire, mais le nombre des opérations qu'on est obligé de pratiquer dès que la nature du mal est reconnue et qu'on ne peut différer de quelques jours sans risquer la vie des malades, se fait de plus en plus rare avec le progrès de la chirurgie qui ne connaît plus les grandes complications des plaies si fréquentes autrefois. Pour la grande majorité des interventions chirurgicales, surtout pour la grande majorité des interventions abdominales et pelviennes, l'opérateur peut choisir le jour et l'heure convenables pour s'armer du bistouri, il a devant lui le temps nécessaire pour préparer les malades à supporter l'intervention.

C'est dans ces conditions que nous proposons de recourir aux transfusions hypodermiques de sérum artificiel comme au moyen le plus actif que nous ayons, jusqu'à présent, de relever les forces des malades épuisés par une affection chronique de date plus ou moins ancienne, comme au moyen qui permette d'arriver le plus rapidement à augmenter la résistance au traumatisme opératoire. Il nous est arrivé, dans quelques cas, de faire cette préparation dont nous venons de parler, chez des malades de notre clientèle qui devaient subir des opérations plus ou moins longues et laborieuses, comme l'ovariotomie ou l'hystérectomie totale; les suites opératoires ont été particulièrement bénignes, ce qui se comprend, sans peine, puisqu'il nous avait été possible de relever l'état général avant l'intervention chirurgicale. Notre critérium le plus fidèle est l'état de la tension artérielle, quand nous cherchons à résoudre le problème de l'opportunité opératoire, et, d'après ce que nous avons observé, nous ne pouvons trop insister sur ce précepte de ramener la pression sanguine au chiffre normal avant d'entreprendre une opération qui doit être longue, laborieuse et dans laquelle le malade doit perdre une grande quantité de sang. Nous sommes convaincus que les suites immédiates des grands traumatismes chirurgicaux sont bien plus favorables, que le shock est beaucoup plus sûrement évité, si l'on a recours au traitement préparatoire dont nous venons de parler. (Voir chapitres VII et IX.)

Enfin chez les *anémiques*, nous avons le plus souvent trouvé une tension artérielle assez basse, et beaucoup plus souvent, une tension très abaissée. A propos de ces deux maladies, l'anémie et la chlorose, je signalerai un fait assez curieux : la disparition presque instantanée des bruits de souffle anémique de la base du cœur et des vaisseaux du cou à la suite d'une première transfusion hypodermique. Ce phénomène est à peu près constant et corrélatif, m'a-t-il semblé, de l'élévation de la pression sanguine brusquement produite par la transfusion. La théorie de ces bruits de souffle anémique est à faire ou encore à l'hypothèse. M. Marey (1) a pensé que le souffle anémique pouvait s'expliquer par l'abaissement de la tension et par la vitesse plus grande avec laquelle s'accomplit la systole du ventricule. Cette opinion n'a pas prévalu ; ce que nous avons observé, c'est-à-dire la disparition du bruit de souffle au moment précis ou après une transfusion de sérum artificiel, la pression sanguine s'élève de quelques centimètres est tout en faveur de la théorie de M. Marey. J'ai cru intéressant de signaler ce fait, d'autant plus, qu'à mon avis, l'étude des variations de la tension artérielle est de nature à éclairer d'un jour nouveau la pathogénie des anémies. Je compte exposer bientôt, dans un travail ultérieur, le rôle capital de l'hypotension artérielle dans la genèse de ce groupe d'affections.

(1) Marey, *loc. cit.*, p. 479.

Abordons maintenant l'étude des effets produits sur la tension artérielle par les transfusions hypodermiques de sérum artificiel.

On se rappelle que notre sérum artificiel concentré est composé de la façon suivante :

Acide phénique neigeux, 1 ; chlorure de sodium, 2 ; phosphate de soude, 4 ; sulfate de soude, 8 ; eau distillée, 100.

J'ai expérimenté séparément l'acide phénique à 1 et 2 °/₀, le chlorure de sodium à 2 °/₀, le sulfate de soude à 8 et 10 °/₀, le phosphate de soude à 5 et à 4 °/₀. Mes recherches, qui ont porté sur un grand nombre de malades atteintes d'affections très diverses, peuvent, en ce qui concerne l'effet des transfusions hypodermiques sur la tension artérielle, être résumées de la façon suivante :

- Pour apprécier les modifications apportées à la pression artérielle par les transfusions sous-cutanées de sérum artificiel, j'avais à ma disposition le sphygmographe de Marey et le sphygmo-manomètre de Basch modifié par M. Potain. Bien que j'aie employé concurremment les deux instruments qui m'ont donné du reste, des résultats concordants, j'insisterai surtout sur les résultats obtenus à l'aide du sphygmo-manomètre qui offre l'avantage considérable d'exprimer en chiffres les modifications obtenues. Nous avons déjà décrit l'instrument si ingénieux et si pratique de M. Potain, voici la façon dont je m'en suis servi.

Avant chaque mensuration, l'ampoule du sphygmomanomètre était tendue par une pression égale à 5 centimètres de mercure, de façon que l'aiguille marquât 5 degrés sur le cadran. Je mesurais la tension susceptible d'arrêter complètement le battement de l'artère radiale, au poignet, en notant à quelle division s'arrêtait l'aiguille indicatrice au moment précis où la pulsation cessait d'être perçue, au delà de l'ampoule, par le doigt placé sur le trajet de l'artère.

Dans le cas où il y avait un choc en retour, mon chef de clinique le Dr Batuaud, qui m'a toujours assisté dans mes expériences, faisait la compression, au niveau de la racine du pouce, afin d'annihiler les effets de la circulation collatérale. Il reprenait ensuite la pression, et comme moyen de contrôle, celui de nous deux qui mesurait la tension ne regardait pas le cadran et se contentait d'indiquer à l'autre, le moment où l'effacement complet du calibre de l'artère était obtenu.

Pour chaque malade, nous prenions la pression un certain nombre de fois : 1° immédiatement avant la transfusion ; 2° un quart d'heure après ; 3° quatre ou cinq heures plus tard ; 4° enfin les jours suivants, matin et soir. Nous avons pu faire ainsi un certain nombre de graphiques ; nous en reproduisons quelques-uns au cours de ce travail.

D'une façon constante, la transfusion hypodermique produit une élévation de la tension artérielle, tel est le premier point à noter. Mais le degré de cette élévation de la tension, sa durée, la forme générale de la courbe varient suivant un certain nombre de circonstances que je vais essayer d'élucider, c'est-à-dire, suivant la dose, la nature des solutions employées et suivant l'état de la pression artérielle au moment où la transfusion est pratiquée.

Dans la plupart des cas, des doses de 5 grammes à 10 grammes de solution normale « chlorure de sodium, acide phénique, sulfate de soude et phosphate de soude » produisent d'emblée une augmentation de pression qui varie de 1 à 3 ou 4 centimètres de mercure ; cependant chez certaines malades à réactions très lentes, comme quelques strumeuses ayant depuis longtemps des suppurations ganglionnaires, chez des syphilitiques très anémiées ou encore dans quelques cas de pelvi-péritonites, il faut aller jusqu'à 20 grammes, 30 gr. et même plus, pour obtenir une ascension très nette.

A dose égale, les solutions de sels de soude produisent des effets plus accentués et plus durables que les solutions simplement phéniquées ou chlorurées sodiques.

Il est à noter également que plus la tension est faible au moment de l'expérience, plus l'ascension est brusque; c'est ainsi qu'on peut faire monter la pression de 13 cent. à 16 et demi — différence en plus, 3 cent. et demi — par une première transfusion, tandis que la seconde ne fera monter la pression que de 16 cent. et demi à 18 — différence en plus de 1 cent. et demi — et que, chez une malade qui a déjà 18 de pression, c'est à peine si l'on gagnera un demi-centimètre.

La tension artérielle se maintient plus élevée qu'avant la transfusion hypodermique pendant 3 à 4 jours, quelquefois davantage, dès la première injection, chez les malades qui ne sont pas trop affaiblies, mais elle baisse rapidement au bout d'un jour, et même de quelques heures lorsque l'adynamie est profonde, ainsi que j'ai pu le constater dans des cas de péritonite aiguë ou de cancer utérin arrivé à sa dernière période. Elle persiste, toutes choses égales, d'ailleurs, plus longtemps avec les solutions de sels de soude qu'avec des solutions moins complexes. Du reste, sauf les cas au-dessus des ressources de l'art et destinés à se terminer fatalement, à mesure qu'on renouvelle les transfusions hypodermiques, la courbe générale reste à un niveau plus élevé, pour se maintenir finalement entre 18 cent. et 19 cent., alors même qu'on vient à cesser la médication.

Pour compléter cette étude de l'action des transfusions hypodermiques de sérum artificiel sur la pression sanguine, nous voulons placer sous les yeux des lecteurs un certain nombre de tracés établissant les effets comparatifs, sur la tension artérielle, du sérum artificiel, de l'eau stérilisée et des divers liquides que nous avons énumérés dans la Loi générale de l'hypodermie.

Voici d'abord (fig. 12) un cas d'hypotension traité comparativement par le suc testiculaire, l'eau stérilisée et le sérum artificiel.

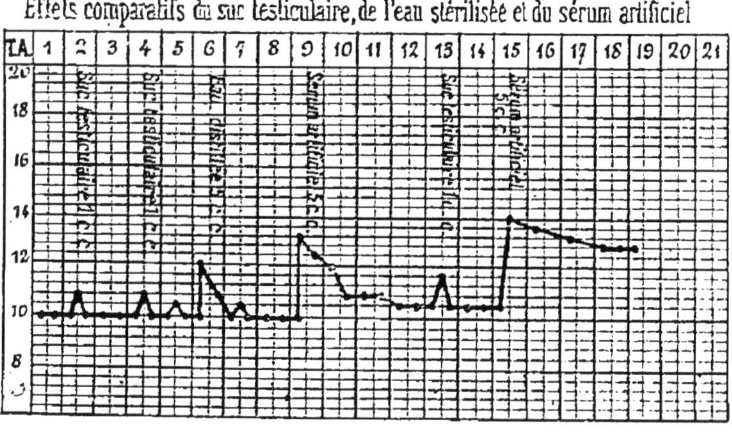

Fig. 12.

Une malade de mon service, convalescente de fièvre typhoïde, avait une tension artérielle très faible : 10 cent. Après l'injection sous-cutanée de 1 cent. cube de liquide testiculaire, sa tension monta à 11 cent. pour redescendre, le soir même, au chiffre primitif. La même expérience renouvelée, deux jours plus tard, donna les mêmes résultats. Avec 5 cent. cubes d'eau stérilisée, la tension monta un peu plus haut : 12 cent. pour redescendre le lendemain seulement à 10 cent. Une transfusion de 5 cent. cubes de sérum artificiel donna une ascension plus nette : 13 cent. et la pression descendit lentement à 11 cent. Nouvelle injection de suc testiculaire, ascension très faible et très courte. Seconde transfusion de sérum artificiel : la tension

Effets comparatifs du suc nerveux, de l'eau stérilisée et du sérum artificiel.

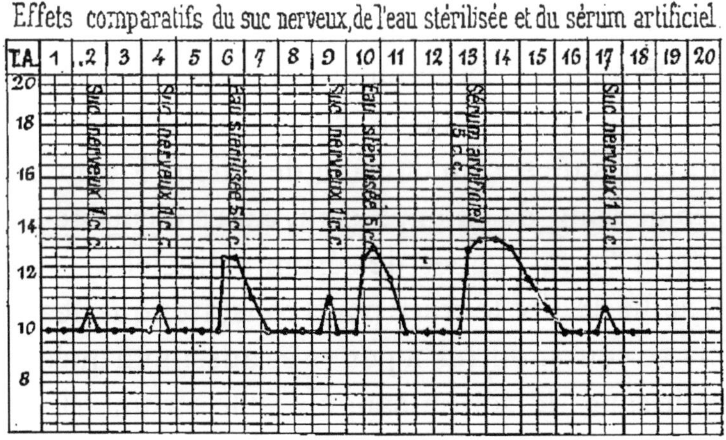

Fig. 13.

monte à 14 cent. et ne baisse que lentement à 13 cent.

Les résultats furent analogues dans une seconde expérience (fig. 13), faite, dans un cas de tuberculose au 2e degré, avec le suc nerveux étudié comparativement avec l'eau stérilisée et le sérum artificiel.

L'élévation de la tension artérielle fut minime lorsqu'on injecta 1 cent. cube de suc nerveux sous la peau ; elle fut plus notable et un peu plus durable après l'injection sous-cutanée de 5 c. c. d'eau distillée, mais elle ne fut réellement marquée qu'après la transfusion hypodermique de sérum artificiel.

Le tracé suivant est très intéressant (fig. 14). Il s'agissait également d'un cas de tuberculose pulmonaire. Supposant, que dans les expériences précédentes, l'effet minime, obtenu par le suc nerveux et par le suc testiculaire, tenait à la faible quantité de liquide introduit sous la peau, nous avons injecté comparativement 5 cent. cubes de sérum de sang de chien, 5 cent. cubes de sang de chien, 5 cent. cubes d'eau stérilisée et 5 cent. cubes de sérum artificiel.

Il suffit de lire le tracé pour constater que les effets se sont montrés à peu près aussi marqués avec le sang, le sérum sanguin et le sérum artificiel, et qu'ils ont été moins durables avec l'eau stérilisée. Le tracé montre encore, comme nous

Effets comparatifs du sang et du sérum de sang, de l'eau stérilisée et du serum artificiel.
T A
1 2 3 4 5 6 7 8 9 10 11 12 13 14 15 16 17 18 19 20 21 22 23
20
18
16
14
12
10
8
6
Sérum sang de chien, 5 c. m. c.
Sang de chien, 5 c. m. c.
Eau stérilisée, 5 c. m. c.
Sérum artificiel, 5 c. m. c.
Sérum artificiel, 5 c. m. c.
Sérum artificiel, 5 c. m. c.

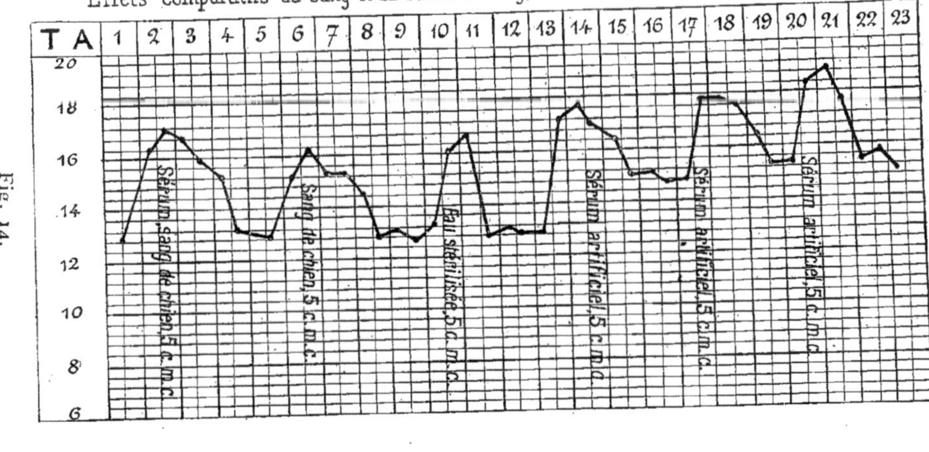

Fig. 14.

le disions plus haut, qu'à mesure qu'on répète les transfusions, la courbe reste plus élevée, pour se maintenir finalement à la normale : 16 cent.

Dans l'expérience qui est reproduite par la fig. 15, nous avons comparé l'action de l'huile

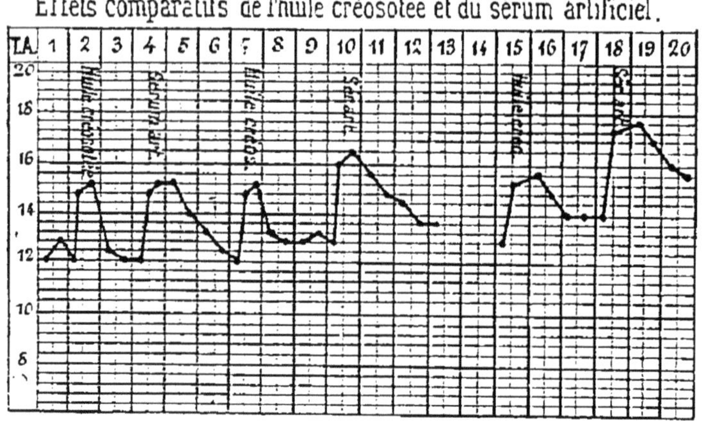

Fig. 15.

créosotée (formule du Dr Gimbert, de Cannes) et du sérum artificiel, injectés alternativement sous la peau, l'un et l'autre à la dose de 5 cent. cubes chaque fois. On voit que le sérum artificiel, au point de vue qui nous occupe en ce moment, a une action aussi marquée et aussi durable que l'huile créosotée. Si on compare les fig. 14 et 15, on peut se rendre compte de l'identité d'action du sang, du sérum sanguin, de l'huile créosotée et du sérum artificiel, identité d'action déjà mise en relief dans le chap. II.

Effets comparatifs de l'aristol, de l'eau stérilisée et du sérum artificiel, sur la tension artérielle.

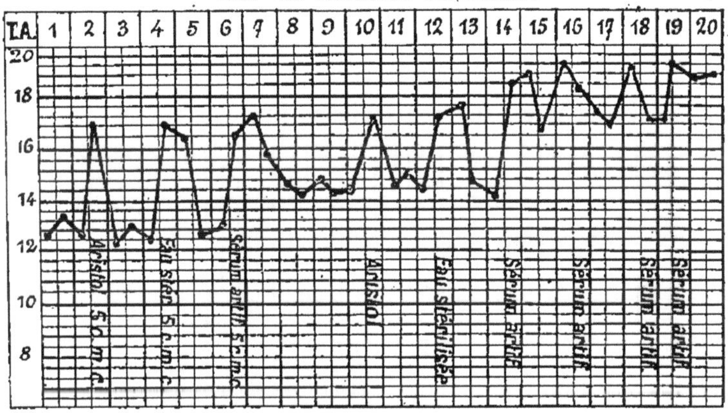

Fig. 16.

Les mêmes remarques se dégagent de l'examen des fig. 16 et 17.

Dans la première (fig. 16) on voit que 5 c.c. d'aristol ne relèvent pas la tension artérielle plus que ne le font 5 c. c. d'eau distillée. L'ascension générale de la courbe, à mesure qu'on répète les transfusions, est encore très nette dans ce cas. Il s'agissait d'une convalescente de fièvre typhoïde.

Dans la seconde (fig. 17), qui a trait à un cas de tuberculose avancée, l'huile gaïacolée et l'eau stérilisée ont eu la même action peu durable sur la tension artérielle et se sont montrées, l'une et l'autre, incapables de ramener la pression sanguine à l'état normal ; les forces de la malade se sont améliorées, elle a pu reprendre un peu d'appétit, mais il n'y a eu que des modifications à peine appréciables des lésions pulmonaires.

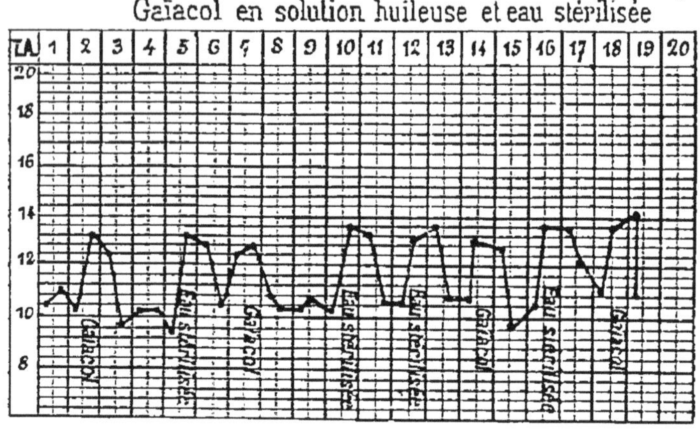

Fig. 17.

Par quel mécanisme se produit l'élévation de la pression artérielle ?

Est-ce par une augmentation de la puissance contractile du cœur ou par une augmentation des résistances périphériques, due à une diminution du calibre des capillaires ? Pour répondre à cette question, la méthode la plus simple, la plus clinique, est la numération du pouls, puisque, d'après les lois de la tension formulées par M. Marey, l'augmentation des résistances périphériques se traduit par un ralentissement des contractions cardiaques.

Le plus ordinairement, la courbe du nombre des pulsations est, dans son ensemble, à peu près parallèle à celle des pressions artérielles.

Il faut bien dire que, chez la femme, souvent émotive, cette recherche présente des difficultés d'interprétation plus grandes que dans d'autres conditions ; aussi avons-nous eu plus d'une fois des résultats contradictoires que nous n'avons pu expliquer que par l'émotivité des sujets. Néanmoins, le plus souvent, comme je le disais plus haut, les pulsations augmentent de nombre proportionnellement à l'élévation de la tension artérielle. Nous pouvons donc conclure que l'élévation de la pression artérielle est due principalement à l'augmentation du pouvoir contractile du muscle cardiaque, mais rien ne nous empêche d'admettre qu'il y ait accessoirement un léger degré de resserrement des capillaires. Cette conclusion n'a trait, bien entendu, qu'aux cas où il n'existe pas d'altération du myocarde ; dans le cas contraire, il se produirait probablement ce qui arrive lorsqu'on donne de la digitale aux malades atteints de dégénérescence graisseuse du cœur, celui-ci serait incapable de répondre à l'excitation due à la transfusion hypodermique qui porterait alors toute son action sur les capillaires ; aussi je crois qu'il serait inopportun d'employer ce moyen dans les myocardites graves, de même que chez les athéromateux, les brightiques, dans tous les cas, en un mot, où la pression artérielle est notablement surélevée.

Il ne nous reste plus qu'à comparer, en quelques mots, les effets produits sur la tension artérielle, et par les transfusions hypodermiques, et par les médicaments habituellement employés à les produire.

Un certain nombre de ces médicaments possèdent la propriété de relever la pression sanguine, soit en augmentant la force contractile du cœur, soit en déterminant la contraction des artérioles et des capillaires, le plus souvent en agissant simultanément sur le cœur et sur les vaisseaux périphériques.

Les plus importants des médicaments dont nous parlons sont : la digitale et son alcaloïde, le strophantus, le muguet, l'adonis vernalis, la scille, l'ergot de seigle, la caféine, la théobromine et la strychnine.

Rien n'est plus loin de ma pensée que de vouloir préconiser la substitution habituelle des transfusions hypodermiques à la digitale, qui est et qui reste le plus remarquable tonique et le plus fidèle régulateur du cœur que nous possédions, jusqu'à ce jour. La digitale sera toujours le médicament de choix, dans les affections valvulaires non compensées, à la condition toutefois que les voies digestives puissent le tolérer et à la condition que le muscle cardiaque réagisse sous son influence. C'est pour parer à ce dernier inconvénient qu'on s'est efforcé de trouver des succédanés à ce médicament.

Je pense que les transfusions hypodermiques seraient utilement employées dans les cas d'intolérance ou d'inefficacité de la digitale, car aussi rapidement et d'une façon plus durable que les caféiques (caféine, théobromine) elles relèvent la pression sanguine et font cesser la stase veineuse, ainsi que le prouvent nos expériences.

Mais ce n'est pas seulement dans les affections organiques du cœur que la tension artérielle est abaissée : poursuivons notre étude et nous verrons que les transfusions deviennent supérieures à la digitale dans la plupart des autres cas. Dans les hémorrhagies graves, par exemple, les transfusions hypodermiques ont fait leur preuve, la digitale ne remplirait pas le but qu'on se propose d'atteindre : augmenter rapidement la masse du liquide en circulation dans les vaisseaux pour empêcher le cœur de s'arrêter par arrêt de la circulation. Pour ce qui est du shock, la digitale s'est montrée très utile dans le cas de Wilks, et elle peut en effet être recommandée, mais n'avons-nous pas vu que le shock est comparable aux hémorrhagies graves : dans le shock, suivant l'expression de Ludwig, le malade ne s'est-il pas saigné dans ses propres veines ? Par suite, il est indiqué d'agir tout d'abord sur les centres vaso-moteurs pour faire cesser la stagnation du sang dans les capillaires et dans les veines ; or, nous avons vu que les transfusions hypodermiques remplissent cette indication de la façon la plus nette, mieux assurément que la digitale

En fait, si ce médicament possède à son actif un cas de guérison déjà cité, les transfusions hypodermiques ont sauvé la vie à plusieurs malades, dans des circonstances particulièrement graves, ainsi que nous l'avons dit plus haut.

Dans la péritonite et la pelvi-péritonite, l'intolérance gastrique ne permet pas l'emploi de la digitale; les transfusions de sérum artificiel sont ici la seule ressource et nous avons vu quelle est leur efficacité.

Dans les adynamies des fièvres graves, la digitale est souvent mal tolérée, les transfusions se montrent encore préférables.

Dans la phtisie, la digitale ne relève que légèrement la tension artérielle ; nous obtenons ce relèvement de la pression d'une façon presque constante par les transfusions.

Enfin, chez les neurasthéniques à faible tension artérielle, la digitale ne semble pas avoir donné de bons résultats, puisque les auteurs spéciaux ne la mentionnent même pas dans le chapitre consacré à la thérapeutique de l'épuisement nerveux ; nous avons été plus heureux avec les transfusions hypodermiques méthodiquement employées. Il faut enfin faire remarquer que la digitale ne peut pas être utilisée d'une façon prolongée, car elle s'accumule dans l'organisme et deviendrait toxique, tandis que les transfusions ne présentent jamais aucun danger et peuvent avec avantage, comme nous l'avons fait très souvent, être continuées régulièrement, pendant plusieurs mois consécutifs, sans aucune interruption.

Je ne m'attarderai pas à faire un parallèle aussi long entre les transfusions et le strophantus, le muguet, l'adonis ; ces médicaments, beaucoup moins actifs que la digitale, ne sont que des succédanés dont on se contente faute de mieux.

L'ergotine est très douloureuse, si on l'introduit par la voie hypodermique ; elle est ordinairement mal tolérée par l'estomac, ces deux inconvénients sont déjà suffisants pour nous faire préférer les transfusions de sérum artificiel.

La caféine et la théobromine n'ont qu'un effet très temporaire sur la tension artérielle et, par

Effets comparatifs de la caféine, de la digitaline et des transfusions hypodermiques de sérum artificiel

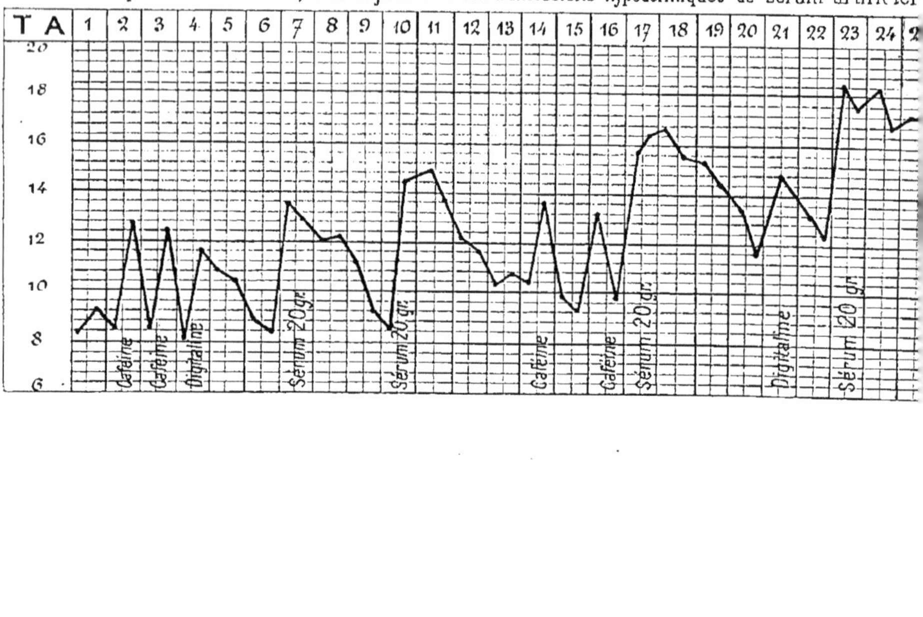

Fig. 18.

cela même, ne sauraient prétendre à remplacer les transfusions dans la plupart des affections que nous avons passées en revue.

Dans un cas de convalescence de fièvre typhoïde (fig. 18) j'étudiai comparativement l'effet de l'injection sous-cutanée de 1 c. c. de caféine (contenant 0,40 centigr. de caféine), de 1 c. c. de digitaline (contenant 1 milligr. de digitaline) et de 20 cent. cubes de sérum artificiel. On voit, par la seule inspection du tracé, que l'action de la caféine fut très nette, mais aussi de très courte durée ; la digitaline produisit des ascensions un peu moins brusques, mais dont l'effet fut plus durable ; les transfusions de sérum artificiel, à la dose de 20 gr. chaque fois, eurent l'avantage de donner une élévation aussi marquée que la caféine et aussi durable, sinon plus, que celle de la digitaline.

Je n'ai plus à parler que de la strychnine. Classée par quelques expérimentateurs, comme un tonique cardiaque, elle n'a été malheureusement que peu étudiée, au point de vue clinique, dans les hypotensions artérielles. Les résultats que j'ai obtenus, avec les injections hypodermiques d'arséniate de strychnine, ne m'ont pas engagé à continuer longtemps leur emploi. C'est un médicament très puissant, mais difficile à manier et, pour peu qu'on dépasse la dose nécessaire, on observe des phénomènes d'intoxication : resserrement pénible des tempes, contractions des masséters, crampes gastriques très douloureuses, rétention biliaire, constipation, etc.. Même avec des doses très faibles, quelques-unes de mes malades ont eu, soit dès la première injection sous-cutanée, soit seulement après une série d'injections, des phénomènes de dépression très accentués. En présence de ces accidents, j'ai abandonné la strychnine d'autant plus facilement, que les transfusions hypodermiques de sérum artificiel me permettaient d'obtenir les mêmes résultats thérapeutiques, sans avoir jamais à craindre les phénomènes toxiques que je viens de rappeler.

Ainsi donc, action certaine sur la tension artérielle, action rapide, action durable, facilité d'application alors même que l'état des voies digestives ne permet pas de recourir aux autres médications, absence de douleurs, absence absolue d'accidents, tels sont les avantages des transfusions hypodermiques de sérum artificiel.

L'étude que nous venons de faire de l'action hypertensive de ces transfusions nous permet d'affirmer qu'elles sont appelées à rendre les plus grands services dans certaines maladies du cœur non compensées, dans les hémorrhagies graves, dans la péritonite, dans le shock, dans la pelvi-péritonite, dans les adynamies des fièvres graves, dans la phtisie pulmonaire, enfin dans la neurasthénie et chez les nombreux souffreteux que nous avons appelés des déprimés ; en un mot, leur utilité est indiscutable dans toutes les affections qui comptent l'hypotension artérielle au nombre de leurs symptômes les plus importants.

Les chapitres qui suivent le démontrent plus amplement et plus nettement encore.

CHAPITRE VI.

Altérations du sang et transfusions hypodermiques.

SOMMAIRE. — Classification des altérations du sang susceptibles de bénéficier des transfusions hypodermiques : diminution de la masse totale du sang (hémorrhagies graves), altérations des globules rouges (anémies diverses), altérations des globules blancs (leucémie, leucocytose).

1er groupe : **Hémorrhagies graves** : Observations de Prégaldino, de Weiss, de Wiercinsky, de Chazan.

2e groupe : **Anémies**. — Les quatre degrés d'anémie de M. Hayem. — Observations et analyses. — Résultats complets.

3e groupe : **Leucémie et Leucocytose**. — Observations. — Résultats partiels dans le premier cas.

Mode d'action des transfusions hypodermiques sur les altérations globulaires du sang. — Rôle de la déminéralisation du sérum.

Les nombreuses analyses du sang que j'ai dû faire, dans le but de découvrir le mode d'action des transfusions hypodermiques de sérum artificiel m'ont démontré la fréquence extrême des altérations globulaires et la fréquence corrélative des altérations du sérum sanguin.

Dans presque tous les cas d'hypotension artérielle que j'ai examinés à ce point de vue, j'ai constaté un état pathologique plus ou moins grave des globules rouges du sang. J'ai démontré, dans le chapitre précédent, les heureux effets des transfusions hypodermiques de sérum artificiel chez les malades qui ont un abaissement habituel et permanent de la pression sanguine : cardiaques asystoliques, déprimés, neurasthéniques, tuberculeux, chez ceux dont la tension artérielle est profondément troublée d'une façon aiguë pour ainsi dire : shock, adynamie des fièvres graves, péritonite, pelvi-péritonite, hémorrhagies graves, etc. Chez tous ces malades, en même temps que la pression sanguine est affaiblie, le sang lui-même est plus ou moins altéré.

Il est donc bien naturel d'étudier l'action des transfusions hypodermiques de sérum artificiel sur la composition du sang, aussitôt après avoir montré l'action de ces transfusions sur la tension artérielle et ce chapitre est, en quelque sorte, le complément obligé du précédent. Je dois dire, tout d'abord, que bien que mes recherches aient porté à la fois sur les altérations des globules et sur les altérations du sérum, j'insisterai surtout sur les modifications globulaires. Ces dernières, en effet, sont faciles à vérifier par l'analyse *clinique* du sang (numération des globules et hématimétrie), tandis que l'analyse du sérum est forcément une analyse *chimique* qu'on ne peut entreprendre que dans des circonstances particulières et qui exige des recherches relativement compliquées.

Les altérations du sang susceptibles d'être traitées par les transfusions hypodermiques de sérum artificiel se divisent en trois groupes naturels : diminution de la masse totale du sang (hémorrhagies graves), altérations des globules rouges (anémies diverses), altérations des globules blancs (leucémie, leucocytose). Je vais passer en revue ces différents groupes, en insistant sur les plus importants.

1er groupe. Hémorrhagies graves.

C'est à M. Prégaldino (de Gand) (1) que revient le mérite d'avoir démontré que les transfusions hypodermiques de chlorure de sodium peuvent remplacer la transfusion sanguine, dans les cas d'hémorrhagie grave. Il a prouvé, par des expériences très précises, que tant qu'un animal n'a pas perdu plus de la moitié de la

(1) *Acad. royale de méd. de Belgique*, 26 février 1887.

quantité totale de son sang, on peut le ramener à la vie en injectant, sous la peau, une solution à 6 o/oo de sel marin pur, recristallisé et desséché. La quantité de liquide à injecter correspond, d'après cet auteur, à la moitié ou aux deux tiers du sang perdu.

Plus tard, M. Prégaldino (1) eut l'occasion d'appliquer ce traitement chez une femme de 38 ans, prise, à la suite d'un avortement, d'une hémorrhagie tellement abondante que le pouls radial était aboli; il injecta, sous la peau, au total, 800 cent. cubes de solution chlorurée sodique, et la guérison fut complète.

Si M. Prégaldino a employé des injections très abondantes, c'est qu'il a pensé qu'il fallait avant tout rétablir, par réplétion mécanique des vaisseaux, la circulation ralentie et prête à s'arrêter à la suite de l'hémorrhagie. Il n'a pas accordé à l'action névrosthénique des transfusions hypodermiques l'importance qu'elle mérite, et c'est pour cela qu'il n'a pas songé qu'on pourrait obtenir un résultat aussi satisfaisant avec des doses moyennes, répétées ou non un certain nombre de fois, comme le prouvent les observations que voici :

Weiss (2), chez un homme de 43 ans, atteint

(1) *Acad. royale de méd. de Belgique*, 27 octobre 1883.

(2) *Wien. med. Presse*, 1888.

de fièvre typhoïde et en état de collapsus grave, à la suite d'une forte hémorrhagie intestinale, se contenta de faire une injection hypodermique de 150 gr. de la même solution chlorurée sodique et il obtint, néanmoins, la guérison du malade.

De même Wiercinsky (1) a démontré que dans les anémies aiguës consécutives à des hémorrhagies internes, il est préférable de faire, à intervalles de 10 à 15 minutes, des injections de 100 à 200 gr. au plus, plutôt que d'injecter, en une seule fois, 1000 à 1500 grammes de liquide.

Nous voyons également le Dr Chazan rapporter un cas d'hémorrhagie interne grave, consécutive à la rupture d'une grossesse tubaire, qui guérit à la suite de deux injections hypodermiques de solution de chlorure de sodium, la première de 200 grammes, la seconde de 300 grammes.

Après cela, il y a lieu de rappeler, comme je l'ai déjà fait dans le chapitre précédent, que le sérum artificiel concentré dont j'ai fait usage dans la plupart de mes observations permet d'obtenir des effets beaucoup plus marqués, avec des doses moins élevées, l'action stimulante de ce sérum étant, comme l'établissent toutes

(1) *Centralb. fur Gynack*, 1889, n° 41.

nos expériences, de beaucoup supérieure à celle que produit la solution de chlorure de sodium à 6 o/oo (1).

2e groupe. Anémies.

Les altérations des globules rouges du sang présentent une importance capitale ; ce sont, du reste, les mieux connues de toutes les altérations du sang et les plus faciles à constater. En effet, depuis les savants travaux poursuivis par MM. Malassez, Potain et Hayem, l'analyse clinique du sang est entrée dans la pratique journalière de la médecine, aussi est-il à peine besoin de dire que cette analyse comporte deux sortes de recherches : la numération des globules rouges contenus dans un millimètre cube de sang et l'appréciation de la richesse de ces globules en hémoglobine. La quantité d'hémoglobine est exprimée en globules sains par le procédé des teintes colorées.

(1) Je ne crois pas devoir rapporter ici mes observations d'hémorrhagies graves traitées par les transfusions hypodermiques et je me contenterai de renvoyer le lecteur à l'observation publiée plus haut (pag. 148) au chapitre : *Hypotension*. Je craindrais, en multipliant les observations, de donner au chapitre actuel sur les *Altérations du sang* une trop grande extension, alors que ce chapitre n'est, et ne peut être aujourd'hui, que le sommaire, ou mieux encore, le plan d'un travail spécial, demandant des études complémentaires avant d'aboutir à des conclusions complètes et définitives.

Nous admettons, avec M. Hayem (1), qu'il y a quatre degrés d'anémie :

1° L'aglobulie légère, dans laquelle les altérations globulaires sont nulles ou faibles, chaque globule ayant une valeur individuelle variant de 1 à 0,70 et la richesse globulaire, exprimée en globules sains, variant de 4 millions à 3 millions par millimètre cube.

2° L'aglobulie de moyenne intensité, caractérisée par des altérations globulaires prononcées consistant, surtout, en une diminution des dimensions des globules. Ici, la valeur individuelle des globules varie de 0,30 à 0,80 ; la richesse globulaire peut varier de 3 millions à 2 millions ; le nombre des globules est relativement élevé : 5,500,000 à 3,000,000.

3° L'aglobulie intense, dans laquelle les globules, peu nombreux, sont de dimensions inégales, mais avec une forte proportion de globules géants. La valeur individuelle des globules varie de 0.40 à 1, la richesse globulaire oscille entre 2 millions et 800,000 globules sains, et le nombre des globules varie de 2,800,000 à 1 million.

4° Enfin l'aglobulie extrême dans laquelle le

(1) Hayem. *Recherches sur l'anatomie normale et pathologique du sang*. Paris 1878, p. 67.

nombre des globules est extrêmement faible, ne dépassant guère 800,000 et pouvant tomber à 450,000, la valeur individuelle des globules se rapprochant de la normale, et la richesse globulaire correspondant par conséquent au nombre réel : 800,000 à 450,000 globules sains.

Les cas d'anémie que j'ai traités par les transfusions hypodermiques de sérum artificiel, comprennent un très grand nombre d'anémies du premier et du second degré, et quelques cas d'anémie du troisième degré. J'ai eu recours à ce mode de traitement tantôt parce que l'état des voies digestives ne permettait pas l'emploi des ferrugineux, tantôt parce que des poussées hémorrhagiques (ménorrhagies, métrorrhagies, hémoptysies, etc.), contre-indiquaient formellement la médication martiale, enfin et cela le plus souvent, parce que d'autres phénomènes tels que la coëxistence d'une hypotension artérielle, d'un épuisement du système nerveux, la présence d'exsudats pelviens, etc., réclamaient l'application des transfusions hypodermiques.

Dans tous les cas, la rénovation globulaire et l'augmentation de l'hémoglobine se sont manifestées rapidement par l'augmentation du nombre des globules et par leur retour à des dimensions normales, en même temps que la valeur individuelle en hémoglobine atteignait la valeur physiologique (1).

Voici quelques exemples que je relève dans mes observations :

Observation IV

Anémie du 3e degré.—Transfusions hypodermiques.— Guérison sans autre traitement.

Chez une nommée H., Adeline, strumeuse, anémiee par un travail excessif, je trouve, avant le commencement du traitement, 2,000,000 de globules rouges, la plupart altérés et de dimensions variables ; la richesse globulaire, évaluée en globules sains correspondant à 1,729,800 globules. La valeur individuelle de chaque globule était donc de 0.42 seulement. Nous étions bien en présence d'une anémie intense, anémie du 3e degré. Je fis une transfusion hypodermique de 10 grammes de sérum artificiel tous les 2 jours. Au bout d'un mois,

(1) Nous n'avons pas l'intention de préconiser le traitement systématique de toutes les anémies par les transfusions hypodermiques de sérum artificiel. Les pages qui suivent ont pour but essentiel de démontrer que, loin d'altérer les globules sanguins, les transfusions de sérum artificiel, dans tous les cas que nous avons étudiés à ce point de vue, ont eu pour résultat d'augmenter le nombre de ces globules et de ramener le taux de l'hémoglobine au chiffre normal, lorsqu'il y avait une anémie du 1er, du 2e, voire même du 3e degré, au début du traitement.

En d'autres termes : 1° lorsqu'il existe une indication très nette des transfusions hypodermiques (hypotension artérielle par exemple), la constatation d'une anémie plus ou moins marquée ne doit pas être considérée comme une contre-indication de ces transfusions, au contraire ; 2° dans les cas d'aglobulie, il y a avantage à employer les transfusions de sérum artificiel quand, pour une raison ou pour une autre, les ferrugineux sont contre-indiqués ou mal tolérés.

c'est-à-dire après 15 transfusions seulement, l'état général était transformé, et quant à l'examen du sang, il montrait que le nombre des globules était notablement augmenté ; on trouvait 4,464,000 globules par millimètre cube ; ces globules étaient arrivés à leur développement parfait, présentant les dimensions physiologiques, alors que le nombre des grands globules était beaucoup exagéré lors de notre premier examen, la richesse globulaire était arrivée à 4,450,000 globules sains. En conséquence, la guérison était obtenue aussi complète que possible. Il est remarquable de voir une malade gagner, en un mois, 1,364,000 globules nouveaux, et de voir la richesse globulaire augmenter, en aussi peu de temps, de 2.720.200 globules. Quand je dis que la guérison était complète, c'est que je considère, avec M. Hayem, que l'anémie est caractérisée par la diminution du nombre des globules, il est vrai, mais surtout par le défaut de proportion entre ce nombre et la valeur globulaire évaluée en globules physiologiques.

Observation V

Anémie du 3e degré.—Transfusions hypodermiques.— Guérison sans autre traitement.

Chez une nommée S., Maria, atteinte de pelvi-péritonite ancienne qui donnait lieu à des métrorrhagies considérables (anémie post-hémorrhagique) et qui avait profondément altéré sa constitution, la première analyse du sang donnait 2,289,000 globules rouges avec un nombre relativement élevé de globules plus grands que la normale, la richesse globulaire correspondait, comme valeur vraie, à 1,220,000 globules sains. La valeur individuelle des globules était donc de 0.41. C'était encore une anémie du 3e degré.

Au bout de quatre semaines, après douze transfusions hypodermiques de dix grammes de sérum artificiel, le nombre des globules rouges remontait à 3.038.000 représentant 2.162.250 globules sains. Les globules étaient d'un volume normal et leur valeur individuelle était de 0.70. Il faut tenir compte, dans ce cas, de l'état déplorable dans lequel était cette malade, soumise à des hémorrhagies abondantes depuis plusieurs années, ayant des vomissements très fréquents et ne pouvant supporter aucun autre aliment que le lait. L'amélioration constatée était donc considérable, en raison des circonstances particulières que je viens de rappeler.

Les transfusions hypodermiques furent continuées régulièrement, d'autant plus volontiers acceptées de la malade qu'elle voyait revenir ses forces, qu'elle pouvait commencer à s'alimenter et que la masse énorme de pelvi-péritonite exsudative qu'elle portait, diminuait progressivement de volume.

Après cinq mois de traitement régulier prolongé dans le but de faire disparaître la pelvi-péritonite, le sang, qui s'était modifié, peu à peu, avait repris une composition normale : 4.681.000 globules valant 4.212.900. La valeur individuelle de chaque globule était arrivée, par conséquent, à 0,90.

Observation VI

Anémie tuberculeuse. — Transfusions hypodermiques. — Guérison sans autre traitement.

Chez une nommée E., Léonie, atteinte de tuberculose pulmonaire au 1er degré, le nombre des globules rouges était de 3.906.000 correspondant, comme valeur globulaire, à 2.162.250. Les globules de petites dimensions étaient très nombreux, la valeur individuelle correspondait à 0.55.

En six semaines, après seize transfusions de sérum artificiel, dont six de dix grammes et deux de trente grammes, le nombre des globules était de 4.960.000, correspondant à 4.500.700 globules sains, c'est-à-dire que la valeur individuelle de chaque globule était devenue presque normale. La richesse du sang en hémoglobine était plus que doublée. Pendant ce temps, les lésions pulmonaires s'amendaient au point de faire douter du diagnostic porté.

Observation VII

Anémie du 1er degré guérie rapidement par les transfusions hypodermiques.

Dans quelques cas, le nombre des globules diminue alors que la guérison arrive. C'est dans la variété d'anémie qui se caractérise par une exagération du nombre des globules, très petits, tous égaux et très peu riches en hémoglobine. Tel est le cas d'une nommée E. Marguerite, qui, examinée d'après la méthode précédente, présentait 5.084.000 globules rouges, équivalant seulement à 2.810.925 globules sains. La valeur individuelle de chaque globule était donc de 0,55.

Après huit transfusions de 10 grammes de sérum artificiel, deux par semaine, le nombre des globules rouges n'était plus que de 4.340.000, mais ces globules étaient plus gros, plus chargés en hémoglobine et valaient 3.906.000 globules sains. La valeur individuelle de chaque globule était montée à 0,9. En réalité, la malade avait gagné 1.100.000 globules nouveaux, en quatre semaines.

3e groupe. Leucémie. Leucocytose.

On sait que la leucémie est caractérisée par l'augmentation permanente du nombre des globules blancs; au lieu de compter un leucocyte pour 350 à 500 hématies, c'est-à-dire 10.000 leucocytes par millimètre cube de sang environ, on trouve que le nombre des globules blancs atteint ou dépasse celui des globules rouges dont le nombre est du reste diminué. Au lieu de 10.000 leucocytes par millimètre cube, on en trouve jusqu'à 500.000 et au delà (582.800 dans un cas de M. Hayem). En même temps que le nombre des globules blancs augmente dans des proportions parfois considérables, le nombre des globules rouges diminue et, dans chaque examen, on en trouve qui sont pourvus d'un noyau granuleux à leur centre.

La leucocytose est une augmentation transitoire et beaucoup moins importante des globules blancs. Le nombre des globules blancs atteint de 15 à 30.000 par millimètre cube, dans les maladies aiguës ; dans les suppurations et dans les affections cancéreuses, leur nombre s'élève habituellement à 15 ou 20.000 et atteint exceptionnellement 70.000. La leucocytose est un phénomène physiologique pendant la digestion, chez les femmes en lactation et chez les nouveau-nés.

J'ai employé, avec succès, les transfusions hypodermiques de sérum artificiel dans un certain nombre de cas de leucocytose par affections cancéreuses, et dans un cas de leucocytose post-diphthéritique dont voici l'observation.

Observation VIII.

Leucocytose consécutive à la diphthérie. — Transfusions hypodermiques. — Guérison rapide.

Au n° 9 de la salle Sainte-Eléonore, est couchée une malade, Marguerite S.., âgée de 23 ans ; blanchisseuse, amenée dans le service par une uréthrite.

Elle appelle mon attention sur ses jambes qui, dit-elle, commencent à refuser le service. Aucun état local n'explique cette parésie, si ce n'est l'uréthrite, cependant, que j'ai vue quelquefois produire semblable effet.

Mais trois jours après son entrée, alors que la malade était encore en observation, il survient une paralysie du voile du palais. Les liquides refluent par le nez, la voix prend le type nasonnant, etc.

Interrogée de nouveau, cette malade raconte qu'elle sort de l'hôpital Saint-Louis où on l'a guérie d'une angine couenneuse qui a mis ses jours en danger.

Le teint de cette femme est très pâle, les oreilles sont décolorées et cependant elle affirme qu'avant son angine, elle avait habituellement de bonnes couleurs au visage. L'auscultation ne révèle aucun bruit anormal, ni au cœur, ni dans les gros vaisseaux.

Je pratique l'analyse du sang et je constate l'existence d'un grand nombre de globules blancs.

Globules rouges = 116, globules blancs = 26, par champ ; la numération étant faite consécutivement sur dix champs, dont ces nombres représentent la moyenne. La tension = 9 cent.

Séance tenante, nous pratiquons une transfusion de 10 gram. de sérum artificiel. La tension s'élève a 13 cent. Le lendemain, nouvelle transfusion hypodermique de la même quantité de sérum.

L'analyse du sang est faite de nouveau, au 4me jour, et limitée, comme la première, à la numération des globules. Globules rouges = 128, globules blancs = 15; cinq numérations, comme précédemment. Notable amélioration de l'état parétique. Nouvelles transfusions de 10 gram. le 5me, le 6me, le 7me et le 8me jour. Numération des globules, le 12me jour ; globules rouges = 128, globules blancs = 8. La parésie des membres inférieurs diminue de plus en plus. Le visage a perdu sa teinte blême, la malade se sent plus forte, la tension = 16 cent.

Du 12me au vingtième jour, trois transfusions seulement, vu l'excellent état général de la malade, sont pratiquées à la même dose.

La numération des globules au 21me jour, donne : globules rouges = 126, globules blancs = 3.

La malade va et vient, ne traînant plus les jambes ; la paralysie du voile du palais a été guérie sans l'intervention de l'électricité.

En somme, une leucocytose post-diphthéritique a disparu en 20 jours de traitement par 9 transfusions de sérum artificiel de 10 gr. l'une.

Dans quelques cas de cancer de l'utérus (épithélioma du col) nous avons obtenu le relèvement notable de l'état général et une diminution corrélative du nombre des globules blancs à l'aide du même traitement.

J'ai eu aussi l'occasion de recourir aux transfusions hypodermiques de sérum artificiel dans deux cas très nets de leucémie. Bien que le traitement n'ait pas été suffisamment poursuivi, dans ces deux cas, je crois utile cependant de les rappeler brièvement.

Observation IX.

Leucémie grave. — Amélioration transitoire.

Dans la première observation, il s'agissait d'une adénite ancienne avec tumeurs ganglionnaires volumineuses. Le nombre des globules blancs était de 85 par champ.

Je proposai de faire des transfusions de 10 grammes, deux par semaine, à ce malade qui était confiné au lit depuis plusieurs mois avec un état général tout à fait précaire. Au bout de dix transfusions, le nombre des globules blancs baissait de moitié; il n'était plus que de 48 par champ.

Après une trentaine de transfusions, le malade avait repris de l'appétit et des forces, il pouvait se lever et faire quelques courtes promenades. A ce moment, le nombre des globules blancs était tombé à 26 par champ. L'amélioration était telle que le malade put faire un voyage et aller s'établir à la campagne. Dès lors il abandonna le traitement et j'appris qu'il était mort, dix-huit mois plus tard, emporté par les progrès de sa leucocythémie.

Observation X

Leucémie grave. — Amélioration transitoire.

Dans le second cas, il s'agissait d'une leucémie splénique ancienne. La malade, dont l'abdomen était rempli par une tumeur énorme qui n'était autre que la rate très hypertrophiée, gardait le lit depuis plusieurs mois et semblait condamnée à mourir à brève échéance. L'examen du sang nous montra qu'il y avait 106 leucocytes par champ.

Je fis, à cette malade, une dizaine de transfusions de 10 gr. de sérum artificiel. Le nombre des globules blancs diminua rapidement et tomba à 46 par champ.

L'appétit avait reparu, les forces devenaient plus grandes, la malade put même se lever et sortir. Malheureusement une crise d'hémorrhoïdes étant survenue peu de jours après une transfusion et la malade ayant attribué, bien à tort, cet accident au mode de traitement employé, refusa de continuer les transfusions. L'état général redevint bientôt ce qu'il était auparavant et la mort arriva quelques mois après.

Quelque incomplets que soient les résultats que je viens de rapporter, je crois cependant qu'il y aurait lieu de recourir, de nouveau, aux transfusions hypodermiques de sérum artificiel dans la leucémie, étant donné l'amélioration de l'état général et l'abaissement rapide du nombre des globules blancs dans mes deux observations. Peut-être, dans des cas moins anciens, avec un traitement plus régulier et surtout avec des transfusions plus abondantes, pourrait-on prolonger beaucoup plus l'existence de ces malades auxquels la thérapeutique classique offre des ressources si limitées. C'est une question à reprendre.

En résumé, dans les anémies aiguës, les transfusions hypodermiques permettent de sauver la vie des malades, pourvu que les pertes de sang n'aient pas dépassé un certain chiffre qu'on peut évaluer à la moitié de la masse totale du sang, d'après M. Prégaldino. Dans les diverses variétés d'anémie chronique, pourvu que l'hypoglobulie ne soit pas portée à un degré extrême, les transfusions de sérum artificiel, répétées trois fois par semaine ramènent, en peu de temps, le sang à son type normal ou très près de celui-ci.

Ce fait étant bien établi, comment devons-nous l'interpréter ?

On pourrait croire que la disparition des troubles gastro-intestinaux, l'augmentation de l'appétit jouent le rôle le plus important dans cette rénovation sanguine. Le système digestif fonctionnant plus régulièrement, l'alimentation étant plus riche, l'assimilation se faisant d'une façon plus complète, il est permis de supposer que le sang trouve ainsi dans les aliments, la quantité de fer supplémentaire nécessaire à la formation de nouveaux globules rouges et à l'augmentation de la teneur en hémoglobine des globules préexistants.

Cet effet intervient assurément, mais il résulte lui-même de la cause première, de cette action essentiellement dynamique, immédiate et directe que l'intrusion rapide du sérum artificiel dans le torrent circulatoire exerce sur les houppes nerveuses terminales que baigne le liquide sanguin, action qui se réfléchit par le système nerveux central, le sympathique et ses centres vaso-moteurs, sur l'ensemble des organes de l'économie. En raison de la rapidité avec laquelle le sang reprend sa constitution normale sous l'influence des transfusions hypodermiques dans le traitement des anémies, quelle que soit leur origine, cet effet ne pourrait se comprendre, pour ceux qui ne voient que l'action qualitative des sérums, que par une modification directe du plasma sanguin. Ce serait alors en ramenant à sa composition normale le milieu dans lequel se développent, vivent, meurent les globules du sang que serait obtenue, en aussi peu de temps, cette véritable rénovation globulaire. Les expériences récentes de M. Maragliano (1) viennent confirmer dans une certaine mesure cette manière de voir, puisque cet auteur a démontré que les globules rouges se détruisent lorsqu'on les place dans un sérum altéré, tandis qu'ils tendent à revivre si on les place dans un sérum normal.

De mon côté, des expériences encore peu nombreuses, mais très démonstratives, me permettent de dire que, dans la plupart des anémies, le plasma sanguin subit, en sels minéraux, un appauvrissement partiel.

Mes recherches ayant été faites dans mon service de Saint-Lazare, sur des femmes par conséquent, j'ai pu obtenir, par des scarifications du col de l'utérus, la quantité de sang nécessaire à l'analyse chimique du sérum sanguin, dans cinq cas d'anémie. Dans ces cinq cas, avant le début du traitement, la déminéralisation partielle du sérum était manifeste. Après la guérison, obtenue à l'aide des seules transfusions, la richesse en sels minéraux était redevenue normale. Je puis donc présenter actuellement cette conclusion comme très vraisemblable, me réservant d'ailleurs d'élucider cette question pleine d'intérêt et de rechercher, en même temps, le rôle que jouent les variations de la tension artérielle dans la pathogénie et dans la réparation des anémies.

(1) MARAGLIANO. Troisième congrès de la Société italienne de médecine interne. *Semaine médicale*, 29 octobre 1890.

CHAPITRE VII

Neurasthéniques et Transfusions hypodermiques

SOMMAIRE. — **L'état de dépression physique et morale.** — Sa fréquence, ses caractères principaux. — **La fatigue et le surmenage.** — Causes de la dépression physique et morale; fatigue musculaire et fatigue cérébrale; phénomènes physiologiques et chimiques de la fatigue. — Pourquoi les transfusions hypodermiques de sérum artificiel, dans ce cas ?

La neurasthénie. — Sa pathogénie ; origine nerveuse, origine gastrique. — **Neurasthénie et pression artérielle** ; hypertensions momentanées pouvant donner le change ; tension artérielle des neurasthéniques aux différents moments de la journée ; le maximum de dépression des forces coïncide habituellement avec le minimum de tension artérielle. Tracés. — Epuisement nerveux, atonie gastrique, nutrition insuffisante, **triple indication des transfusions.** — Possibilité d'avoir de nombreux insuccès chez les neurasthéniques si l'on ne procède pas avec méthode ; règles pour l'emploi des transfusions hypodermiques chez les neurasthéniques. — Tous les phénomènes de la neurasthénie sont susceptibles de guérison. — Phénomènes qui guérissent les premiers ; phénomènes qui disparaissent en dernier lieu.

Asthénie génitale.

Les phénomènes psychiques de la neurasthénie et les transfusions hypodermiques ; lucidité intellectuelle — volonté — attention — mémoire. — Circulation cérébrale et intégrité des facultés intellectuelles. — Effet des transfusions hypodermiques sur la circulation cérébrale : diminution de l'irritabilité ; augmentation de l'énergie volontaire. — Energie et durée des effets produits.

Dans toutes les classes de la Société, peut-être un peu moins cependant dans les classes inférieures, il est fréquent de rencontrer des malades qui, sans lésions anatomiques appréciables, sont atteints de débilité durable, de dépression de l'organisme tout entier.

Cette dépression porte principalement sur deux points : l'énergie musculaire et l'activité cérébrale. Les malades se plaignent de ne pas tenir bien sur les jambes, de se fatiguer promptement, de n'être plus tout à fait maîtres de leur volonté, de leur faculté d'attention quand ils travaillent ; et leur esprit est moins alerte, comme leur corps.

Cet état morbide — dont nous allons tout à l'heure préciser les variétés en les appelant par leur nom — mérite qu'un chapitre spécial lui soit consacré, dans cet ouvrage. Non seulement il est intéressant d'établir dans quelle proportion les transfusions hypodermiques relèvent l'énergie physique de l'homme débilité, mais encore il est possible de prévoir qu'entre les mains de physiologistes habiles, les transfusions hypodermiques étudiées, en tant que modificatrices de la circulation et des fonctions cérébrales, serviront à écrire un important chapitre de psychologie expérimentale. Je dirai tout à l'heure comment je comprends cette étude.

La fatigue et le surmenage.

Au cours d'un précédent chapitre, nous indiquions sommairement quelles relations il convient d'établir entre l'emploi des transfusions hypodermiques de sérum artificiel, le phénomène fatigue et ses conséquences. Posons les données du problème.

La fatigue, d'après Carrieu (thèse d'agrégation 1878) peut être définie : *Un trouble dans l'activité des éléments anatomiques, causé par un fonctionnement exagéré, au point que la réparation y est momentanément impossible.*

Mais l'organisme n'est pas simplement surmené par la répétition prolongée d'efforts hors de proportion avec nos moyens naturels. Nous subissons incontestablement un surmenage suraigu quand nous sommes victimes d'un grand traumatisme, quand nous sommes inopinément frappés par une violente émotion morale,

Travailler trop fébrilement à une œuvre littéraire ; faire une longue course en bicycle ou à cheval quand on y est insuffisamment entraîné ; souffrir cruellement de la perte d'une personne aimée ; être violemment ému par un accident de chemin de fer auquel on assiste — voilà quatre causes de surmenage moral et physique dont j'ai eu récemment occasion d'observer les effets, et qui toutes ont déterminé, soit un épuisement momentané des forces, soit une maladie nettement définie, la neurasthénie. Ces quatre exemples résument, pour ainsi dire, toute l'étiologie de cette affection.

Maintenant, voici comment je propose de classer les facteurs de la *dépression*, de l'infériorité des énergies physiques et morales.

On peut être débilité :

1° PAR INSUFFISANCE CONGÉNITALE OU ACQUISE DE LA VITALITÉ.

A cette catégorie correspondent ces êtres faibles et malingres qui, sans être positivement malades, sans être atteints de lésions nettement caractérisées, sans présenter de stigmates pathologiques, sont perpétuellement souffreteux, inaptes au travail physique ou intellectuel prolongé, incapables de se tirer d'affaire par eux-mêmes dans la pratique de la vie, qui, sans avoir lutté, sont, pour ainsi dire, vaincus d'avance.

2° Par surmenage consécutif a un excès de fatigue physique.

Ce surmenage peut provenir :

a) d'exercices physiques trop violents ou trop prolongés ;

b) d'une maladie aiguë ou chronique ; tous les convalescents n'étant que des épuisés qui tâchent de réparer leurs forces.

c) de l'usure de l'organisme par le seul fait d'avoir vécu longtemps — usure par la vieillesse.

3° Par excès de fatigue intellectuelle.

On sait que tous les travaux de l'esprit, les travaux artistiques, surtout, prédisposent à la neurasthénie, de même que les préoccupations d'affaires, ainsi que tout travail nécessitant une attention prolongée.

4° Par surmenage passionnel.

Sous cette rubrique il faut comprendre toutes les émotions vives ou trop durables, la perte d'une personne aimée, les passions contrariées, les abus sexuels, etc., etc.

Si diverses que soient ces causes, elles agissent toutes de la même manière et produisent, selon leur intensité et selon le degré de prédisposition du sujet, soit un épuisement passager, un état de simple débilité, soit cette maladie où l'épuisement du système nerveux revêt des caractères permanents, nettement définis : la *Neurasthénie.*

Je poursuis le but dans ce chapitre d'exposer un traitement nouveau, une thérapeutique raisonnée, aussi peu empirique que possible des maladies consécutives à la fatigue ; il importe donc de chercher d'abord à établir avec précision quel est, dans l'organisme, le point de départ du phénomène fatigue, c'est-à-dire celui que doit viser le traitement.

Dans le cas de surmenage émotif ou intellectuel, il semble que l'on ne puisse incriminer un autre organe que le cerveau ; mais dans le cas, cité tout à l'heure, de surmenage par abus de bicycle, par exemple, le muscle n'est-il pas le premier atteint ?

On sait que le phénomène fatigue se traduit dans le muscle par un certain nombre de modifications dans sa constitution chimique ; production plus abondante de créatine, de créatinine, de glucose, de matières extractives, production d'acide lactique se substituant aux liquides normalement alcalins où baigne le muscle. Ce dernier point est surtout important, le muscle commençant à s'altérer très vite sous l'influence digestive de l'acide lactique, si un courant de sang oxygéné ne le débarrasse sans retard des déchets qui l'encombrent.

Eh bien, en dernière analyse, ces phénomènes survenant dans la constitution chimique de la fibre musculaire consécutivement à la fatigue, se trouvent être sous la dépendance des courants électriques du muscle, c'est-à-dire sous la domination du système nerveux central. A en croire les expériences si concluantes de Du Bois-Reymond, de Pflüger, de Wundt, la fatigue est un phénomène qui a sa source dans le cerveau.

Il est facile de démontrer que le réflexe est un phénomène qui ne se fatigue pas. Pitres et de Fleury ont prouvé que le phénomène appelé trépidation épileptoïde du pied, et qui est le type du réflexe, peut durer indéfiniment, sans fatigue, à raison de 12,000 oscillations doubles à l'heure. Or, le réflexe n'est rien autre que la contraction musculaire soustraite à l'intervention cérébrale. Ne constatons-nous pas chaque jour, d'autre part, chez des déprimés dont tout le corps est brisé de fatigue, que leurs jambes ont peine à porter, l'exagération du réflexe tendineux rotulien ?

C'est donc, avant tout, aux zones idéo-motrices du cerveau que doit s'adresser une médication logique, raisonnée, des maladies consécutives à la fatigue, au surmenage physique et intellectuel.

Ce que nous avons déjà dit dans un chapitre précédent des transfusions hypodermiques de sérum artificiel, de leur action directe sur les centres nerveux, puis sur la pression artérielle, nous permettait de croire à priori :

1° Que sous leur influence, la suractivité imprimée à la circulation cérébrale ne pouvait qu'améliorer le fonctionnement psychique et moteur du cerveau.

2° Que sous leur influence, la circulation générale devenant plus active, le muscle devait se débarrasser plus promptement et plus complètement des déchets et des matières toxiques que la fatigue y accumule.

On verra plus loin, par le résumé que j'en donne, que nos observations ont confirmé, de la façon la plus formelle, cette conception théorique, qui nous a conduits à appliquer les transfusions de sérum artificiel au traitement de la maladie qui survient le plus fréquemment comme conséquence du surmenage ; j'ai nommé la *Neurasthénie.*

La Neurasthénie.

On s'accorde généralement à définir la neurasthénie, une névrose générale dont le phénomène fondamental consiste dans un ensemble de faiblesse et d'irritabilité, phénomène ordinairement accompagné de quelques autres assez habituels pour être appelés stigmates, et qui sont : la céphalée en casque et la rachialgie, l'amyosthénie, les troubles dyspeptiques.

Des trois théories pathogéniques qui ont servi à en expliquer l'éclosion, deux seulement nous paraissent suffisamment basées sur des faits pour servir de point de départ à une thérapeutique rationnelle.

La théorie de la gastro-entéroptose de Glénard ne correspond qu'à un nombre de cas vraiment trop restreint.

Deux doctrines demeurent en présence : la théorie chimique de M. Bouchard et la théorie nerveuse, que Beard avait déjà formulée et à laquelle se rallie l'école de la Salpêtrière.

La théorie du professeur Bouchard peut se résumer brièvement en ceci :

L'estomac est primitivement malade ; presque tous les neurasthéniques ont de la dilatation gastrique et, consécutivement, des phénomènes d'auto-intoxication. Plus un tissu est noble, comme disent les anatomistes, plus sa fonction dans l'organisme est relevée, plus il est difficile sur la qualité de la nutrition qui lui est fournie. Le système nerveux central est pis que mal nourri, il est empoisonné dans la dyspepsie avec dilatation. Il n'y a donc rien d'étonnant à ce que surviennent, dès lors, les phénomènes d'épuisement, de fatigue, caractéristiques de la neurasthénie.

Cette conception n'est pas seulement séduisante par la logique de l'argumentation. Elle est facile à vérifier, en tout ou en partie, dans un très grand nombre de cas et tous les observateurs sont bien contraints d'admettre : 1° que la grande majorité des neurasthéniques ont des troubles gastriques au premier plan de leur tableau morbide ; 2° que le traitement approprié à la dilatation gastrique, qu'une bonne hygiène de la digestion, améliore l'état de la plupart des neurasthéniques.

La théorie nerveuse de Beard, reprise par M. Féré et étayée par lui de curieuses expériences, ne détruit pas, à proprement parler, la précédente : elle ne fait que déplacer l'origine première du mal.

Elle ne nie pas la fréquence des troubles digestifs ; elle ne conteste pas non plus leur retentissement fâcheux sur la nutrition des centres nerveux. Mais elle se refuse à admettre que l'atonie gastro-intestinale se développe d'elle-même, et elle s'efforce de prouver que le système nerveux est primitivement atteint.

La dilatation de l'estomac est fréquente chez les neurasthéniques ; l'atonie gastrique est constante ; mais cette atonie musculaire est le résultat d'une fatigue, et comme toutes les fatigues musculaires, qu'il s'agisse de fibres lisses ou de fibres striées, elle est sous la dépendance nécessaire du système nerveux central.

Les expériences de M. Féré, que l'on trouvera détaillées dans son ouvrage : *Sensation et Mouvement*, établissent que « toute excitation « venue du dehors, s'accompagne d'un état dy- « namique auquel paraissent participer tous les « éléments contractiles de l'organisme ». Mais aussitôt après survient une dépression, une atonie de ces mêmes éléments, atonie d'autant plus profonde, d'autant plus durable que la vibration première, que l'excitation initiale a été plus forte ou plus longue.

Quand cette atonie atteint un degré suffisant pour être perçue, c'est de la fatigue ; quand le repos et le sommeil ne suffisent plus à réparer cette fatigue, il y a surmenage ; quand il y a surmenage, il y a, ou bien simple dépression passagère, ou bien neurasthénie confirmée, c'est-à-dire cet état morbide caractérisé par la défaillance de la volonté et de l'énergie musculaire, par certains phénomènes douloureux (plaque cervicale, plaque sacrée) par de l'atonie gastro-intestinale, etc.

Fatigue physique et émotions morales, impressions pénibles répétées à courts intervalles, abus des sensations vives de l'un ou l'autre de nos sens, excès de travail intellectuel et surtout de travail artistique, tout cela se réduit à un seul et même mécanisme : excès de vibration nerveuse, excitation trop vive ou trop prolongée, suivie d'épuisement nerveux.

Cet épuisement nerveux retentit sur tous les appareils contractiles, sur tous les groupes musculaires de l'organisme : l'estomac devient paresseux en même temps que les jambes se dérobent, et que les muscles de la main peuvent à peine faire dévier de quelques kilogrammes l'aiguille du dynamomètre.

Les troubles gastriques de la neurasthénie sont, eux aussi, des troubles musculaires : il y a une amyosthénie des fibres lisses et une amyosthénie des fibres striées. L'atonie gastrique, la dilatation consécutive s'accompagnent des phénomènes chimiques de Bouchard (production de ptomaïnes, de leucomaïnes), qui déterminent l'intoxication de l'organisme entier. Cette intoxication, le système nerveux central en subit tout de suite les mauvais effets, en sorte que, tout le mal, qui vient du cerveau, lui retourne, et que l'organe essentiel à la production des idées et à la production des mouvements souffre deux fois pour une : une première fois par surmenage direct en excès de vibration ; une seconde fois par intoxication venue de l'estomac, par nutrition défectueuse.

Telle est la doctrine pathogénique la plus généralement admise, celle qui s'accorde le plus parfaitement, à mon avis, avec l'observation des malades. Elle contient en elle-même une indication thérapeutique précise que l'on peut formuler ainsi : 1° n'avoir recours ni aux calmants, ni aux excitants, mais uniquement aux toniques à action durable ; 2° rechercher le tonique qui agira le plus efficacement sur l'organe, source de toute fatigue, sur le cerveau. Or, on n'agit sur le cerveau d'une manière inoffensive et soutenue qu'en le dotant d'une circulation plus riche, continuellement vivifiante, qui lui apporte sans cesse une alimentation pure et neuve, et surtout qui le désencombre promptement des déchets de sa nutrition.

L'action physiologique des transfusions hypodermiques est exactement celle-là, comme nous l'avons démontré.

Lorsque nous avons pratiqué chez des neurasthéniques, nos premières transfusions de sérum artificiel, l'effet immédiat n'a pas été tout à fait aussi satisfaisant que nous le faisait espérer la logique. Après ce que nous avons vu de l'action physiologique des transfusions, après ce que nous venons de dire de la pathogénie de la neurasthénie, il était impossible de ne pas croire à l'amélioration certaine, voire même, quand le sujet n'est pas un héréditaire, à la guérison de cette maladie par cette nouvelle méthode thérapeutique. Eh bien, dans la pratique, l'amélioration se faisait quelque peu attendre ; les résultats obtenus avaient ce je ne sais quoi d'infidèle, d'irrégulier, qui a fait prononcer le mot « ataxie thérapeutique » à M. Huchard.

C'était la phase de tâtonnements, inévitable quand on passe de la doctrine à la réalisation.

Nous n'avons point tardé à trouver l'explication de ces étrangetés, sitôt que nous avons été en possession de notre critérium en matière de transfusions, sitôt que nous avons abordé l'étude suivie des variations de la tension artérielle, sitôt que nous avons découvert la corrélation qui existe entre l'élévation de celle-ci et la suractivité de toutes les fonctions.

La tension artérielle chez les neurasthéniques.

A l'aide du sphygmomètre, étudiez les variations de la pression artérielle chez quelques neurasthéniques avérés. Il vous sera facile de constater ce fait, d'une importance essentielle dans l'espèce, que la pression artérielle varie dans d'énormes proportions d'une heure à l'autre de la même journée. Ces oscillations si amples, nous n'en avons pas toujours la clef; elles évoluent quelquefois sous l'influence de mobiles qui nous échappent encore. Mais dans la majorité des cas, on peut se convaincre qu'elles sont en corrélation avec l'état de vacuité ou de plénitude de l'estomac. Les neurasthéniques sont sujets, le matin, aux défaillances, aux vertiges, aux symptômes divers de la vacuité stomacale et de l'anémie cérébrale. Après un repas un peu copieux, au contraire, ils se congestionnent, deviennent lourds et somnolents. A onze heures, avant déjeuner, leur pouls donne 10 à 12 cm. de mercure, après déjeuner, à une heure, leur tension est montée à 19 ou à 20. Voici du reste un graphique représentant les différents

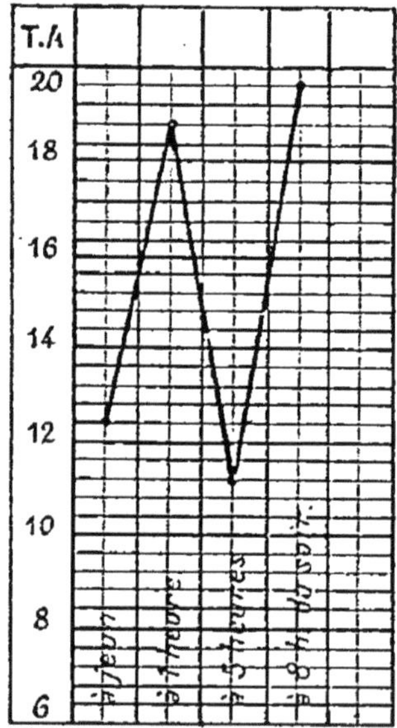

Variations de la tension artérielle d'un neurasthénique au cours de la même journée.

états de la tension artérielle à quatre moments différents de la journée, chez M. X., âgé de 29 ans, artiste peintre, neurasthénique avéré.

Chez une femme atteinte de pelvipéritonite ou chez un anémique, il est tout à fait indifférent de pratiquer la transfusion avant ou après le repas, parce qu'ils ont de l'hypotension artérielle à l'état continu. Chez le neurasthénique, il en est autrement. Nous savons que le propre des transfusions hypodermiques est de relever la pression artérielle ; si la pression est déjà excessive, après un repas copieux, par exemple, ce n'est évidemment pas le moment de l'élever encore à l'aide d'une transfusion.

C'est parce que nous n'avons pas connu cette loi tout de suite, que nos premiers malades ne se sont pas trouvés aussi bien que nous l'espérions des premières transfusions que nous leur avons faites : les uns en ressentaient comme un peu d'irritation ; d'autres au contraire s'endormaient d'un lourd et profond sommeil comme après une longue marche.

Ici, comme ailleurs, il faut recourir à notre critérium fidèle, au sphygmomètre, et mesurer la pression artérielle du malade avant de faire la piqûre. C'est quand il y a hypotension que la transfusion doit être faite chez les neurasthéniques, c'est alors qu'elle rend le meilleur service.

Les hypertensions momentanées peuvent donner le change sur la nature même de la neurasthénie. Elles ne correspondent point à l'état réel du malade, car ce ne sont que des oscillations folles dues au peu de fixité, à l'instabilité du fonctionnement organique des névropathes. L'état d'hypotension artérielle est l'état fondamental, l'état habituel des neurasthéniques qui sont des faibles, parfois des anémiques du 1er degré, toujours des déprimés. En relevant, par une série de transfusions régulières leur pression artérielle à l'heure où elle est basse, on arrive en fort peu de temps à supprimer ces hypertensions momentanées. On peut dire que, en règle générale, chez les neurasthéniques, l'heure où la pression est à son minimum coïncide régulièrement avec l'heure où l'atonie morale et l'amyosthénie sont à leur maximum. On ne saurait mieux comparer ces oscillations de pression qu'aux oscillations de leur énergie volontaire. Tantôt ils sont irrésolus et tristes, tantôt ils envisagent un but avec une impatience aussi vive que peu durable.

Effets des transfusions chez les neurasthéniques

Tout cela s'apaise et se régularise sous l'influence des transfusions, dont il faut considérer l'action, chez les neurasthéniques, comme étant à la fois tonique et modératrice, tonique de leur faiblesse, modératrice de leurs faux élans.

Voici, du reste, quelques chiffres qui donneront une idée juste des modifications moyennes survenues dans la tension artérielle des neurasthéniques, sous l'influence de ces transfusions.

Le tracé que nous donnions tout à l'heure de M. X., 29 ans, peintre, montre ce neurasthénique avec 12 1/2 c. m. de mercure le matin ; après le déjeuner, il a 20 ; à cinq heures du soir il a 11 : c'est l'heure où les symptômes de faiblesse physique et cérébrale sont à leur maximum et de nouveau après le dîner, sa tension remonte à 20, sous l'influence de l'excitation du repas, des lumières et des conversations bruyantes avec ses camarades.

Un matin, je lui fais une transfusion de cinq grammes de sérum artificiel. Sur le moment, de 12 il remonte à 17, et c'est à peine s'il atteint 18 après le déjeuner ; à 5 h. du soir, sa tension est retombée, mais à 14 seulement. A mesure que sa pression artérielle tend à se relever, les oscillations quotidiennes diminuent d'amplitude.

Après 15 jours de traitement suivi, il n'a plus eu trace de ces oscillations folles ; en même temps que son énergie physique et sa volonté se sont refaites, sa tension artérielle s'est régularisée.

Voici, du reste, trois tracés, découpés dans son graphique quotidien.

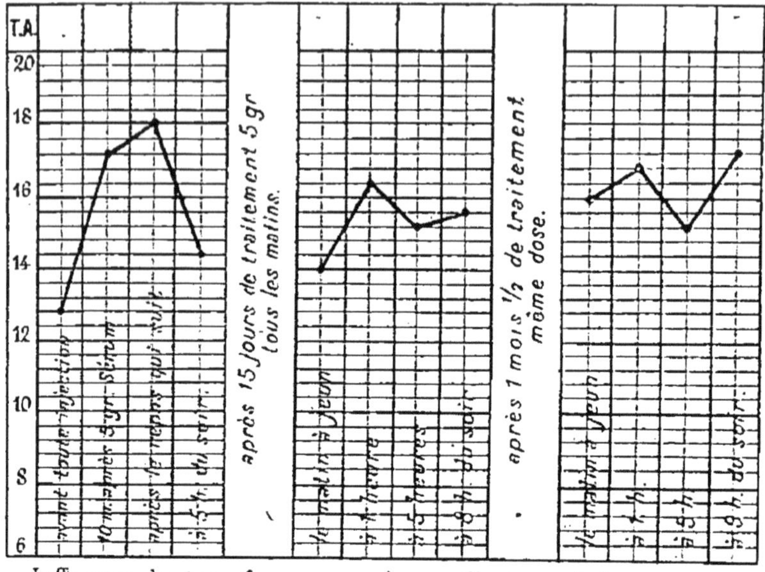

Influence des transfusions sur les oscillations de la pression artérielle d'un neurasthénique

Le tracé ci-dessus donne une idée moyenne, très exacte, de la manière dont évolue la neurasthénie sous l'influence des transfusions hypodermiques de sérum artificiel. Au bout d'un mois et demi de traitement, si on laisse un jour ou deux le malade sans lui faire de piqûre, on constate :

1° Que sa tension s'est sensiblement élevée aux heures de vacuité stomacale ;

2° Que les ascensions brusques de tension après les repas ont disparu.

Quand le neurasthénique en est là, ce n'est pas seulement sa pression artérielle qui s'est régularisée : ce sont aussi ses forces physiques et son énergie morale. Il est en voie de guérison et dès lors il ne reste plus au médecin qu'à espacer les transfusions.

Je les continue volontiers à raison de une par huitaine, chez les sujets malades depuis un certain temps.

En dépit de cette précaution qui consiste à faire aux neurasthéniques leur piqûre au moment où l'hypotension est à son maximum, certains malades n'en éprouvent véritablement les bienfaits qu'au bout de 8 ou 10 transfusions successives.

L'ataxie thérapeutique que j'ai déjà signalée survient parfois, tout au début du traitement : un peu de persévérance suffit à la faire disparaître. Théoriquement, il est, je pense, assez facile de se rendre compte de ce désarroi momentané.

L'estomac des neurasthéniques étant presque toujours atteint et ne pouvant fournir à la circulation générale qu'une alimentation plus ou moins chargée de toxines, relever la pression artérielle de ces malades, c'est activer la circulation d'un sang médiocrement nutritif. De là le léger surcroît de fatigue, le besoin de sommeil ou la sensation d'énervement que nous observons quelquefois, en commençant.

Mais pour peu que nous persistions, sous l'influence même de cette activité circulatoire nouvelle, les échanges nutritifs se font plus vite et plus complètement, le système nerveux central se réveille de sa torpeur, les poisons, les déchets de fatigue s'éliminent des muscles, et l'atonie de l'estomac tend, chaque jour, à disparaître.

Il me faut encore prévenir mes confrères qui voudront bien faire l'application de la nouvelle méthode dont j'expose les règles, qu'un obstacle peut se présenter. Il y a des cas très anciens, très graves, très rebelles de neurasthénie : ces cas sont bien connus de la plupart des praticiens dont ils désespèrent les efforts répétés. Ici encore les transfusions hypodermiques seront d'un grand secours, à la condition cependant qu'on ne les emploiera pas aveuglément, mais qu'on les proportionnera à l'intensité du mal. Chez les neurasthéniques gravement atteints depuis longtemps, il faut de hautes doses continuées patiemment, comme l'exemple que voici en est la démonstration :

Observation XI

Neurasthénie ancienne. Echec du traitement avec des transfusions trop espacées.

Une malade âgée de trente ans, d'aspect superbe, grande et forte, le teint coloré, très intelligente, mariée depuis dix ans avec un architecte jouissant d'une belle santé, avait vu survenir, deux ans après son mariage, un épuisement nerveux qu'elle attribuait à la fatigue considérable amenée par l'abus des plaisirs du monde et les soucis du mariage.

Deux symptômes apparurent les premiers, la céphalée en casque et l'amyosthénie ; en peu de jours, cette malade, tout en conservant sa belle apparence, fut réduite à garder le lit ; elle était devenue incapable de porter sa tête et la défaillance musculaire était telle, qu'elle ne pouvait tenir debout ni faire usage de ses mains pour prendre à côté d'elle le verre qui lui servait à boire. Peu à peu s'ajoutèrent les troubles du sommeil, une hyperesthésie générale, les troubles dyspeptiques. Le tableau se compléta progressivement par l'apparition des symptômes secondaires et lorsque je fus appelé à voir la malade, depuis six ans elle végétait en cet état, ayant eu successivement recours, sans résultat, aux médications les plus variées.

Appelé à mon tour auprès d'elle, je proposai les transfusions hypodermiques de sérum artificiel. Elle accepta sans grand espoir, en femme découragée par trop de tentatives.

Pendant deux mois, de trois jours en trois jours, on pratiqua des transfusions de 5 à 20 grammes par séance.

Mais nous ne connaissions pas encore la loi de l'hypotension artérielle, critérium de l'état de la vitalité. Les transfusions furent pratiquées sans méthode. La malade accusa une amélioration bien légère de son amyosthénie et de la céphalée ; elle put se lever, sortir deux ou trois fois en voiture, mais le mieux n'eut point de durée et je crus devoir en rester là, jugeant l'expérience suffisante pour admettre que les transfusions hypodermiques n'échappaient pas, dans la neurasthénie, à l'ataxie thérapeutique.

Je fus ramené à leur emploi par un cas mixte où la neurasthénie se compliquait d'anémie. J'avais observé de très remarquables effets des transfusions hypodermiques de sérum artificiel sur l'état globulaire, et je me crus autorisé à déduire que, dans l'espèce, modifier le sang aboutirait peut-être à guérir les troubles nerveux.

OBSERVATION XII

Neurasthénie et chloro-anémie.— Transfusions a hautes doses.— Amélioration de l'état globulaire et de l'état nerveux.

Il s'agit d'une dame de 32 ans qui, aussitôt après la puberté, avait été atteinte de chlorose grave, dont elle n'avait pas été débarrassée, au moment du mariage comme il arrive quelquefois.

A partir de cette époque jusqu'au moment où je la vis, elle avait eu deux enfants, le dernier à 26 ans. Depuis deux ans à peu près, notre malade avait senti ses forces diminuer progressivement ; la tête constamment alourdie, elle ne demandait qu'à vivre couchée ; la moindre occupation déterminait une grande fatigue : dans les derniers mois qui précédèrent ma première visite, elle avait renoncé à toute activité, et le plus ordinairement elle ne quittait plus son lit. Elle raconte que sa maladie a débuté par une grande fatigue du cerveau, suivie, presque aussitôt, d'une grande fatigue musculaire : c'est depuis ce temps-là qu'elle est devenue irritable et que son estomac a cessé de bien fonctionner. Tout cela, disait-elle, c'est ma chlorose qui revient, je le dis à tous les médecins et aucun ne veut me croire.

L'auscultation ne donne aucun renseignement ; il n'existe pas de bruit de souffle à la base du cœur, ni dans les vaisseaux du cou. Nous pratiquons l'analyse du sang, et nous trouvons ce premier degré d'anémie décrit antérieurement, forme que nous avons souvent observée chez les neurasthéniques aussi bien que chez les déprimés : tous les globules du sang sont égaux et très petits dépassant souvent le nombre normal, la quantité d'hémoglobine n'étant pas sensiblement altérée.

De nombreuses recherches, des analyses maintes fois répétées m'ont conduit à admettre que cette altération du sang, en apparence peu importante, correspond presque constamment à une altération chimique du sérum sanguin, altération caractérisée par la diminution de quelques éléments minéraux et en particulier des sulfates.

Nous proposons à la malade de pratiquer une série de transfusions hypodermiques de sérum artificiel, et elle accepte volontiers.

Cette fois (fin du mois de mars 1888), je commençai par des transfusions de 20 grammes, espacées de 3 en 3 jours, et dès la troisième semaine, j'abordai les doses plus élevées de 30 et 40 grammes. Au bout d'un mois, la lourdeur de tête et la douleur de la nuque, l'amyosthénie et l'irritabilité du caractère étaient sensiblement améliorées ; la malade sortait volontiers de son lit pour s'étendre sur une chaise longue ; elle pouvait faire quelques pas dans sa chambre et, chose qui ne lui était pas arrivé depuis plus d'un an, elle venait de temps à autre s'asseoir à table dans la salle à manger. Elle affirmait se sentir l'esprit moins inquiet, moins morose, le caractère plus égal, moins facilement irritable.

Pratiquée à ce moment-là, l'analyse du sang, au lieu de 5,500,000 globules n'en donne que 4,000,000, mais les globules, au lieu d'être petits et tous égaux, sont revenus à la normale avec leurs trois dimensions : gros, moyens et petits. D'autre part, l'altération du sérum a pris fin : le sérum artificiel a relevé à la normale le taux des sels du sérum sanguin.

Le traitement est continué pendant deux mois encore sans interruption, aux doses de 40, 50, 60 grammes, pratiquées tous les trois jours. Après 4 à 5 semaines d'amélioration stationnaire, l'amyosthénie diminue brusquement de façon si notable que la malade se lève volontiers, se promène dans son appartement, dîne à table tous les jours et demande à sortir. Nous sommes à la fin du troisième mois. La malade cesse le traitement et va, sur mon conseil, passer quelque temps à la campagne. Je ne la revois que cinq mois plus tard. Elle a repris la vie de tout le monde, avec prudence, nous dit-elle : « Je n'ai pas regagné tout ce que j'avais perdu, je me sens encore une femme diminuée, mais je suis bien heureuse d'avoir reconquis la possibilité d'aller et de venir et retrouvé l'égalité de mon caractère. » Depuis lors, la malade vient me demander tous les quinze jours environ, une piqûre de 10 grammes, par surcroît de précaution. N'est-ce pas là un résultat démonstratif de l'importance d'agir avec méthode ?

Les observations de neurasthéniques améliorés ou guéris par les transfusions hypodermiques de sérum sont actuellement trop nombreuses pour qu'il me soit possible de les rapporter toutes ici. Que les troubles cérébraux, que les phénomènes douloureux, que l'amyosthénie ou que la dyspepsie dominent, l'action des transfusions de sérum est à peu près la même. La rapidité de la guérison dépend surtout du mode d'emploi. Au lieu de donner de hautes doses tous les trois jours, on peut pratiquer une transfusion de 5 à 10 grammes tous les matins ; la tension artérielle est, en cela, le meilleur guide. L'observation que voici me semble particulièrement concluante :

Observation XIII

Crise de neurasthénie à forme cérébrale chez un névropathe héréditaire ; psychoses. — Transfusions méthodiques quotidiennes. — Guérison.

M. X., homme de lettres, 31 ans, d'une constitution vigoureuse, a toujours été très légèrement névropathe, sans symptômes précis, sans stigmates déterminés. Hérédité névropathique double (père et mère).

Chez lui, aucune trace de surmenage intellectuel. Le travail cérébral, qu'il fait du reste à heures régulières, loin de l'énerver le repose et le calme. Pendant deux années consécutives, M. X., va beaucoup dans le monde, se couche tard en moyenne tous les deux ou trois jours, et l'irrégularité des heures du sommeil accroît peu à peu sa tendance à l'énervement. Entre temps, il change d'habitation et s'occupe très activement à clouer des tentures, à accrocher aux murs force tableaux. C'est pour lui, pendant une quinzaine, un véritable surmenage physique, auquel il n'était nullement entraîné. A la suite de ces fatigues, deux symptômes surviennent: l'amyosthénie (le malade se traîne à peine sur des jambes qui lui semblent rouées de coups) et la céphalée en casque: puis, peu à peu son caractère devient triste; il lui est à peu près impossible de prendre une décision, de faire acte d'énergie morale; le travail intellectuel devient véritablement impossible en même temps que l'activité génitale s'éteint; il a des pertes séminales; les digestions sont lentes et lourdes; le caractère se modifie profondément. M. X., habituellement alerte et gai, devient morose; la moindre contrariété provoque une vive et courte irritation, et il en vient enfin à une émotivité si extrême que sous le plus futile prétexte, les larmes lui montent aux yeux.

A ce moment, une grande douleur le frappe. La mort de l'un des siens aggrave son état physique et le complique d'un état psychique assez curieux. De temps à autre, M. X., qui est grand fumeur, se réveille la nuit en proie à des accès de fausse angine de poitrine. Cette angine, constamment liée à des troubles gastro-intestinaux, toujours suivie d'éructations, ou de diarrhée, revient parfois dans la journée sous forme de véritables petits accès d'agoraphobie ou de claustrophobie. En même temps, le malade maigrit, perd chaque jour de ses forces musculaires; il ne travaille presque plus, se décourage complètement, il considère son avenir comme perdu; puis, comme il lit beaucoup d'ouvrages techniques sur les maladies nerveuses et mentales, il commence à se persuader que la paralysie générale le guette à bref délai. Sa faiblesse morale est telle qu'il est pris à tous moments par des crises de larmes, qu'il a peine à retenir devant autrui. Le diagnostic a été fait par d'éminents spécialistes : aucun autre diagnostic n'a été jugé admissible que celui de neurasthénie. Tous les troubles en question, du reste, sont sous la dépendance de ce seul fait : la faiblesse de la volonté, faiblesse que l'on peut considérer comme le symptôme capital de la neurasthénie à forme cérébrale.

Prise à différents moments de la journée, la tension artérielle de ce malade oscille entre 11 et 21 c. m. de mercure.

Puis, ces ascensions folles survenant après les repas ou sous l'influence des moindres émotions, disparaissent, et le malade s'en tient presque toujours à des tensions basses, de 11 à 13 c. m.

A dater du 2 avril jusqu'au 1er mai, on lui a fait chaque matin à 9 heures très régulièrement, au moment où son hypotension est à son maximum, une transfusion de 5 grammes de sérum artificiel ; du 16e au 21e jour de traitement, les transfusions ont été de 7, 8 et 10 grammes pour retomber à 5 grammes pendant la dernière semaine.

Quelques chiffres, notés au jour le jour, à la même heure, le malade étant à jeun, indiqueront d'une façon précise les étapes de l'amélioration. Pour éviter une nomenclature trop longue, voici les chiffres de la tension artérielle et de la force dynamométrique, de huit jours en huit jours.

LE PREMIER JOUR.

Avant la transfusion :

Dynamomètre { M. D. = 36 k.
M. G. = 28 k.

Tension artérielle = 11 1/2 c. m m.

10 m. après :

Dynamomètre {M. D. = 41 k.
M. G. = 33 k.

Tension artérielle = 18 1/2 c. m. m.

APRÈS HUIT JOURS DE TRAITEMENT.

Avant la transfusion :

Dynamomètre {M. D. = 42 k.
M. G. = 32 k.

Tension artérielle = 13 c. m. m.

10 m. après :

Dynamomètre {M. D. = 46 k.
M. G. = 34 k.

Tension artérielle = 17 c. m. m.

APRÈS QUINZE JOURS DE TRAITEMENT.

Avant la transfusion :

Dynamomètre {M. D. = 45 k.
M. G. = 33 k.

Tension artérielle = 14 1/2 c. m. m.

10 m. après :

Dynamomètre {M. D. = 54 k.
M. G. = 38 k.

Tension artérielle = 19 c. m. m.

APRÈS TROIS SEMAINES DE TRAITEMENT.

Avant la transfusion :

Dynamomètre {M. D. = 43 k.
M. G. = 31 k.

Tension artérielle = 15 1/2 c. m. m.

10 m. après :

Dynamomètre {M. D. 56 k.
M. G. 35 k.

Tension artérielle = 20 c. m. m.

APRÈS UN MOIS
DE TRAITEMENT.

Avant la transfusion :

Dynamomètre { M. D. = 44 k.
M. G. = 34 k.

Tension artérielle = 16 c. m. m.

10 m. après :

Dynamomètre { M. D. = 59 k.
M. G. = 40 k.

Tension artérielle = 19 c. m. m.

En un mois, le malade avait donc reconquis la vigueur normale et la tension artérielle normale. En outre, les oscillations déréglées de sa pression artérielle ne s'observaient plus : elle se tenait, dans la journée, à 15 ou 16 c. m. de mercure.

A partir de ce moment, les transfusions furent espacées, une tous les deux jours, puis une tous les huit jours. La guérison presque totale, la reprise de la vie active, date du 20e ou 21e jour de traitement. Le malade, que nous avons continué à voir n'a pas eu de rechute.

Pendant les dix premiers jours de ce traitement à doses modérées, le malade ne s'est pas trouvé très bien de ces piqûres. Comme toujours, la première transfusion lui a donné une sensation de bien-être qui, disait-il, tenait du merveilleux. Les résultats des jours suivants lui causèrent une déception, déception constante et dont je ne saurais trop conseiller à mes confrères de prévenir leurs malades, car elle n'est que transitoire et ne fait que marquer cette première phase de « dépuration cérébrale » dont j'ai déjà parlé à propos de la pathogénie.

Pendant les dix premiers jours de son traitement,

notre malade fut tantôt en proie à un sentiment de fatigue plus vif, avec somnolences diurnes, tantôt à des moments d'énervement, d'irritabilité, de débilité, de colère et de larmes. Persuadé qu'au demeurant il ne s'agissait là que de phénomènes de faiblesse, de fatigue cérébrale, occasionnés par un surmenage physique et émotionnel, je persistai à pratiquer les transfusions sans y adjoindre d'autre thérapeutique que celle-ci : ordonner au malade une alimentation facile à digérer à raison de quatre petits repas par jour ; lui conseiller de régulariser l'emploi de son temps, de se coucher de fort bonne heure et de travailler le matin. Pendant les premiers jours, un peu de naphtol granulé pour enlever aux garde-robes leur fétidité très marquée.

Du 15e au 21e jour de traitement, nous avons vu successivement disparaître les crises nocturnes de fausse angor et les crises diurnes d'agoraphobie et de claustrophobie; puis la peur de la paralysie générale et les crises de larmes abondantes ; les digestions se sont sensiblement améliorées ; le travail est redevenu possible, l'esprit a repris sa lucidité, la volonté sa décision. En moins d'un mois, ce malade, réduit par la neurasthénie au plus piteux état, a pu revivre de la vie commune, reprendre toutes ses occupations, et c'est à peine si de temps à autre par les temps d'orage, il se ressent de la céphalée en casque, de sa plaque lombaire, et s'il manifeste une légère modification du caractère, lui qui, sous ce rapport-là, s'est toujours montré très sensible à l'état électrique de l'air. Il s'agit bien, pourtant, d'un cas de neurasthénie confirmée ; aucun stigmate n'a fait défaut. C'était un mal couvé depuis longtemps, chez ce névropathe héréditaire fatigué par les veilles ; ce mal a éclaté brusquement avec ses caractères définis sous l'influence d'une cause nettement déterminée : un surmenage physique, puis une grande douleur morale. Rien de plus net. Nul doute, à mon avis que cette neurasthénie abandonnée à elle-même ou soignée par les calmants et selon les méthodes ordinaires, ne se fût prolongée indéfiniment, ainsi que cela arrive si souvent.

D'autres exemples me permettent d'affirmer d'ailleurs, que la neurasthénie la plus confirmée, si elle est prise à temps, si elle est soignée dès son origine, cède beaucoup plus promptement à la méthode des transfusions hypodermiques qu'à toute autre thérapeutique. Il faut toujours se guider sur l'état de la pression artérielle et faire la transfusion à l'heure où la tension est la plus défaillante.

Si c'est l'amyosthénie qui domine la scène, je conseille de hautes doses tous les 2 ou 3 jours.

Si les symptômes culminants sont les symptômes psychiques, je préfère la dose modérée de 5 à 10 grammes tous les matins. Il suffit d'y adjoindre une bonne hygiène.

Tous les phénomènes de la neurasthénie proprement dite sont susceptibles de guérison. En pareil cas, le problème pour le médecin se résume en ceci : ramener le malade à l'état où il se trouvait avant la neurasthénie, santé presque parfaite ou état de simple prédisposition nerveuse, selon qu'on a affaire à une personne avec ou sans hérédité névropathique. Si l'on a la chance d'être l'un des premiers parmi les innombrables médecins que consultent successivement les neurasthéniques, si l'on n'arrive pas trop tard, on peut toujours améliorer leur état, presque toujours les rendre à la vie commune. Les phénomènes pathologiques disparaissent habituellement dans l'ordre que voici : c'est celui que j'ai le plus fréquemment observé : inutile de dire qu'il peut varier d'un neurasthénique à un autre.

1re ÉTAPE. — Amélioration de l'état gastrique ;

2e ÉTAPE. — Disparition à peu près simultanée de l'amyosthénie et de la paresse intellectuelle ;

3e ÉTAPE. — Disparition de l'insomnie, puis de l'irritabilité du caractère ;

4e ÉTAPE. — Cessation des phénomènes douloureux (plaque sacrée, céphalée en casque, etc.). Ce sont les phénomènes douloureux qui me paraissent les moins faciles à déraciner. Il arrive assez fréquemment que la plaque cervicale et la plaque sacrée, sans disparaître absolument s'atténuent jusqu'à l'état de douleur très légère, aisément tolérable. Beaucoup de personnes s'accoutument à vivre, sans trop d'incompatibilité d'humeur, avec ce compagnon tenace mais désormais bénin, au point qu'elles-mêmes se considèrent comme guéries.

Il me faut ici, arrêter un instant l'attention du lecteur sur un symptôme de la neurasthénie qui a son importance, en raison de la mélancolie qu'il apporte avec lui, et de la faiblesse générale dont il est l'indice, je veux parler de *l'asthénie génitale*.

Voici comment je l'ai vue le plus habituellement évoluer. Elle n'atteint pas d'emblée au maximum. C'est d'abord une phase d'hyperexcitabilité : la nuit sitôt que le neurasthénique s'endort, le décubitus dorsal suffit à provoquer une congestion de la moelle lombaire, du centre génito-spinal d'où résulte un état permanent d'érection qui laisse, au réveil, un sentiment de fatigue extrême.

Dans une seconde période remarquablement décrite par M. Dejerine (1), l'acte conjugal reste encore facile, mais il est d'une brièveté décevante, laissant après lui un état d'anéantissement profond, un invincible besoin de sommeil.

Plus tard surviennent les pertes séminales et dans une période plus avancée, tout appétit sexuel s'étant éteint, le neurasthénique est devenu à peu près impuissant. Cet état physique s'accompagne presque toujours d'une grande tristesse et d'affaissement moral ; les hommes jeunes qui sont en proie à la neurasthénie, s'af-

(1) L'hérédité dans les maladies du système nerveux. Thèse d'agrégation.

fectent de cette impuissance, leur imagination se pervertit à mesure que leur faiblesse physique augmente. L'asthénie génitale, dans la neurasthénie, n'amène point le calme et le repos ; c'est au contraire un état pénible qui traîne à sa suite tourments et mélancolie. Il est donc urgent d'y porter remède.

Ici encore, les transfusions hypodermiques ont une action incontestable, cette action même qui avait été déjà constatée par M. Brown-Séquard et attribuée à l'emploi du liquide testiculaire. Il ne s'agit nullement d'une eau de Jouvence rendant la verdeur aux vieillards et leur fonctionnement aux organes atrophiés. Il s'agit simplement d'un tonique dynamique du système nerveux, dont l'action sur le système génital des surmenés, des fatigués et des neurasthéniques est celle-ci :

Chez l'homme sain et chez le neurasthénique légèrement atteint, une transfusion de sérum de 5 grammes accroît sensiblement le pouvoir génital et surtout supprime la fatigue consécutive à l'acte sexuel. J'ai donné des soins à nombre de jeunes névropathes incapables de tout travail cérébral le lendemain, que les transfusions hypodermiques ont guéri de cet épuisement passager.

Chez le neurasthénique, à excitations nocturnes prolongées et pénibles, le même traitement amène le calme. Ce qui prouve, une fois de plus, que les transfusions hypodermiques n'ont rien d'un excitant et qu'elles sont un véritable tonique, un régulateur de l'action nerveuse.

Quand l'impuissance génitale est profonde, durable, quand le neurasthénique est sérieusement atteint dans sa virilité intellectuelle et dans sa virilité physique, les transfusions espacées ne sont plus suffisantes. Le mieux est d'avoir recours à des séries de transfusions régulières à raison de 5 à 10 grammes tous les matins. Ici encore, l'hypotension est le miroir de la faiblesse. Dans l'observation où j'ai relaté (obs. XIII, page 226) les progrès du retour de la vitalité au dynamomètre et au sphygmomètre, la virilité, atténuée depuis un an à la suite d'excès de tabac, annihilée depuis un mois et demi, est très nettement revenue après 25 jours de traitement, et sa manifestation n'a pas été suivie de fatigue, « de cette sorte de remords physique qui, chez « moi empoisonnait tout plaisir depuis plus d'une « année », comme me disait le malade le jour où il vint me raconter cette étape de sa guérison.

Ce fait là n'est pas isolé. Dans toutes nos observations, nous relevons une amélioration identique, sous l'influence du même traitement, amélioration qui généralement est d'autant plus prompte à se manifester que l'impuissance date de moins longtemps.

Chez la femme, les transfusions hypodermiques de sérum artificiel ont assez promptement raison de l'indifférence, voire même de la répugnance qu'éprouve parfois celle-ci dans la pratique de l'acte conjugal, lorsque consécutivement à une grossesse, à l'allaitement prolongé, à l'évolution d'une affection utérine, etc., elle est devenue neurasthénique (1).

Effets des transfusions sur les facultés intellectuelles.

Il me faut maintenant aborder un point particulièrement intéressant de l'histoire des transfusions hypodermiques chez les névrosés supérieurs: je veux parler de l'action de ces transfusions sur les facultés intellectuelles.

La courte étude qui va suivre est d'un genre un peu spécial : sans quitter le domaine de la pathogénie et de la thérapeutique médicales, elle effleure la psychologie expérimentale, telle que la comprend l'école philosophique moderne, dont M. Th. Ribot est le chef.

(1) Nous consacrons à la fin de cet ouvrage un long chapitre (chap. X, *Inflam. pelviennes et transfusions*) à l'étude des applications des transfusions hypodermiques de sérum artificiel au traitement des inflammations pelviennes, où nous avons mis en relief le rôle important de l'épuisement nerveux, dans l'évolution de ces affections.

Je n'ai nullement la prétention de résoudre si hâtivement et en si peu de pages les problèmes qui se posent à ceux qui étudient les facultés de l'esprit humain, mais je crois pouvoir dire dès maintenant que j'apporte à la psychologie expérimentale deux éléments véritablement précieux, en la dotant d'un modificateur à volonté de la circulation cérébrale : le sérum artificiel, et d'un appareil enregistreur de la tension circulatoire : le sphygmomètre de Verdin qu'une table de conversion a rendu tout à fait pratique.

A l'aide d'une transfusion inoffensive de sérum, le physiologiste psychologue peut expérimentalement accroître la vivacité des facultés intellectuelles d'un déprimé, et observer, pour la première fois, les modifications que subit l'esprit humain sous l'influence d'une plus haute pression artérielle.

A l'aide du sphygmomètre, le même observateur, se trouvant en présence d'un phénomène passionnel ou intellectuel, peut noter si ce phénomène s'accompagne d'excitation réelle ou de dépression de l'organisme ; et non seulement cela peut servir à résoudre plus d'un problème d'intérêt capital, mais cela nous fait entrevoir toute une science nouvelle, la thérapeutique de l'esprit humain, non aliéné, atteint de dépression plus ou moins grande.

Dans la neurasthénie, les phénomènes cérébraux peuvent se réduire à ceci : « faiblesse irritable » mot répété par tous les auteurs. On a également proposé de les résumer en disant : « Tout « ce qui appartient au cerveau sensitif est exal- « té, tout ce qui appartient au cerveau idéo-mo- « teur est atténué. » Cette définition me paraît sujette à controverse, au moins en ce qui touche la sensibilité : je la crois plutôt malade et déviée que réellement exagérée. En revanche, les notions acquises par M. Charcot sur les localisations cérébrales motrices, et les recherches relatées par M. Féré dans son ouvrage *Sensation et Mouvement*, se trouvent une fois de plus vérifiées par ce fait constant chez les neurasthéniques : affaissement simultané sous l'influence de la maladie, relèvement simultané sous l'influence du traitement, des phénomènes intellectuels et des phénomènes moteurs.

C'est donc le cerveau postérieur qui préside aux sensations ; c'est donc le cerveau antérieur qui commande à la fois à la main qui presse un dynamomètre et à la volonté qui poursuit un but dans la vie.

Voyez le neurasthénique : il sent plus vivement qu'un autre, au moins, tout ce qui touche à son maladif égoïsme ; les moindres chagrins l'accablent ; ses douleurs nerveuses qui sont en somme peu aiguës, le désespèrent ; quand il est flatulant, le moindre gargouillement de gaz dans l'intestin suffit à lui donner l'angoisse. Son émotivité est poussée à l'excès : il a le don des larmes et du rire, mais le don des larmes surtout, et son excessive émotivité touche à l'irritabilité, les larmes et la vive colère se succédant souvent chez lui sans aucune transition. Tout son cerveau sensitif, tout son cerveau postérieur est exalté.

Tout son cerveau antérieur est au contraire déprimé.

Les neurasthéniques sont de tous les mondes et de toutes les conditions; il n'est malheureusement pas rare d'en rencontrer parmi les hommes les plus intelligents, les plus artistes, les plus lettrés. Il semble même que plus que tous autres ceux-ci soient prédisposés à cette maladie nerveuse dont l'allure spéciale que nous allons analyser, résulte dans la circonstance, plus particulièrement de l'altération fonctionnelle profonde subie par l'organe qui possède en propre l'intelligence, la mémoire, la volonté, le caractère. Chez ceux-là, la neurasthénie se comporte de la façon suivante :

La lucidité intellectuelle est comme engourdie, l'intelligence est obnubilée ; elle manque de clarté, de netteté, de précision. Selon l'expression d'un de mes malades, M. X., romancier, âgé de 38 ans, neurasthénique dyspeptique par surmenage intellectuel : « Il y a com-« me un voile entre l'intelligence et la vérité. « La pensée n'est plus de la pensée, mais de la « rêverie et de la rêverie triste, improductive, « la rêverie étant à la pensée ce qu'un état de « passivité est à l'état d'activité : la rêverie res-« semble à ce que vous nommez un réflexe. »

Et le même écrivain ajoutait : « Si je puis « vous définir mon état avec cette lucidité, c'est « grâce à votre traitement, c'est parce que je « me sens en convalescence. Quand j'étais au « plus fort de ma neurasthénie, je ne pensais « qu'à mon mal, et je ne pouvais pas parler « d'autre chose, mais je me perdais en détails « interminables, en analyses qui n'en finissaient « pas ; j'aurais été incapable de synthétiser, de « juger et de définir comme je viens de le faire. »

D'autres neurasthéniques, sans être réellement restreints dans leur faculté de penser, n'en ont pas moins l'aspect de gens médiocrement doués au point de vue intellectuel. Les traits de leur visage, détendus, inertes, la perpétuelle lassitude, la perpétuelle indifférence qu'ils expriment, sont loin de prévenir en faveur de leur intelligence.

Je ne crois pas qu'aucun des modes de traitement employé jusqu'ici ait agi si promptement que les transfusions de sérum artificiel sur cette manière d'être.

Dès les premiers jours du traitement, chez la plupart des malades que j'ai eu occasion de soigner par cette nouvelle méthode, la tonicité des muscles du visage a repris toute sa vigueur. Les traits sont redevenus expressifs, le regard vif, l'allure énergique ; les malades se sont remis à prêter attention à ce qui se passe autour d'eux ; l'animation et la coloration de leur physionomie succédant à l'inertie neurasthénique frappait vivement leur entourage. Certes, les transfusions hypodermiques ne font pas d'un esprit obtus une intelligence supérieure. Mais je les ai vues très souvent rendre bien plus lucides, bien plus promptes, bien plus apparentes, des intelligences que la neurasthénie avait rendues apathiques, inappréciables pour l'entourage, comme éteintes.

Sous l'influence de leur action vivifiante, l'intelligence est comme réveillée de sa torpeur : elle est mise en lumière, elle apparaît dans sa plénitude, elle obéit, docile, au premier appel.

Pour expliquer un pareil résultat, il suffit de se souvenir de ce que nous avons déjà dit de l'influence des transfusions sur la circulation cérébrale. Un cerveau bien nourri pense bien et sans fatigue : c'est un fait connu depuis longtemps. Nous possédons le moyen de redonner à la volonté plus de vigueur et plus d'activité à la pensée, et cela d'une façon durable, soutenue, sans fatigue consécutive.

La mémoire se modifie aussi. Elle prend l'allure moins nette du souvenir, que l'on peut définir la rêverie dans le passé. Tout ce qui est précis dans la mémoire, dates, chiffres, noms propres, mémoire détaillée de faits récemment arrivés, tout cela diminue dans de notables proportions. Le neurasthénique vit souvent dans le passé, il regarde mélancoliquement en arrière, au lieu d'envisager l'avenir d'une façon virile, il gémit et déplore le temps heureux où il n'éprouvait aucune souffrance. Sa mémoire a tous les caractères de la mémoire des vieillards, elle est lointaine et sans précision pour le temps présent.

Rien n'est curieux comme l'influence des transfusions hypodermiques sur ces troubles de la mémoire. La modification est d'une grande netteté.

Chez un malade à qui l'on n'a jamais fait de transfusions, la première modifie déjà la mémoire d'une façon frappante; les jours suivants cet effet trop prompt s'atténue, mais pour s'établir régulièrement et devenir durable.

Le phénomène le plus vulgaire comme trouble de la mémoire chez le neurasthénique, c'est

— outre l'impossibilité à retrouver les dates et les noms propres — la difficulté à émettre le mot précis pour exprimer sa pensée. Il y a aussi des troubles de la parole chez le neurasthénique, troubles qui se différencient des troubles de la paralysie générale, en ce sens qu'ils consistent uniquement en un défaut de surveillance. Le neurasthénique parle paresseusement, il est distrait et sa mémoire étant affaiblie, il cherche ses mots ou en met avec impatience un autre à la place de celui qu'il faudrait.

C'est notamment le cas de M. X., étudiant en médecine, neurasthénique momentané après abus de bicycle.

Chez lui, la première transfusion, qui fut de 5 gr., lui donna une journée entière d'énergie, de virilité morale, de précision dans la pensée et la parole. Il avait ce jour-là une conférence d'internat et il surprit ses camarades par la netteté de sa mémoire et la justesse de ses expressions. Il en était dans le ravissement.

Les jours suivants, l'effet fut moins apparent. Mais au bout de deux mois de traitement méthodique, ce jeune malade avait reconquis une mémoire bien plus fidèle, bien plus prompte à répondre à l'appel de la volonté, et une élocution ferme, sans « bafouillage », selon sa propre expression.

Dans le dernier chapitre de son excellent petit

livre, *les Maladies de la Mémoire*, M. Th. Ribot consacre une dizaine de pages à démontrer par la philosophie et par la physiologie, par le raisonnement et par l'expérience, que le phénomène *mémoire* est une fonction du système nerveux, sous la dépendance immédiate de la circulation cérébrale. L'éminent professeur au collège de France prend bien soin d'établir : que la fixation des faits dans la mémoire ne peut se faire solidement, d'une façon durable qu'en raison de la grande richesse des échanges nutritifs ; que le rappel des souvenirs accumulés et emmagasinés ne peut se faire, si les circonvolutions cérébrales ne sont pas arrosées par un sang abondant et riche en éléments nourriciers. Comme s'il avait pu prévoir qu'un moyen nouveau, qu'un puissant modificateur de la circulation cérébrale, viendrait bientôt lui permettre d'en faire la preuve, le savant philosophe déclare que, pour agir sur la mémoire, il faut et il suffit d'agir sur le cœur et sur le sang, et il accumule de nombreux exemples les meilleurs et les plus concluants. Du reste, les faits sont là, plus probants que tous les arguments du monde : les transfusions hypodermiques activent, précisent et épurent, pour ainsi dire, la mémoire chez les débilités.

Il y a pourtant une variété de souvenir qu'elles auraient tendance à atténuer. C'est cette mémoire passive dont je parlais tout à l'heure, et dont voici un exemple typique.

Un de mes amis, M. X., homme de lettres de grand renom, eut la douleur de perdre sa femme. Il était très prédisposé à la neurasthénie, et ce très grand chagrin ne manqua pas de l'y conduire. Un des symptômes psychiques dominants chez ce malade, fut une persistance extrême de la tristesse des premiers jours avec toute son acuité. Rien ne pouvait plus le distraire, et lui-même s'abandonnait sans énergie aucune à la fixité de ces désolantes pensées. M. X., ayant en même temps une amyosthénie considérable, je crus d'abord n'agir que sur sa tonicité musculaire en lui transfusant du sérum. Mais je me trouvai modifier du même coup son état cérébral. Non seulement je lui ai rendu le travail plus facile, moins fatigant, mais je lui ai rendu la santé morale, la joie de vivre. C'est pénible à avouer, me répétait-il parfois, mais « j'ai moins de chagrin ! »

Certes, le souvenir de la compagne qu'il avait perdue n'était pas moins cher à sa pensée ; seulement, son cerveau ne s'hypnotisait plus, ne s'abandonnait plus passivement à cette idée ; redevenu actif, alerte, il travaillait, il s'occupait de l'avenir, et la vie redevenait meilleure.

Dans une autre de mes observations, un de mes malades ayant perdu son père avait été si affaibli au point de vue cérébral que, s'attardant sans cesse au souvenir de ses derniers moments, il pleurait encore tous les jours, plusieurs mois après.

Les transfusions hypodermiques pratiquées tous les matins, à raison de cinq grammes chaque fois, ont eu promptement raison de ces tristesses trop prolongées. Tout en revivifiant la mémoire précise, elles adoucissent et atténuent la mémoire passive.

Cela nous conduit à parler de leur influence sur la Volonté et à montrer combien leur action est bienfaisante dans les nombreuses défaillances de cette faculté de l'esprit.

VOLONTÉ. — Ce qu'il dit à propos des maladies de la mémoire, M. Th. Ribot le redit au sujet des maladies de la volonté qu'il a non moins magistralement étudiées.

Ici encore, l'influence de l'irrigation du cerveau par un sang riche en éléments nutritifs, est incontestable, immédiate, de première nécessité, et les observations qu'il nous a été donné de faire à ce propos sont la meilleure démonstration de cette loi physiologique.

Dans ce groupe de maladies, il semble, comme je l'ai déjà dit, que lorsque nous transfusons sous la peau une solution de sels de soude, nous fassions pour le système nerveux central ce que l'on fait pour la pile de Volta, lorsqu'on humecte d'eau salée les rondelles de drap interposées.

Chez les neurasthéniques, chez les déprimés du système nerveux, les troubles de la volonté se comportent de la façon suivante :

C'est d'abord une impossibilité de fixer volontairement son attention sur un sujet déterminé. « Quand je veux réfléchir à quelque chose, me « disait un de mes malades, quand je prends « ma tête entre mes mains pour méditer, mon « attention vagabonde s'échappe et vole, çà et « là, hors de la portée de mon énergie volon- « taire incapable de la capter. » Chez ce malade, il a suffi de trois semaines de transfusions hypodermiques pour donner à son attention le lest qui lui manquait.

Puis, c'est l'impatience, le désir trop immédiat, trop tôt évanoui du but, toujours long à atteindre, l'impossibilité d'attendre une réalisation achevée ; c'est aussi l'inconstance, la variabilité qui consiste à commencer beaucoup de choses sans en mener aucune à bonne fin. C'est ce qu'Emile Augier, je crois, appelait spirituellement « changer à tout moment d'idée fixe ».

A cet état se rattache aussi l'extrême facilité à prendre des habitudes, qui se trouvent être, le plus souvent, de déplorables habitudes. C'est pourquoi l'on rencontre un si grand nombre de neurasthéniques adonnés au tabagisme, à l'alcoolisme, à la morphinomanie, à la cocaïnomanie, aux intoxications passionnelles.

Psychologiquement, selon M. Ribot, ces atténuations de la volonté résultent du défaut d'impulsion première. Les impressions extérieures n'agissent pas assez énergiquement, assez profondément sur le malade pour le pousser à une détermination. La sensibilité réelle est donc, en somme, atténuée. Elle paraît accrue, au contraire, comme je le disais un peu plus haut, et il semble que le cerveau sensitif soit exalté aux dépens du cerveau idéo-moteur ; mais ce n'est là qu'une apparence. C'est l'émotivité qui est accrue, et l'émotivité n'est point une augmentation de sensibilité, mais une parésie de l'énergie volontaire. Le neurasthénique, très inquiet, passivement tourmenté de lui-même, est, au fond, un indifférent presque toujours incapable d'altruisme.

Il nous faut donc admettre, en dernière analyse, que le neurasthénique est un déprimé de toutes les parties de son encéphale à la fois, et que son cerveau sensitif subit, comme son cerveau idéo-moteur et au même moment, l'influence dépressive de l'hypotension artérielle.

En tout cas, les transfusions hypodermiques de sérum artificiel agissent avec une incontestable efficacité sur les formes les plus accusées ou les plus atténuées d'*Aboulie*, et sur ces angoisses, sur ces peurs pathologiques, agoraphobie, claustrophobie, anthropophobie, etc., que M. Levillain a signalées dans son excellent livre, mais dont il n'a peut-être pas fait assez ressortir la fréquence.

Beaucoup de neurasthéniques sont sujets à des peurs, ou, pour mieux dire, à des angoisses; les flatulants, les dyspeptiques y semblent plus prédisposés que d'autres, et presque toujours ce tourment momentané, ce petit drame mental se dénoue prosaïquement par une émission de gaz, par une simple éructation, parfois par un peu de diarrhée. On sait, d'ailleurs, que la peur est, par excellence, le phénomène cérébro-intestinal.

Ce symptôme est l'un des plus pénibles pour le neurasthénique. J'en ai noté de très nombreuses variétés : peur de mourir au cours d'un accès quotidien de fausse angine de poitrine ; peur de la paralysie générale ; impossibilité de traverser certaines places publiques ni certaines rues ; peur d'étouffer dans une chambre close. J'ai même connu deux malades, dont l'un était en proie à la peur du suicide, l'autre à la peur de commettre un crime. Ce n'était, chez l'un et chez l'autre, qu'imagination pure, mais imagination extrêmement pénible.

Dans aucun cas ces *psychoses* n'ont résisté plus d'un mois ou un mois et demi à l'action des transfusions hypodermiques. C'est littéralement une délivrance, et mes malades m'en gardent une reconnaissance extrême, car ces angoisses quotidiennes, ce besoin de fuir le monde, de se cacher, ces réveils effarés la nuit avec de fausses crises d'angor, tout cela leur rendait la vie commune à peu près impossible, et leur donnait une sensation très cruelle de déchéance.

Les transfusions hypodermiques sont donc, d'après cela, un excellent *tonique de l'esprit* malade ou fatigué. Elles constituent encore un modérateur de premier ordre de l'irritabilité du caractère, comme nous allons le voir dans la brève analyse qui va suivre.

Irritabilité. — La fatigue cérébrale ne conduit pas seulement à l'inactivité, elle aboutit encore à l'irascibilité. Notre volonté peut être malade, ou bien, comme il vient d'être dit, par insuffisance d'impulsion première, ou bien par impuissance à réfréner des impulsions sans mesure. Presque tous les neurasthéniques passent facilement, d'une minute à l'autre, de l'émotivité la plus attendrie, à la colère la plus vive : méchanceté prompte, peu durable et qui, chez le malade simplement neurasthénique, se répand en paroles et ne va pas plus loin.

Il semble, au premier abord, que les injections sous-cutanées de sérum doivent être rangées parmi les médications excitantes que beaucoup de thérapeutes s'obstinent à confondre avec les médications hypersthénisantes. Je ne saurais pas accepter cette manière de voir : elle est contraire à toutes nos observations. Les transfusions hypodermiques représentent un reconstituant des forces. Comment ? Je le dirai plus loin. C'est pour cela qu'elles exercent une action calmante. Selon qu'ils étaient neurasthéniques depuis plus ou moins longtemps, tous mes malades sont devenus, plus ou moins promptement, beaucoup plus maîtres d'eux-mêmes.

Une dame extrêmement intelligente, et devenue très irascible depuis sept mois (neurasthénie consécutive à des veilles mondaines et à des tourments pécuniaires) analysait ainsi l'action de mon traitement : « A présent, quand la mau« vaise bouffée me monte, je la dédaigne, et elle « ne vient plus jusqu'à moi. »

Herbert Spencer a écrit, quelque part, cette phrase vraiment digne de remarque sous la plume d'un philosophe : « Chez les personnes « affectées de troubles nerveux chroniques, dont « le sang détérioré et tarissant ne suffit plus à « entretenir l'activité nécessaire des transforma« tions moléculaires, l'irascibilité est pour tout

« le monde un objet de remarque, et l'irascibi-« lité implique une inactivité relative des dé-« ments supérieurs. » M. Ribot, à qui j'emprunte cette citation, conclut, comme le grand penseur anglais, à l'existence d'états pathologiques « probablement sous l'influence des varia-« tions de la nutrition cérébrale, où notre vo-« lonté débilitée ne peut plus jouer son grand « rôle de régulateur et de frein ».

Mais là où les philosophes disent probablement, nous pouvons dire sûrement, car si nous avons été conduits à pratiquer des transfusions hypodermiques chez des sujets irrités et énervés, c'est parce que nous constations chez eux l'hypotension artérielle. Je ne parle que des neurasthéniques et je n'ai point d'expérience en ce qui concerne les aliénés; mais tous les surmenés du système nerveux sont irritables pour ainsi dire à heures fixes : le matin au réveil et à la tombée de la nuit, ou pour mieux dire pendant l'heure qui précède le repas du soir.

Or, à ces moments-là, la digestion est terminée, l'estomac creux appelle, le cerveau est anémié, le sphygmomètre indique une tension artérielle basse, extrêmement basse même chez la plupart des neurasthéniques. L'irritabilité coïncide toujours (ou peu s'en faut) avec de l'hypotension artérielle, avec un état de baisse momentanée dans la nutrition cérébrale. Je ne crois pas que les psychologues aient jamais eu à leur disposition un argument aussi probant, un moyen de contrôle aussi précieux que celui que je leur apporte. Enregistrer la pression artérielle d'un homme en proie à une passion, n'est-ce pas, en effet, se renseigner avec sécurité sur sa « mécanique cérébrale », sur le jeu de ses « états d'âme », comme disent les psychologues? Toutes les passions déprimantes s'accompagnent d'hypotension : on les guérit, au même titre que l'amyosthénie, avec des transfusions hypodermiques de sérum. Je pourrais en citer plus d'un exemple, si je ne craignais de m'éloigner un peu de mon sujet.

Ceux de mes confrères qui ont cru devoir injecter sous la peau de leurs malades des substances médicamenteuses animales ou végétales, ont tous mentionné un relèvement des facultés intellectuelles, un accroissement de la puissance au travail. Je ne crois pas qu'aucun d'eux ait analysé, comme nous venons de le faire, l'action des transfusions hypodermiques sur les facultés de l'esprit : intelligence, attention, mémoire et volonté. Il nous appartient, en tout cas, d'avoir montré la relation habituelle entre l'hypotension artérielle et l'atténuation des facultés intellectuelles. Il nous appartient en outre, grâce à la durée de nos observations, d'avoir montré que les transfusions hypodermiques ont une action bienfaisante qui leur survit, quand elles ont été pratiquées, avec méthode, pendant un certain temps.

Un jour vient, où l'on peut les abandonner brusquement, sans que les malades en souffrent, sans que l'on ait à observer ces phénomènes cérébraux, si douloureux, si cruels, qui surviennent chez les morphinomanes et les alcooliques quand on les sèvre tout d'un coup.

Leur pratique ne constitue pas, en un mot, une habitude, un esclavage.

M. X., étudiant en médecine, neurasthénique invétéré, dut continuer pendant un peu plus de six mois sans interruption les transfusions de sérum à raison de cinq grammes par jour. Quand la guérison nous parut bien acquise, le traitement fut abandonné du jour au lendemain. M. X. ne cessa pas pour cela de se porter très bien ; sa santé générale n'en fut pas plus modifiée que s'il avait cessé de prendre une douche quotidienne, et tout le bénéfice des transfusions est resté acquis au malade pendant les vingt mois qui suivirent, c'est-à-dire jusqu'à ce jour. Je cite cet exemple parce qu'il est typique ; d'ailleurs toutes mes observations concordent sur ce point. L'organisme peut subir tous les jours, pendant plus de six mois, une réaction circulatoire vive, sous l'influence des transfusions, sans être enchaîné par l'habitude. Quand on songe combien les choses se passent différemment avec l'alcool, le tabac, la morphine et les autres intoxications passionnelles, il en faut bien conclure que dans cet asservissement, c'est la toxicité du liquide employé qui joue le mauvais rôle.

Tous ces excitants artificiels empoisonnent la volonté, tandis que le sérum ou l'eau stérilisée, la raffermissent et la délivrent.

Les transfusions hypodermiques de sérum artificiel m'ont rendu le plus grand service dans le traitement de la morphinomanie et de l'alcoolisme chronique. Dans la morphinomanie, j'ai pu, par ce moyen, élever la tension artérielle, donner de la vigueur à ces malades sans énergie et leur permettre de résister plus courageusement au besoin de morphine; chez eux comme chez certains alcooliques, j'ai réveillé, j'ai tonifié la volonté.

La neurasthénie passe, à très juste titre, pour une maladie tenace, rebelle aux traitements employés jusqu'ici. Expérience faite, je puis dire que les transfusions hypodermiques de sérum artificiel sont de beaucoup le plus puissant moyen de la déraciner.

Dans tous les cas de neurasthénie acquise, j'ai obtenu la guérison au bout d'un mois et demi ou deux mois de transfusions à raison de 5 à 10 grammes tous les jours.

Dans les cas de neurasthénie héréditaire, très ancienne, toutes les fois que j'ai pratiqué ces mêmes transfusions avec méthode et persistance, j'ai obtenu la disparition des symptômes graves, et une atténuation des stigmates, si marquée, que mes neurasthéniques en sont venus à oublier leur mal et à vivre tout à fait de la vie commune. Une ou deux transfusions par semaine suffisent à les garer d'une rechute, à faire qu'ils se considèrent comme débarrassés de leur pénible névrose.

Je voudrais terminer ce chapitre par une simple et courte remarque.

La vie moderne en France tend de jour en jour à se rapprocher de la vie américaine qui est, par excellence, la vie de surmenage, la vie *déprimante*. Jamais la lutte pour l'existence n'a été aussi âpre, jamais les hommes n'ont été plus malades de leur volonté, plus affaiblis physiquement et moralement, plus surmenés par l'effort.

Le travail intellectuel chez les uns, le travail physique chez les autres, dépassent la mesure des forces naturelles.

L'hypotension artérielle est le symptôme infiniment répandu de cet état.

Les transfusions hypodermiques en sont incontestablement le remède le plus logique, le plus efficace. Aucun moyen ne seconde plus puissamment la volonté et l'énergie, dans le domaine du travail intellectuel et du travail physique. C'est ce qui donne à la connaissance approfondie des lois de l'hypodermie, à l'époque actuelle, une importance considérable, si on les envisage, dans leurs applications au traitement des maladies morales que nous venons de mentionner.

CHAPITRE VIII

Les Déprimés et les Transfusions hypodermiques

SOMMAIRE. — Les différentes catégories de déprimés. — L'hypotension artérielle et l'état de dépression.

Les déprimés par vitalité insuffisante : observation. — L'usure de l'organisme par la vie : **Vieillesse et hypotension** ; l'athérôme et la tension artérielle des vieillards. — Hémiplégiques et transfusions.

Les convalescents : hypotension consécutive aux maladies. — Hypotension concomitante des maladies chroniques.

La phtisie et les transfusions.— La thérapeutique hypodermique de la phtisie et la **loi générale de l'hypodermie** : les principaux liquides injectés chez les tuberculeux ; effets similaires de toutes les substances non toxiques.

Effets réels des transfusions chez les tuberculeux au premier, au second et au dernier degré. — Les transfusions et les diverses capacités vitales des phtisiques (capacité respiratoire, alimentaire, digestive ; état des forces, de la pression artérielle ; dose de l'urée). — Les transfusions et les cures d'air.—On peut enrayer les lésions de la phtisie pulmonaire à l'aide d'un ensemble de moyens hygiéniques et thérapeutiques dont les transfusions doivent faire partie.

Mode d'action des transfusions chez les phtisiques. — Leur action directe sur le bacille est nulle ; elles se bornent uniquement à refaire la vitalité du sujet et à organiser complètement sa résistance à l'élément infectieux.

Les transfusions et l'infection tuberculeuse. — Les transfusions et l'infection en général. — La transfusion hypodermique et la sphygmométrie permettront de faire la part de la résistance du milieu. — Etude physiologique à faire.

Les opérés. — Utilité des transfusions comme moyen préparatoire aux grandes interventions chirurgicales. Emploi consécutif. Note du Dr Paul Segond. — Conclusions.

Au début du chapitre précédent, nous avons consacré quelques lignes à définir l'état de *dépression* et à préciser son étiologie habituelle. Rappelons-la brièvement.

Cet état de débilité durable, qui ne constitue pas une maladie définie, mais qui n'en est pas moins fort éloigné de l'état de santé normale, cet épuisement continu de l'esprit et du corps qui met tant de personnes dans l'impossibilité de vivre de la vie commune, survient ordinairement sous l'influence d'une des causes que voici :

L'insuffisance (congénitale ou acquise) de la vitalité ;

L'usure de l'organisme par le seul fait de vivre ;

La fatigue occasionnée par une maladie aiguë ou chronique ;

Le surmenage physique, intellectuel ou émotionnel.

Ainsi que nous l'avons dit déjà, ce dernier facteur, le surmenage, aboutit fréquemment à un état pathologique tout à fait défini, à la *Neurasthénie*. Mais chez bien des sujets moins prédisposés à la névropathie, la fatigue non compensée peut très bien ne pas mener jusqu'à la névrose à stigmates précis ; elle se borne fréquemment à déterminer un état durable d'épuisement des forces, un alanguissement de la vitalité, une obnubilation légère des facultés intellectuelles, état que résume et désigne avec exactitude le mot *Dépression*.

On ne voit guère de simples déprimés à l'hôpital ; on en rencontre fréquemment dans la clientèle, que leur état soit essentiellement lié à une insuffisance de la vitalité, ou qu'il résulte de la vieillesse ou de la maladie.

Les forces de ces malades sont au-dessous de la normale : ils pressent un dynamomètre avec une vigueur inférieure à ce qu'elle devrait être. En effet, le dynamomètre ne me paraît pas l'instrument d'élection pour mesurer le degré de faiblesse réelle d'un déprimé. Outre que cet appareil, tel qu'on le construit actuellement, ne peut être serré sans une véritable meurtrissure par une femme un peu délicate ou par un malade, il y a des cas très nombreux où ses indications sont infidèles, le malade ne voulant pas faire l'effort nécessaire et serrer l'appareil avec toute l'énergie qu'il pourrait fournir. En outre, le dynamomètre ne donne que des indications partielles, alors qu'il faut avoir, pour diriger le traitement, des indications d'ensemble sur le degré de vitalité que possède encore le malade, c'est-à-dire sur le plus ou moins d'activité avec laquelle s'exercent toutes les fonctions de son organisme.

Nous l'avons déjà dit au courant de cet ouvrage : le critérium de la vitalité, c'est l'état de la tension artérielle. L'état de dépression réelle d'un organisme humain se mesure bien plus exactement à la force d'impulsion du cœur, au degré de tonicité de l'appareil vasculaire, qu'à l'énergie des muscles fléchisseurs de l'avant-bras. Ce n'est pas le dynamomètre, c'est le sphygmomètre qui nous renseignera avec précision.

Le symptôme caractéristique de l'état de dépression, c'est l'hypotension artérielle. Prenez le matin, avant le repas, la tension d'un déprimé : elle vous donnera entre 9 et 12 c. m. de mercure. Si le sujet n'est pas névropathe, elle montera de 2 ou 3 c. m. à peine après les repas.

Avec tous les autres symptômes de la dépression, l'hypotension artérielle disparaît promptement, pour ne plus revenir, sous l'influence du traitement méthodique par les transfusions hypodermiques de sérum artificiel.

Voici, du reste, chez les diverses catégories de déprimés, les résultats de nos observations.

Les transfusions chez les déprimés par vitalité insuffisante.

Dans les grandes villes et plus particulièrement dans les familles qui habitent Paris depuis plusieurs générations, il naît assez souvent des enfants débiles, un peu malingres, que l'on arrive à préserver de toutes maladies définies, mais dont la vitalité demeure perpétuellement au-dessous de la normale.

Ces demi-malades, dont les facultés intellectuelles sont parfois remarquables, n'arrivent que difficilement à en tirer profit. Ils n'ont pas l'énergie vitale nécessaire pour extérioriser ce qu'il y a de bon en eux ; on ne les apprécie pas à leur juste valeur, et le monde les range parmi les apathiques et les indolents, parfois parmi les incapables.

Physiquement, ils paraissent sans tare, mais plus que d'autres ils sont prédisposés aux maladies infectieuses, à la tuberculose notamment. Leur terrain n'est pas résistant.

Cet état s'accompagne souvent d'anémie au premier degré.

Souvent congénitale, la dépression peut s'acquérir. Nous connaissons tous des personnes qui, jusqu'à l'âge de 30 ans, ont vécu en état de santé normale et qui, brusquement, à la suite d'un surmenage quelconque, s'affaiblissent et perdent beaucoup de leurs facultés de lutte pour l'existence. Ce que le monde appelle des « ratés », ce n'est assurément autre chose qu'une catégorie de déprimés par vitalité insuffisante.

Parmi toutes les observations de déprimés que je possède, je n'en veux citer qu'une qui me paraît typique.

Observation XIV

Vitalité insuffisante: disparition de la dépression générale et de l'hypotension artérielle après une trentaine de transfusions de sérum.

Il s'agit d'une femme de 35 ans, très intelligente, nerveuse, ne présentant aucun des stigmates de l'hystérie, aucun des stigmates de la neurasthénie, n'ayant à vrai dire aucun organe atteint, et ne jouissant d'aucun des avantages de la santé. Elle est sans force et sans appétit ; si elle se fatigue, si elle veille un peu tard, elle a la migraine ; toujours plus fatiguée au réveil qu'au moment où elle se couche, elle a des nausées si elle se lève de bonne heure. L'analyse de son sang révèle à peine une anémie du premier degré ; la diminution du titre de l'hémoglobine est insignifiante : 8 au lieu de 9. Cette malade ne supporte pas l'hydrothérapie ; les frictions sèches la privent de sommeil ; les amers troublent son estomac et ne lui donnent pas d'appétit ; les ferrugineux et le quinquina sont difficilement tolérés.

Voilà près de quinze ans que dure ce misérable état dont les bains de mer, les stations thermales n'ont pu avoir raison. La faiblesse générale, le léger degré d'anémie, la baisse permanente de la pression artérielle (11 c. m. m. en moyenne) me décidèrent à employer les transfusions de sérum.

Au bout d'une série de dix, la tension artérielle était remontée à 15 c. de merc.; après 25 transfusions elle se maintenait aux environs de 18 cent. Les globules avaient repris leurs dimensions physiologiques. L'appétit était revenu et la malade digérait et assimilait à merveille tout ce qu'elle mangeait. Elle commença par maigrir, cependant; mais ce qu'elle perdait en excès de tissus adipeux, elle ne fut pas longtemps à le regagner en fibres musculaires. La sensation de force était entièrement réapparue, et la malade me disait. « J'ai un besoin de « mouvement que je n'avais pas auparavant ; je n'ai plus « toujours froid comme avant, et j'ai un sentiment de « plénitude... il me semble que ma peau est mieux rem- « plie qu'autrefois !... »

Or, toute cette transformation est restée acquise à la malade qui, de temps en temps, vient demander à mes transfusions une assistance qu'elle sent redevenir nécessaire : une seule transfusion relève alors son énergie pour quinze jours, quelquefois pour un mois entier.

Les malades de cette sorte sont assez nombreux dans la clientèle et assez difficiles à soigner, pour que je croie nécessaire d'insister sur le mode d'administration de ce moyen, vraiment très puissant, très fidèle, de leur rendre leur vitalité intégrale.

Je conseille pendant la première semaine une transfusion de cinq grammes tous les deux jours ; au bout d'une huitaine, la transfusion doit être faite tous les matins. Un mois de traitement suffira en moyenne, si la dépression par insuffisance de vitalité est acquise.

Quand elle est congénitale, le traitement quotidien doit être modifié au bout du premier mois, et continué à raison d'une transfusion ou deux par semaine ou par quinzaine, selon que se maintient plus ou moins longtemps le relèvement de la tension artérielle.

La vieillesse et les transfusions

Il y a des organismes qui ne se fatiguent point prématurément et que l'usure, par une longue vie, parvient seule à débiliter.

Comme l'a dit fort justement M. Brown-Sequard, on peut, jusqu'à un certain point, considérer les vieillards comme des malades, la vitalité de chacun de leurs organes s'étant considérablement amoindrie, du seul fait de vieillir, d'avoir servi longtemps.

Dans cet état où l'usure de l'organisme s'est faite par la seule vieillesse, les transfusions hypodermiques de sérum artificiel peuvent rendre de très réels services, comme dans l'état de maladie.

Les muscles et les nerfs frappés de dégénération par maladie ou par traumatisme ne se régénèrent-ils pas parfois au point de regagner leur texture normale? Pourquoi les tissus que la vieillesse a fait dégénérer ne regagneraient-ils pas leur état antérieur, c'est-à-dire, celui qu'ils possédaient à l'âge adulte, si un moyen thérapeutique qui relève la vitalité et suractive, en permanence, les fonctions alanguies intervient, en temps utile, et d'une façon soutenue? Mieux encore, sur le seuil de la vieillesse, avant que celle-ci ait fait subir aux organes les transformations de structure dont elle est coutumière, pourquoi ne pas modifier par les transfusions hypodermiques, dont l'action est si nette en pareil cas, la vitalité de l'organisme qui commence à déchoir ?

L'application fréquente que j'ai pu faire, des transfusions hypodermiques de sérum artificiel, chez des gens âgés, m'a démontré que leur usage persévérant, pendant des semaines et des mois, peut modifier l'état des organes, à ce point que les artères devenues dures, comme d'habitude, à un âge avancé, s'assouplissent et se laissent aplatir par la pression de l'index, alors que l'impulsion du cœur devient plus énergique et qu'un ensemble de phénomènes subjectifs que nous avons déjà souvent mentionnés sont accusés par les transfusés.

Elles ne constituent point une eau de Jouvence, ces transfusions, en ce sens qu'elles ne rendent pas leur activité juvénile aux organes atrophiés. Mais combien elles sont utiles aux vieillards devenus paresseux et frileux, qui ne sortent pas, qui ne prennent plus l'air et qui ne se nourrissent pour ainsi dire plus. En peu de temps, elles leur rendent l'appétit et l'activité digestive ; sous l'influence du traitement, ils deviennent plus actifs, moins somnolents, plus vivaces.

Elles mettent certainement les gens âgés en état de réceptivité moindre des germes pathogènes.

Pendant l'épidémie d'influenza de 1889, j'ai fait sur 22 malades âgés, l'application suivante des transfusions hypodermiques de sérum artificiel. Six d'entre eux, 2 hommes et 4 femmes, furent préventivement soumis aux transfusions de sérum (cinq grammes tous les jours) et aucune de ces six personnes ne fut sérieusement atteinte.

Parmi les seize autres, 3 hommes et 13 femmes, 9 furent atteints d'influenza confirmée.

Quatre de ces malades furent traités sans injections hypodermiques : deux moururent de broncho-peumonie.

Les sept autres furent soignés de la même manière que les précédents avec adjonction au traitement d'une transfusion de 5 grammes par jour. Un seul mourut de pneumonie.

Sans doute, cette statistique ne repose pas sur un très grand nombre de cas. Telle qu'elle est, pourtant, elle me paraît démontrer que les injections hypodermiques contribuent énergiquement à rendre aux personnes âgées un peu de cette résistance aux infections qui fait défaut aux vieillards, beaucoup plus qu'aux adultes.

Ici, le phénomène hypotension artérielle ne correspond pas toujours au degré de dépression.

Il faut prendre garde à ce fait que, même déprimés, ces vieillards donnent parfois à l'examen du pouls une hypertension assez marquée. C'est une fausse hypertension : elle provient, non pas de l'impulsion forte d'un cœur énergique et sain, mais de la rigidité, de la sclérose des vaisseaux. L'impulsion centrale est molle, mais la résistance périphérique est forte, ce qui suffit à élever la pression. En pareil cas, les transfusions hypodermiques ne sont pas du tout contre-indiquées. On peut les pratiquer sans aucun inconvénient et on en retirera de très sérieux avantages à la dose quotidienne de 2, 3 et 5 grammes, chez les vieillards dont les artères ont largement subi l'influence de l'âge. Rien ne supprime mieux les vertiges auxquels ils sont si fréquemment sujets. Rien ne les met mieux à même de se nourrir et d'assimiler efficacement les aliments qu'ils prennent.

Leur organisme non malade, mais fatigué, se ravive comme celui des neurasthéniques sous l'influence des transfusions hypodermiques de sérum artificiel, et, parfois, c'est après un petit nombre que leur vitalité réagit et se relève.

Chez les vieillards il est rationnel de s'en tenir aux petites doses. Je dois dire cependant que je n'ai jamais vu se produire, avec les transfusions, le moindre accident même chez les hémiplégiques récents ou anciens; dans les cas d'hémiplégie flasque ou de contracture secondaire, j'ai obtenu, au contraire, les résultats les plus inattendus : une remarquable amélioration de l'état des forces dans les membres du côté sain et dans les membres du côté paralysé. Mes observations sont assez nombreuses pour être publiées; un de mes élèves a déjà commencé à la Salpêtrière une série d'expériences qui feront l'objet d'un prochain mémoire pour lequel je les réserve.

Les convalescents et les transfusions.

Rien n'est plus légitime que d'assimiler les convalescents aux déprimés par la fatigue, aux surmenés. On pourrait même caractériser la convalescence consécutive aux maladies aiguës : « *Un état d'hypotension artérielle par surme-* « *nage pathologique.* »

Quand un malade est atteint de pneumonie, par exemple, il subit d'abord une infection par le pneumocoque, puis un véritable *shock*, analogue à celui des traumatisés ou des opérés. En tout cas, sa pression artérielle est basse invariablement. On peut même ajouter que, plus elle est basse, plus la convalescence est longue, plus la santé parfaite est lente à revenir, si l'on n'intervient pas, si l'on « n'aide pas la nature », comme disaient nos pères.

On ne se doute pas encore des services que les transfusions sont appelées à rendre en pareil cas.

Mes observations portent principalement sur la convalescence des fièvres éruptives, scarlatine et rougeole, de la pneumonie, de la fièvre typhoïde, de la diphtérie ; elles sont extrêmement concluantes. Aidée par les transfusions la convalescence est plus courte, sensiblement ;

elle est aussi moins pénible. C'est ainsi que, dans la fièvre typhoïde, les malades démesurément amaigris et en proie à une faim cruelle que l'on ne peut pas satisfaire sous peine de perforation intestinale, sont pour ainsi dire nourris, maintenus, soutenus par les transfusions hypodermiques de sérum.

Ici, par exemple, j'engage mes confrères à user tout d'abord de petites doses : deux grammes, trois grammes par jour pour commencer. Un massage local avant et après l'injection est de rigueur ; il importe, en effet, d'éviter les eschares dans les tissus si près de la mortification. Au bout de peu de jours ce danger ne sera pas à redouter, la peau et l'hypoderme reprenant promptement leur vitalité sous l'influence des transfusions sous-cutanées.

Tous les convalescents ont une tension artérielle basse. Quand on leur fait des transfusions de sérum, en même temps qu'on relève cette tension, on accélère leur nutrition, on élève leur température généralement abaissée, on leur donne des forces, on leur permet une assimilation meilleure et sans fatigue, des aliments qu'ils prennent ; on les met, en un mot, dans des conditions exceptionnellement favorables pour la réparation.

Rendre très promptement un malade à la vie commune, le délivrer de ces entraves que laissent plus ou moins après elles toutes les maladies aiguës, ce n'est point chose négligeable pour un praticien soucieux d'obtenir des guérisons complètes. Il faut bien dire, en outre, que le fait d'abréger la convalescence d'une affection aiguë équivaut très souvent à la suppression des complications de la dernière heure, si fréquentes à la suite des fièvres éruptives, notamment.

Les maladies chroniques sont aussi de redoutables agents d'épuisement de la vitalité. C'est là une vérité tellement évidente que je dispense le lecteur de l'énumération des maladies chroniques s'accompagnant d'hypotension artérielle, justiciables, par conséquent, de la thérapeutique dynamogénisante, du traitement par les transfusions. Je craindrais de paraître prôner une panacée universelle, alors que nulle médication n'a d'indications plus scientifiquement précisées.

Mais il est une maladie chronique plus intéressante et plus importante au point de vue qui nous occupe : c'est la tuberculose.

Sur ce terrain, nos recherches nous ont donné des résultats particulièrement instructifs. Je crois bien être en droit de dire qu'elles éclairent le traitement de la tuberculose d'une vive lumière, et qu'elles permettent de juger d'ensemble, autrement que par des appréciations hâtives, la majeure partie des tentatives thérapeutiques faites depuis quelques années.

Les phtisiques et les transfusions

Au cours de cet ouvrage, en établissant ce que nous avons appelé la *loi générale de l'hypodermie*, nous avons donné une longue liste des diverses substances médicamenteuses introduites dans l'organisme par la voie sous-cutanée.

Presque tous les thérapeutistes, promoteurs de ces médications, visaient la tuberculose, avec l'espoir de l'améliorer, de la guérir ou de la vacciner.

Cette liste était incomplète.

Il faut lire l'excellente synthèse que vient de publier le Dr G. Daremberg pour se faire une idée du nombre et de la variété des solutions transfusées à des phtisiques : eucalyptol, camphre, menthol, thymol, phosphate de cuivre, acétate d'alumine, cantharidate de potasse, chlorure de zinc, acide borique, aristol, sublimé, acide phénique, naphtol, créosote, gaïacol, benzoïl-gaïacol, styracol, glycérine, toutes les hui-

(1) G. Daremberg. *Traitement de la phtisie pulmonaire*. Rueff, édit. 1892.

les, toutes les benzines, tous les balsamiques ont été, tour à tour, injectés sous la peau des tuberculeux. Ajoutez encore à la liste toutes les inoculations hypodermiques de sang ou de sérum, de sang d'oiseau, de chien, de chèvre, toutes les injections de liquides organiques, suc nerveux, suc testiculaire, suc musculaire, suc de glandes, voire même la sérosité de vésicatoire, tous les vaccins, et — pourquoi ne pas le nommer ? — le liquide mystérieux qui, pendant quelques mois, fit une renommée à M. Mathieu d'Estissac.

Or, quiconque voudra répéter l'essai de ces médications chez des phtisiques, quiconque voudra bien prendre la peine d'examiner de près les effets obtenus, ne pourra manquer d'arriver, comme nous l'avons fait nous-mêmes à quelques conclusions qui s'imposent, comme des lois constantes.

On se demande comment personne encore n'a eu l'idée de grouper ces résultats thérapeutiques, incontestablement similaires, en dépit de la diversité apparente des moyens.

Expériences personnelles avec des solutions minérales ou répétition des expériences de nos confrères avec des solutions de substances végétales ou animales, nous ont conduits à des conclusions identiques, dont voici les plus importantes.

1° Les substances diverses énumérées plus haut ne déterminent d'amélioration vraie dans l'état général, de relèvement de la vitalité, que si on les administre par la voie hypodermique. Elles perdent à peu près leur efficacité, si le malade les absorbe par les voies digestives.

2° On ne constate point d'amélioration si l'on ne prend soin d'injecter chaque fois une certaine quantité de liquide inerte servant de véhicule à la substance médicamenteuse. Il faut injecter 4 à 5 c. m. c. de liquide, au moins, pour obtenir des effets bien marqués.

3° L'amélioration de l'état général, qui en résulte, n'est jamais en proportion avec la dose de médicament employé, mais seulement en proportion avec la dose de véhicule injecté. Si, par exemple, on injecte à un phtisique une plus ou moins grande quantité de gaïacol dans les vingt-quatre heures, on modifiera plus ou moins la purulence des crachats. Mais son état général ne s'améliorera, ses forces ne lui reviendront, sa vitalité ne se reconstituera qu'en raison directe de la quantité de liquide qu'on lui transfusera dans les vingt-quatre heures, que ce liquide serve de véhicule à une petite ou une grande quantité de la substance que l'on croit seule active.

4° Pourvu qu'il y ait injection sous-cutanée à la dose minima de 4 à 5 c. m. c., l'amélioration d'ensemble est constante, quelle que soit la substance employée. Il n'y a d'insuccès que quand la substance médicamenteuse a une activité toxique propre. A l'amélioration première succèdent alors des phénomènes d'intoxication qui contraignent à changer de traitement. C'est ce qui est arrivé notamment pour le cantharidate de potasse, pour la créosote, et bien plus encore pour le liquide employé par le professeur Koch.

5° Quelle que soit la nature du liquide employé, les phénomènes d'amélioration sont constamment les mêmes : ce sont les symptômes, déjà énumérés par nous au cours de cet ouvrage, symptômes qui accompagnent constamment le relèvement de la tension artérielle. Nous reviendrons tout à l'heure sur cette énumération.

6° Certains liquides, cependant, agissent avec plus d'activité et de persistance que d'autres. La série de nos expériences comparatives démontre que les solutions de substances minérales sont à la fois les plus actives et les plus inoffensives. Pour la sécurité qu'elles donnent et pour les effets qu'on en obtient, elles sont préférables aux solutions de substances végétales ou animales, qu'il s'agisse de sucs glandulaires, de sucs musculaires ou de sucs nerveux.

Effets thérapeutiques des transfusions chez les tuberculeux.

Et maintenant, quels sont les signes d'amélioration dûment constatés chez les phtisiques sous l'influence du traitement par les transfusions ; à quelles limites s'arrêtent leurs effets bienfaisants ; quelle est, en un mot, leur action réelle ? — Telles sont les questions que va nous permettre de résoudre, sans parti-pris d'aucune sorte, la quantité de documents, épars dans la science ou résultant d'observations personnelles, que nous avons groupés en vue de cette étude.

Notre opinion ne s'est pas faite en une fois. Elle est passée par deux étapes dont la succession n'est pas sans intérêt.

Au moment où je commençai l'étude des transfusions de solutions minérales chez les phtisiques, la thérapeutique de la tuberculose pulmonaire était, comme on l'a dit, dans l'anarchie la plus complète. Beaucoup de bons esprits témoignaient de quelque répugnance pour l'emploi de ces innombrables substances injectées sous la peau, qui toutes prétendaient à des résultats magnifiques, qui toutes semblaient améliorer les phtisiques au point de faire croire à leur prochaine guérison, et qui, toutes, finissaient par tomber dans le discrédit et l'oubli.

Et il en vint un si grand nombre, que seul, le mot de suggestion parut suffire à en expliquer les effets.

Cependant, la découverte de notre *loi générale de l'hypodermie*, nous fournit une explication moins superficielle, plus satisfaisante que ce mot de suggestion, mot à tout faire, et dont on abuse vraiment. Ce sentiment de malaise que nous éprouvions, nous aussi, se dissipa, et nous comprîmes aisément l'enthousiasme qu'avait suscité d'abord chaque nouvelle tentative — toute transfusion relevant la vitalité — et la désillusion consécutive — la multiplicité des substances préconisées, rebutant les esprits prudents.

Il faut le reconnaître : il y avait une part de vrai dans tout cela. Seulement, ce que chaque auteur attribuait aux vertus thérapeutiques de la substance médicamenteuse, revenait en réalité au simple fait d'injecter sous la peau une certaine quantité de liquide inoffensif.

En somme, on a été injuste — il n'en pouvait être autrement — pour toute cette thérapeutique hypodermique de la phtisie. On a abandonné toutes ces injections, trop vite pour savoir exactement à quoi s'en tenir sur ce que l'on était en droit d'en attendre. Plus simples que toutes les autres, certainement inoffensives, ne risquant en aucune sorte de produire des effets toxiques, de déterminer une embolie ou de provoquer des phénomènes infectieux, les solutions de sels minéraux, les sérums artificiels nous ont permis de pousser, jusqu'au bout, une série d'observations vraiment démonstratives.

Notre première série d'études nous conduisit à admettre une opinion tout à fait conforme à celle que MM. Charles Richet et Héricourt furent amenés à émettre après leurs inoculations de phtisiques à l'aide du sang de chien. Avec une clairvoyance très nette et la plus entière bonne foi scientifique, ces deux expérimentateurs reconnurent que leur action sur l'élément bacillaire était nulle. Mais ils durent admettre que leurs malades mangeaient mieux, reprenaient des forces, avaient moins de sueurs nocturnes, engraissaient à vue d'œil : l'amélioration de l'état général était incontestable, durable, et sérieusement acquise, et non point fugace, comme le mieux léger qu'amène toute médication nouvelle.

De notre côté nous pouvons dire, en thèse générale, que les transfusions hypodermiques, quel que soit le liquide employé — à condition qu'il ne possède aucun pouvoir toxique et qu'il n'exerce aucune influence locale nocive — amènent constamment chez les tuberculeux les modifications suivantes :

Relèvement de l'appétit ;

Suppression des vomissements après les repas ;

Augmentation de poids ;

Cessation des sueurs nocturnes ;

Retour des forces ;

Facilité plus grande à respirer et à expectorer.

Ces symptômes se montrent promptement, de la manière la plus nette, souvent avec une intensité très remarquable qui se prolonge des mois entiers, lorsque le traitement est conduit avec méthode et d'une manière suivie. Mais ce sont là des signes d'action tonique exercée sur l'état général, des signes de relèvement de la vitalité, mais non pas des symptômes de guérison réelle, d'anéantissement du bacille, de suppression de la cause.

Ce n'en était pas moins une conquête, qui ne devait pas passer inaperçue, que ce fait de pouvoir procurer aux phtisiques, dont les lésions ne sont pas très avancées et qui n'ont pas habituellement de fièvre, une amélioration si notable, qu'elle peut leur donner l'illusion de la guérison. C'est là un résultat que, dans la pratique, nous ne sommes pas en droit de dédaigner. Avec les sérums artificiels, nous avons obtenu les résultats les plus précis, les plus indéniables, sauf cependant, il faut le répéter, chez quelques tuberculeux à la dernière période et chez quelques autres qui avaient la fièvre et qui se sont montrés plus rebelles à l'amélioration.

Si l'opinion de Messieurs Ch. Richet et Héricourt corroborait absolument la nôtre, celle de M. Brown-Séquard nous paraissait malaisée à admettre.

Dans une de ses communications à l'Académie des sciences, le savant physiologiste émit un jour la certitude de pouvoir guérir la phtisie même avancée, à l'aide de ses injections de liquide testiculaire : « C'est plus que de l'amé« lioration, disait-il, en substance, c'est bel et « bien de la guérison ; et si nous ne pouvons « pas savoir jusqu'à quel point elle est défini« tive, c'est que tous nos phtisiques s'empres« sent de quitter l'hôpital, tant ils se sentent « hors d'affaire. » Ce jour-là, même, M. Brown-Séquard se demanda si le liquide testiculaire ne possédait pas des propriétés antibacillaires vis-à-vis du microbe de la tuberculose.

De nos études comparatives, il résulte que ni le liquide testiculaire, ni aucun sérum artificiel, ni aucune substance connue, ne possèdent l'action parasiticide que tous les auteurs ont rêvée. Aujourd'hui comme hier, nous ne connaissons rien qui détruise directement le bacille de la tuberculose, rien qui soit propre à en vacciner l'espèce humaine.

Et pourtant, un jour vint, où il fallut bien nous avouer à nous-même — en dépit de la défiance que nous inspiraient les résultats trop conformes à notre désir — que certains phtisiques traités par les transfusions de sérum artificiel, sans autre médication, voyaient leurs lésions s'arrêter, et rétrocéder.

Depuis 1887 j'ai fait l'application des transfusions hypodermiques au traitement d'un certain nombre de phtisiques. J'ai pu en suivre onze pendant plusieurs années : sept à la première période, quatre au second degré. Sur ce nombre, un malade, sujet à des accès de fièvre quotidiens, n'a été qu'amélioré ; chez sept autres il y a eu régression manifeste ; il y en a trois qui ne présentent plus aucune lésion appréciable. Les uns et les autres ont été soumis au même régime : transfusions hypodermiques de sérum artificiel à raison de cinq grammes par jour ; deux ont pu prendre de l'huile de foie de morue à raison de trois à quatre cuillerées: aucune autre médication. Pendant toute la durée de leur traitement, ces malades ne quittèrent point Paris ou sa banlieue. La cure d'air n'est donc à peu près pour rien dans leur amélioration.

Bien que ces malades eussent été minutieusement observés, avant, pendant et après le traitement, par mes élèves et par moi, j'avais résolu de ne pas parler, dans ce travail, de résultats aussi inattendus, quand le récent ouvrage de M. Daremberg, auquel j'ai déjà fait allusion, vint m'apporter la certitude, là où je m'obstinais dans le doute.

Mon distingué confrère qui, certes, est mieux placé que tout autre pour bien juger de cette question, trace de main très ferme la voie rationnelle pour le traitement des phtisiques, et il démontre dans quelles proportions on peut espérer les guérir, en évitant les dangereuses panacées, en ayant recours à peu près uniquement à ce que Dujardin-Beaumetz appelle à bon droit « une bonne hygiène thérapeutique ».

Eh bien! les transfusions hypodermiques doivent désormais faire partie intégrante de cette hygiène *guérissante*, il n'est plus permis d'en douter après la quantité de faits que nous avons pu observer par nous-mêmes ou qu'il nous a été donné de contrôler. Si elles ne possèdent aucune propriété antibacillaire, elles n'en font pas moins partie, de droit, du traitement rationnel de la phtisie, pour ce motif qu'elles améliorent infiniment la nutrition, et qu'elles disposent l'organisme à une assimilation bien plus parfaite des médicaments qu'on lui donne, et surtout des aliments qu'on lui fait prendre, de l'air pur qu'on lui fait respirer.

Qu'on se rappelle, en effet, ce que nous avons

dit et démontré au chapitre où il est question des effets physiologiques des transfusions, en général. Outre les phénomènes subjectifs dont les malades sont les meilleurs juges — relèvement de l'appétit allant parfois jusqu'à une véritable boulimie, facilité des digestions, retour de la sensation de bien-être — nous avons noté avec précision tous les phénomènes objectifs, mesurant tout ce qui était mesurable, au dynamomètre, à la balance, à l'uréomètre, au sphygmomanomètre, au thermomètre, au spiromètre, à savoir :

L'accroissement des forces ;

L'augmentation de poids du corps ;

La suractivité des échanges nutritifs ;

L'accroissement de force de contraction du myocarde ;

La régularisation des circulations locales et de la température ;

L'augmentation de la capacité vitale du poumon..

On aurait tort de croire que les modifications observées soient légères ou fugaces, qu'elles se chiffrent par des quantités minimes, intéressantes sans doute au laboratoire, mais négligeables en clinique. Les transfusions hypodermiques qui augmentent dans de fortes proportions toutes les capacités vitales d'un organisme sain, agissent beaucoup plus efficacement encore sur l'ensemble des fonctions d'un phtisique.

Sans autre thérapeutique que les injections de sérum artificiel à raison de 5 à 10 gr. par jour, j'ai obtenu chez dix de mes malades que j'ai pu suivre pendant longtemps des résultats absolument inespérés. Deux seulement ont pu prendre, en même temps, de l'huile de foie de morue. Sans parler de l'état local, de l'arrêt ou de la rétrocession de leurs lésions pulmonaires, voici le tableau des chiffres moyens indiquant les modifications subies, en trois mois de traitement, par leurs diverses énergies fonctionnelles, par leur état général, et, pour tout dire, par leur vitalité.

On verra de quelle importance est le petit tableau ci-après pour l'interprétation des effets obtenus par les transfusions chez les phtisiques.

Bien entendu, ces chiffres, moyenne obtenue après trois mois de soins, se maintiennent aussi longtemps que dure le traitement méthodique. Si le phtisique est de ceux qui guérissent, ces mêmes chiffres restent à la normale sans qu'il soit besoin de faire de nouvelles transfusions. Je conseille, pourtant, de surveiller toujours la tension artérielle des tuberculeux qui se sont bien rétablis, et de la relever à l'aide d'une injection de cinq à dix grammes tous les huit jours ou tous les quinze jours, sitôt qu'elle menace de redescendre au-dessous de 15 c. m. de mercure.

Moyenne des modifications consécutives au traitement par les transfusions.

Avant le traitement	Après trois mois de traitement
QUANTITÉ D'ALIMENTS PRISE EN 24 HEURES	
Pain........... 60 gr.	.... 335 gr.
Viande (crue ou cuite)........ 116 gr.	.... 721 gr.
Féculents ...... 24 gr.	.... 188 gr.
Aliments gras .. 57 gr.	.... 121 gr.
POIDS DU CORPS	
51 kilogr.	64 kilogr.
ÉTAT DES FORCES	
Main D. = 33 k.	.... 44 k.
Main G. = 27 k.	.... 36 k.
TENSION ARTÉRIELLE	
15 c. m. m.	17 c. m. m.
URÉE EN 24 HEURES	
11 grammes.	23 grammes.
CAPACITÉ RESPIRATOIRE	
1235 c. m. c.	2170 c. m. c.

A quel moment de leur évolution morbide les tuberculeux ont-ils surtout des chances de guérir ? Tout le monde est d'accord pour répondre que les chances de guérison décroissent à mesure que la maladie est plus avancée, et rien n'est plus conforme à nos propres observations. Voici quels résultats nous ont donnés les transfusions de sérum aux trois périodes de la tuberculose pulmonaire.

Les phtisiques arrivés aux dernières limites, ne peuvent en retirer que bien peu d'avantages. M. Daremberg, qui n'a essayé que sur un seul sujet l'extrait aqueux de liquide testiculaire s'exprime ainsi à ce propos : « Ces injections ne « modifient pas les lésions locales, et les mala- « des gravement atteints continuent à décliner. « J'ai pratiqué des injections de liquide testi- « culaire qui m'avait été obligeamment envoyé « par M. d'Arsonval, à une malade arrivée à la « dernière période de la phtisie pulmonaire. Ces « injections provoquèrent de grandes douleurs, « n'abaissèrent pas la température, mais exci- « tèrent l'appétit et rendirent assez de forces « à la malade pour qu'elle pût cracher avec plus « de facilité ; elle mourut cependant quelques « semaines après. Ces injections sont inoffen- « sives et peuvent être quelquefois utiles chez « les phtisiques, puisque Hénocque a démontré « qu'elles augmentent lentement et progressi-

« vement la quantité d'hémoglobine du sang. »

C'est là le type de l'observation *in extremis*. En pareil cas, les résultats donnés par le sérum artificiel sont, à la douleur près, très comparables à ceux que le liquide testiculaire a fournis à M. Daremberg. Ils sont pourtant plus accusés en général, surtout quand il y a peu de fièvre. J'ai vu plusieurs phtisiques à la dernière période, tellement relevés par les transfusions, qu'ils croyaient à leur guérison jusqu'à la dernière minute : presque toujours, d'ailleurs, j'ai eu la certitude de prolonger leur existence de quelques semaines ou de quelques jours en atténuant leurs souffrances et en leur rendant une énergie qui leur faisait illusion. En voici un exemple : En 1886, au mois de juin, je fus appelé à faire des transfusions de sérum artificiel, à une fillette de quatorze ans qui succombait à une phthisie à marche rapide et que je soignai, jusqu'à la fin, en compagnie de notre savant confrère le docteur Blache. Eh bien, quoique commencées *in extremis*, ces transfusions amenèrent un tel bien-être que l'enfant débarrassée de douleurs et de malaises ne cessait d'en témoigner, alors que les parents se reprenaient encore à une espérance depuis longtemps perdue.

A la seconde période, lorsqu'on a affaire à des malades apyrétiques, les effets des transfusions sont autrement appréciables. En même temps que l'état général se modifie de fond en comble, en même temps que l'appétit revient et que l'augmentation du taux de l'urée dans l'urine atteste l'activité des phénomènes intimes de la nutrition, on voit, au bout de deux ou trois semaines, les lésions pulmonaires cesser de faire des progrès. Pendant quelques jours encore, elles demeurent stationnaires, bien que le patient reprenne tous les jours des forces et de l'espoir, du plaisir à vivre. Puis on assiste à une amélioration plus marquée : les râles muqueux deviennent des craquements secs ; la respiration est moins soufflante, et la matité diminue. J'en ai vu du second degré qui trois ou quatre mois après, quelquefois plus, rarement moins, n'avaient plus que simples sibilances au sommet du poumon atteint et au bout d'un an ne laissaient plus constater autre chose que l'inspiration rude et l'expiration saccadée. Je ne sais rien de plus intéressant pour un médecin que de voir la maladie battre lentement en retraite, pour ainsi dire, devant une thérapeutique aussi simple que celle-là. Nous verrons tout à l'heure jusqu'à quel point elle est logique et légitime.

Quant aux phtisiques, dont les lésions pulmonaires ne font que débuter, je suis en droit de dire que leur guérison peut être obtenue complète à cette condition pourtant que nous ayons affaire à des phtisiques apyrétiques. Le traitement se complique aussitôt que l'élément fièvre apparaît. Il n'est pas à laisser croire pour cela que dans la phtisie avec fièvre, les transfusions hypodermiques de sérum artificiel restent sans action, ce n'est pas cela que je veux dire. Les transfusions hypodermiques agissent d'une façon vraiment remarquable dans la phtisie apyrétique : elles ont prise sur le sujet, elles créent une résistance à la maladie avec une grande rapidité et une grande énergie. Dans la phtisie avec fièvre il n'en est plus de même ; le milieu ne se laisse pas modifier avec la même facilité, avec la même rapidité, il résiste le plus souvent, mais parfois la fièvre tombe et alors la partie devient belle du moment ou les transfusions hypodermiques sont faites dans ces conditions qui permettent d'établir un terrain de résistance à l'envahissement.

Fait utile à noter, le phénomène hémoptysie n'est nullement en contradiction avec l'emploi des transfusions : elles m'ont, au contraire, donné les résultats les plus heureux chez des malades très affaiblis.

En pareil cas, l'hémoptysie s'arrête, et l'épuisement consécutif est très promptement réparé.

J'ai expérimenté les transfusions de sérum à

l'exclusion de toute autre médication, afin d'être certain de la part qu'il fallait leur faire dans l'amélioration obtenue chez nos malades. Mais je ne répugne nullement à les associer à ce qui constitue l'ensemble d'un traitement rationnel; loin de moi la pensée d'en vouloir faire une panacée exclusive, et j'estime, au contraire, que pour lutter contre une entité morbide telle que la phtisie, il faut bien se garder de s'attacher à une médication unique : on ne peut espérer de résultats durables que de l'association de plusieurs moyens combinés, conduits, pour ainsi dire, à l'assaut de la maladie. Dès aujourd'hui, les transfusions hypodermiques ont assez fait leurs preuves entre nos mains pour que nous ne puissions nous empêcher de croire que, d'ici peu, elles entreront pour une large part dans la thérapeutique rationnelle, scientifique, de la tuberculose pulmonaire. Là se borne notre ambition.

Cette part, nous pourrons la limiter dès maintenant, en recherchant avec méthode comment de simples injections d'un liquide inerte peuvent amener l'amélioration si notable, voire même la guérison d'une maladie aussi incontestablement infectieuse que la phtisie.

Mode d'action des transfusions chez les phtisiques.

Des deux interprétations émises jusqu'à présent pour expliquer l'action bienfaisante de tel ou tel liquide injecté sous la peau des phtisiques, aucune ne nous paraît devoir être longuement discutée.

La suggestion a été maintes fois invoquée, mais elle suffirait à peine à expliquer l'amélioration fugace que ressent tout malade chronique dès que son attention est vivement sollicitée par une thérapeutique nouvelle.

D'autre part, M. Brown-Séquard, au cours d'une de ses communications à l'Académie des sciences, s'est demandé si le liquide testiculaire qu'il emploie n'était pas doué de vertus spontanément antiseptiques. Nos expériences avec du suc testiculaire ne nous ont point prouvé que ce liquide possédât la moindre propriété parasiticide. Pour ce qui est du sérum artificiel minéral, je puis dire, en toute sécurité, qu'il n'agit en aucune sorte comme antiseptique, et que l'acide phénique que j'ai soin d'y faire ajouter, excellent pour supprimer la douleur au moment de l'injection, n'a certainement aucune action sur le microbe pathogène. N'avons-nous pas prouvé, du reste, que tout liquide inerte injecté sous la peau améliore les tuberculeux d'une manière toujours identique, par un processus thérapeutique constant, absolument indépendant de sa constitution chimique ?

Ce n'est donc ni l'idée de suggestion, ni l'idée d'action antiseptique, qui peuvent nous servir d'explication plausible. Il en existe heureusement une autre qui présente de bien meilleures garanties et qui me paraît de nature à satisfaire les esprits les plus rigoureusement scientifiques.

Dans l'ouvrage du Dr Daremberg — qu'il faut et qu'il faudra toujours citer désormais en matière de traitement de la tuberculose, parce qu'aucun autre ne donne si bien la note juste — le chapitre XVII commence par cette phrase que les thérapeutistes à venir pourront prendre pour épigraphe : « Le phtisique qui s'alimente « ou se suralimente, qui digère et assimile convenablement est un phtisique sauvé. »

C'est là une vérité thérapeutique actuellement bien acquise, et que j'ai souvent eu occasion de vérifier pour ma part. Elle n'est malheureusement pas assez répandue, et beaucoup de nos confrères s'obstinent encore à rechercher dans tels ou tels moyens, antiseptiques ou vaccins présumés, ce qu'une hygiène méthodique et scientifique peut seule leur donner.

Depuis la découverte du bacille de la tuberculose, il semble qu'elle doive paraître surannée, cette manière qui consiste à modifier puissamment le milieu pour le mettre en état de lutter victorieusement contre l'élément infectieux. C'est cependant cette manière-là qui a pour elle l'expérience; c'est à elle que les faits s'obstinent à donner raison. Chaque jour, les observations s'accumulent, au point de ne plus permettre le doute. Celles que nous avons recueillies sont particulièrement démonstratives; elles ont la valeur précise, presque mathématique d'une expérience physiologique. Il est bien certain que les transfusions hypodermiques de sérum artificiel n'ont aucune action directement antiseptique : elles se bornent, nous l'avons dit cent fois, à relever la vitalité, à activer la nutrition, à augmenter, dans de fortes proportions, l'appétit, c'est-à-dire la quantité d'aliments ingérée, et la dose de l'urée dans l'urine, c'est-à-dire le taux des échanges nutritifs. Or, c'est précisément là ce qu'il faut faire et ce qu'il suffit de faire aux phtisiques pour les guérir.

Si je n'ose pas dire que les transfusions guérissent les phtisiques, c'est en ce sens qu'elles sont incapables de supprimer immédiatement l'élément pathogène. Mais elles le détruisent médiatement, secondairement, en plaçant l'organisme du tuberculeux dans des conditions de résistance telles qu'il lui est facile de vaincre les ravages causés par l'envahissement bacillaire. Et cela par ce mécanisme bien simple : augmentation de l'appétit et du pouvoir d'assimilation de l'organisme. Ce n'est rien que de l'hygiène, mais c'est la plus précise, la plus méthodique des hygiènes.

Rappelez-vous, à ce propos, cette phrase du professeur Bouchard :

« Quand l'homme est devenu phtisique, les « moyens hygiéniques sont les auxiliaires in-« dispensables de la thérapeutique.... Par eux « seuls, sans moyens thérapeutiques, nous ar-« rivons souvent à ralentir, parfois même à en-« rayer l'évolution morbide, à immobiliser les « lésions, et même à les faire rétrograder... « Nous ne nous attaquons pas directement au « microbe, mais nous l'atteignons indirectement. « L'aération n'est pas salutaire parce que l'oxy-« gène tue les microbes, mais parce que l'aé-« ration fait vivre l'homme avec plus d'intensité. « Nous ne visons pas directement le microbe : « ce n'est pas de l'antisepsie que nous faisons, « mais de l'hygiène ; et nous nous proposons de « modifier par elle la nutrition des cellules hu-« maines, de telle manière qu'elles deviennent « un milieu défavorable aux microbes. »

Oui, c'est bien là l'idée directrice de tout traitement logique, scientifique et moderne de la tuberculose pulmonaire. La phrase que je viens de citer n'est, du reste, pas la seule que M. Bouchard lui ait consacrée. Je veux en détacher quelques-unes encore de son plus récent ouvrage. Il s'agit des phtisiques et des candidats à la tuberculose :

«... Il faut changer, élever le taux de leur « vitalité par une hygiène bien entendue ; il « faut faire de leur nutrition retardante une « nutrition normale ; pour cela, il faut mettre « en œuvre toute la série des agents hygiéni- « ques qui réveillent et entretiennent l'activité « des élaborations chimiques. »

«... Ce que doit viser avant tout la théra- « peutique, c'est la rénovation de l'organisme, « c'est la restauration de l'individu... il faut « faire d'une vitalité inférieure une vitalité meil- « leure et plus résistante (1) ».

Ce mot vitalité, qui revient à toute minute sous la plume du professeur de pathologie générale, nous l'avons bien souvent écrit au cours de ce volume, l'effet des transfusions hypodermiques étant précisément le relèvement de la vitalité. Et la vitalité, n'est-ce pas l'intensité plus ou moins grande avec laquelle s'exercent les différentes fonctions de l'organisme ?

Or, voyez les tuberculeux :

(1) Ch. Bouchard. *Les microbes pathogènes*, page 274.

Ils se nourrissent peu, ils digèrent mal et vomissent souvent après leurs repas ; ils sont maigres, et leur force, mesurée au dynamomètre, est, le plus souvent, de beaucoup au-dessous de la moyenne ; la capacité respiratoire de leur poumon est plus faible que la normale : leur thorax se dilate moins ; ainsi que l'a prouvé Stokvis, le taux de l'urée est réduit d'un tiers ou de moitié, ce qui démontre mieux que tout, l'extrême pauvreté des combustions organiques et le retard de la nutrition ; enfin M. Marfan, dans une récente communication, n'a-t-il pas établi que les tuberculeux ont une tension artérielle basse ? C'est une constatation que j'ai faite bien souvent dans le cours de mes observations sur la tension artérielle, constatation que j'ai été très heureux de voir si nettement formuler par un savant confrère.

De tous ces signes d'abaissement de la vitalité, deux surtout ont, par leur précision mathématique, une grande importance au point de vue qui nous occupe : le signe de Stokvis (la diminution de l'urée) et le signe de Marfan (l'hypotension artérielle). Combien de fois, au cours de ce travail, n'avons-nous pas répété cette phrase : « la tension artérielle est le critérium de la vitalité. »

Le signe de Stokvis démontre que, selon l'expression très heureuse de M. Bouchard, les tuberculeux sont, avant tout, des ralentis de la nutrition. Le signe de Marfan classe la phtisie pulmonaire dans la grande catégorie instituée par nous des maladies à hypotension artérielle. La thérapeutique qui s'adresse à ces deux symptômes, thérapeutique qui active la nutrition et relève la pression artérielle est, en fait, la seule qui agisse véritablement et puissamment sur la phtisie, et qui puisse enrayer son évolution. Ni le traitement antiseptique de la tuberculose, ni les tentatives de vaccination chez l'homme, n'ont donné, jusqu'ici, de résultats acquis, ni d'espérances légitimes.

Les recherches les plus modernes ont fixé deux points culminants de l'histoire de la phtisie pulmonaire. Il est désormais avéré qu'au point de vue de l'étiologie et au laboratoire, la phtisie pulmonaire est une maladie indiscutablement infectieuse, contagieuse, bacillaire ; tandis qu'au point de vue clinique et thérapeutique, c'est simplement une maladie à hypotension, une maladie par insuffisance de la nutrition, que l'on enraye, que l'on guérit en alimentant les malades et en les faisant digérer, et les phtisiques, pour le médecin qui les soigne, ne sont, au demeurant, rien autre que des *déprimés*. C'est pour cela que je leur ai fait place dans ce chapitre et non ailleurs.

Il est bon d'ajouter, pourtant, que ces déprimés constituent, pour leur entourage, un foyer de contagion, et qu'il importe, ou bien de les isoler de leurs proches, ou bien de mettre leur entourage immédiat en état de défense contre l'envahissement bacillaire.

Or, je dois dire que je n'ai jamais vu devenir phtisiques les personnes douées d'une vitalité puissante. J'ai connu, dans ma clientèle, des jeunes gens parfaitement indemnes de tout germe infectieux, et qui, six mois plus tard, présentaient nettement les signes de la phtisie pulmonaire au début. Eh bien, de deux choses l'une : ou bien ces jeunes gens avaient été de tout temps des déprimés, ou bien un accident était survenu, une cause quelconque d'atténuation de la vitalité, qui avait abaissé leur pression artérielle et qui les avait mis en état de réceptivité du bacille. M. Marfan a remarqué, du reste, que l'hypotension artérielle était un symptôme précoce, peut-être même un signe de prédisposition. Et la manière dont les diabétiques deviennent tuberculeux, n'est-elle pas infiniment démonstrative dans l'espèce ?...

Il n'est donc pas absurde d'admettre à priori que les transfusions hypodermiques, en modifiant la « nutrition des cellules vivantes de telle manière qu'elles deviennent un milieu défavorable aux microbes » puissent, non pas vacciner, au sens propre du mot, mais protéger de la phtisie, puisqu'il est facile de comprendre que la tuberculose humaine s'acclimate d'autant mieux sur un organisme, que celui-ci est en état de tension artérielle plus basse.

Notre méthode serait donc applicable aux déprimés phtisiques et aux déprimés menacés de le devenir, puisque sa propriété capitale est de relever la tension artérielle.

Reprenant le tableau que nous avons donné plus haut, constatons que l'action des transfusions hypodermiques chez les tuberculeux se traduit par :

Une augmentation très prompte et souvent considérable de la quantité d'aliments ingérée en vingt-quatre heures ;

Une facilité beaucoup plus grande à digérer ;

La hausse du taux de l'urée dans l'urine (en moyenne de 11 gr. à 23 gr.) ;

Un accroissement très marqué de l'état des forces au dynamomètre ;

La modification de la pression artérielle (en moyenne de 11 c. m. m. à 17) ;

L'amplification de la capacité respiratoire (1/2 lit. à 1 lit. en plus).

Or, si la phrase que je citais tout à l'heure est vraiment digne de foi — et c'est l'avis de tous les thérapeutistes modernes — s'il est vrai que « tout phtisique qui s'alimente ou se suralimente, qui digère et qui assimile convenablement est un phtisique sauvé », une méthode qui modifie si profondément et si favorablement l'alimentation et la nutrition, ne peut manquer d'occuper une place prépondérante dans le traitement logique, scientifique de la tuberculose pulmonaire.

Elle existe déjà pour une bonne part, cette thérapeutique rationnelle, cette hygiène *tonifiante et guérissante*, et loin de moi la prétention de la créer de toutes pièces. Elle est fort ancienne, mais elle a été remise en vigueur, grâce aux belles recherches de M. Debove sur le gavage et l'alimentation des phtisiques, grâce à l'excellente idée des cures d'air, moyens dont on a depuis peu fixé les règles, d'une manière nette et précise.

Invariablement, le but de ce traitement est celui-ci : alimenter puissamment le malade et lui permettre de bien assimiler ses aliments ; et le moyen le plus puissant dont nous disposions jusqu'à ce jour est celui-ci : faire respirer aux malades un air stimulant qui leur permette cette suralimentation. Eh bien ! la cure d'air n'agit pas autrement que les transfusions de sérum : tous les signes consécutifs sont identiques, et les résultats analogues : elle aussi stimule l'appétit et facilite le pouvoir digestif ; elle aussi restitue les forces, la joie de vivre et l'espoir de guérir ; elle aussi, pour tout dire, relève la pression artérielle. Ce sont deux moyens du même ordre, qui vont au même but par deux chemins parallèles. On verra dans le dernier chapitre quelles sont les conditions qui permettent nettement l'assimilation physiologique des deux moyens.

Les transfusions font-elles donc double emploi avec les cures d'air ?... Au point de vue physiologique, oui sans doute. Au point de vue pratique, il n'en est rien.

Considérons, en effet, qu'au point de vue du traitement il faut envisager deux catégories de phtisiques : d'une part, ceux qui sont oisifs, ceux qui peuvent vivre indifféremment là ou là, et se faire soigner dans les stations les plus lointaines, les plus coûteuses ; d'autre part ceux que leurs occupations trop importantes ou telle autre considération empêchent d'aller passer plusieurs mois de suite à Davos, au Canigou, à Falkenstein, au Revard.

Pour l'une et pour l'autre catégorie, pour la seconde beaucoup plus que pour la première, les transfusions hypodermiques de sérum artificiel rendront un réel service.

Si le phtisique est libre de toute attache, s'il peut mener la vie absolument inoccupée qui est toujours si favorable à la reconstitution d'une vitalité déchue, s'il est confortablement installé à l'air sur quelque haut plateau dans la montagne, les transfusions de sérum ne pourront tenir, dans l'ensemble du traitement, qu'un rôle relativement secondaire. Il ne faut pas oublier, cependant, qu'une de leurs conséquences physiologiques immédiates, est l'augmentation considérable de la capacité vitale du poumon. Un tuberculeux à l'air pur respirera en moyenne près de deux fois plus de cet air pur, si on le soumet à la pratique des transfusions. A priori, sa guérison ne peut qu'en être plus prompte et plus complète. Mais les faits d'observation relatifs à ce traitement mixte me font défaut; c'est une déduction logique que la pratique devra vérifier.

Si le phtisique est, au contraire, dans des conditions sociales telles qu'il lui soit difficile de quitter Paris et sa banlieue, les transfusions, au lieu de n'avoir, comme tout à l'heure, qu'un rôle secondaire, prendront une importance prépondérante, puisqu'elles remplaceront, sans désavantage, l'air vif, et puisqu'elles se chargeront à elles seules de commander tout le cortège de phénomènes dynamogéniques qui accompagnent le relèvement de la pression artérielle.

Ici les faits sont nombreux et précis, et mes observations concluantes. Elles nous démontrent ceci : à condition que le malade n'habite pas un quartier trop central, trop humide, trop ancien de Paris, à condition que son appartement soit élevé au-dessus du niveau du sol, qu'il soit largement aéré et orienté de façon à recevoir beaucoup de lumière, à condition que le malade se fatigue peu et qu'il soit possible de lui donner une nourriture abondante et saine, on peut voir s'arrêter l'évolution de son mal, et même rétrocéder ses lésions, grâce à l'emploi des transfusions hypodermiques de sérum artificiel. Deux malades, qui ne pouvaient quitter Paris, et à qui j'avais conseillé d'habiter Passy et Auteuil, ont été aussi promptement améliorés qu'il est possible. L'air exceptionnellement pur des hauts plateaux n'est donc pas indispensable : ici encore ce n'est pas de l'antisepsie qu'il faut faire, mais de la résistance vitale qu'il faut créer. Si l'air n'est pas plus spécialement chargé de bacilles, s'il est sec, s'il n'est pas trop chaud, s'il est en grande quantité, il est favorable aux phtisiques même à Paris, et les transfusions suppléent très largement à son insuffisance qualitative.

Elles seront donc de la plus incontestable utilité, à ceux qui sont dans l'indigence, aux malades des hôpitaux, ce qui n'est point une considération négligeable, et encore aux innombrables phtisiques qui cherchent à guérir sans rompre complètement avec le genre de vie que leur impose leur condition sociale. Enrayer leur mal sans les contraindre à de lointains déplacements, n'est-ce pas leur être, pour ainsi dire, deux fois utile.

Il nous faut donc conclure que les transfusions doivent désormais s'ajouter à cet ensemble d'hygiène thérapeutique dont nous venons de préciser les règles. Avant notre méthode on sauvait déjà beaucoup de phtisiques : on en sauvera maintenant un plus grand nombre, et on les guérira certainement plus vite, si les transfusions entrent en ligne de compte.

L'infection tuberculeuse et les transfusions

Accroître la résistance du milieu pour le rendre inhabitable au microbe pathogène, telle est donc la règle pour la prophylaxie de la tuberculose et pour son traitement.

Le bacille n'a aucune tendance à s'alimenter chez un sujet à vitalité puissante, à tension artérielle élevée : or, les transfusions semblent être actuellement le moyen le plus énergique, le plus prompt, le plus durable de relever la tension artérielle. Elles font donc partie, pour ainsi dire nécessaire, du traitement rationnel de la tuberculose pulmonaire.

Les observations de phtisiques déjà prises

par nous, celles que nous suivons encore, celles qu'un de mes plus éminents confrères et un de mes élèves ont commencé de recueillir dans un hôpital général de Paris, seront consignées ultérieurement dans un mémoire spécial autrement détaillé que ne saurait l'être cette *Introduction à l'étude des lois générales de l'hypodermie*, où ne peuvent guère trouver place que des résultantes de faits et des idées d'ensemble. L'étude clinique est fort simple, du reste, et ne nécessite pas un plan fixé d'avance.

Quant aux études de laboratoires, complémentaires de l'étude clinique, elles auraient trait au rôle physiologique des transfusions hypodermiques vis-à-vis de l'infection tuberculeuse en particulier, peut-être même, un peu plus tard, vis à-vis du phénomène infection en général.

Il est évident, en effet, que ce sérum artificiel à constitution fixe, dénué de toute propriété toxique, et n'ayant aucune action locale de nature à faire varier les conditions de l'expérience, que ce liquide à peu près inerte au point de vue chimique, injecté à des doses aisément mesurables, fournit des éléments d'expérimentation exceptionnellement propices ; et il est certain, d'autre part, que les variations de la tension artérielle — critérium non moins précieux — sont assez faciles à enregistrer sur un animal attaché à la table de laboratoire.

Grâce aux travaux de nos bactériologistes, nous commençons à savoir quel rôle, chaque jour plus considérable, chaque jour mieux défini, jouent les bactéries pathogènes dans la genèse des maladies de l'homme. Mais dans ce combat, d'un intérêt si passionnant, entre l'élément bacillaire et l'organisme où il évolue, nous sommes infiniment moins renseignés sur le rôle réservé au terrain, sur la résistance que le milieu peut opposer aux bacilles qui l'envahissent ou aux poisons qu'ils élaborent. Plus d'un clinicien, volontiers rebelle au nouvel ordre de recherches, proclame que le milieu est tout, que la fatigue et les influences atmosphériques suffisent à expliquer toutes ces perturbations sans qu'il soit utile d'invoquer l'intervention de l'élément infectieux ; en revanche, d'autres savants font la part trop belle au microbe et considèrent qu'il est tout en pathogénie.

Ni les uns ni les autres n'ont absolument tort ni absolument raison, et pour trancher ce différend, pour fournir des documents décisifs, aucun moyen expérimental ne peut être plus précis, plus rigoureusement scientifique et mieux à l'abri des causes d'erreur que celui que nous proposons.

Un transfuseur et un sphygmomètre, voilà les instruments qui sont appelés à nous renseigner dans l'expérimentation et dans la pratique sur le degré de résistance du milieu à l'infection.

Cette résistance, en effet, nous pouvons, grâce aux transfusions, la créer et l'accroître presque indéfiniment, de même qu'il est possible de créer et d'accroître expérimentalement la virulence du liquide à inoculer. L'étude de la pression artérielle est toujours là pour nous renseigner sur le degré de vitalité, naturelle ou acquise, du sujet en expérience.

Les résultats d'une étude ainsi poursuivie me paraissent devoir être autrement positifs que ceux que nous possédons jusqu'ici. Que savons-nous, en effet ? La clinique nous a appris que les malades déprimés et débiles sont plus sujets que d'autres à devenir tuberculeux, que les sujets surmenés par des excès, de telle ou telle sorte, prennent plus aisément que d'autres le choléra, la fièvre typhoïde ; que la thérapeutique simplement dynamique, frictions sèches, douches, massages, avait parfois raison du rhumatisme ou de la fièvre intermittente rebelle à son antiseptique, le sulfate de quinine ? Le laboratoire nous a appris encore comment l'organisme peut lutter, avec avantage, contre l'effraction du bacille au moyen du phagocytisme et de l'état bactéricide. Mais comme tout cela est loin de la pleine lumière et de l'application pratique !

Expérimentalement, la science possède le moyen de doser à son gré le virus à inoculer. J'apporte, avec la transfusion hypodermique de sérum artificiel et la sphygmométrie, indissolublement unies, le moyen de doser la résistance du milieu. Et c'est là, j'imagine, que gît la possibilité de résoudre la seconde moitié du grand problème de l'infection.

Ces expériences mériteraient d'être appliquées à toute la série des maladies infectieuses. Le choléra, entre autres, s'y prêterait assez bien. On sait qu'il s'attaque presque uniquement aux déprimés, aux organismes misérables ou momentanément fatigués. R. Koch et M. Doyen (de Reims) ont démontré qu'on ne pouvait inoculer le choléra aux animaux qu'en ayant soin de leur donner de l'opium ou de l'alcool, c'est-à-dire d'appauvrir leur résistance avant de leur faire avaler le bol qui contient les bacilles. Les transfusions ayant une action physiologique contraire à celle de l'alcool et de l'opium, ne serait-il pas intéressant de savoir si elles favorisent, retardent ou empêchent la pénétration des microbes pathogènes jusque dans les milieux où il leur est possible de pulluler et de nuire.

Qu'ils soient conformes ou contraires à son

idées a priori, les résultats de ces expériences ne pourraient qu'être d'un intérêt élevé.

Les opérés et les transfusions.

NOTE DU DR SEGOND.

Dans l'immense majorité des cas, les opérateurs ont affaire à des malades débilités par l'affection qu'ils portent, souvent anémiés par des hémorrhagies abondantes ou de longue durée. Tous ces malades, au moment où ils se remettent entre les mains du chirurgien, sont des *déprimés* dans la plus complète acception du mot.

Cet état de dépression, qui met tant d'opérés en état de résistance insuffisante vis-à-vis du *shock*, on n'en a vraiment pas assez tenu compte, jusqu'ici, dans la pratique chirurgicale.

En règle générale, les malades destinés à être opérés sont des diminués de la vitalité, à un moment où ils auraient besoin d'une énergie vitale considérable pour résister à l'épuisement opératoire. J'ai mesuré et noté 118 fois l'état de la pression artérielle chez des sujets atteints de tumeurs malignes ou hémorrhagiques : le sphygmomètre donne une tension qui oscille entre 7 et 12 c. m. de mercure, alors que la normale est de 16 à 19.

Cette hypotension est incontestablement justiciable du traitement par les transfusions hypodermiques de sérum. Elles doivent être pratiquées plusieurs jours d'avance à dose plus ou moins élevée, les chances de succès en sont considérablement accrues : les résultats dès maintenant acquis sont là pour le prouver.

C'est une précaution que je ne néglige jamais lorsque les malades chez lesquelles je dois pratiquer des opérations relativement bénignes amputation du col, curettage, ignipuncture, colporrhaphie, périnéorrhaphie, etc.), sont dans un état d'anémie ou de dépression qui indiquent l'incontestable utilité de l'emploi des transfusions hypodermiques. Non seulement elles supportent l'anesthésie et l'opération sans fatigue, sans dépression, mais encore les résultats thérapeutiques sont meilleurs, plus rapidement obtenus et plus durables.

Mais les observations de notre confrère M. Segond sont bien autrement concluantes : elles portent sur des laparotomies, et surtout sur des hystérectomies vaginales ; il s'agit de malades atteintes de volumineux fibromes, de tumeurs malignes ou de suppurations pelviennes. Souvent elles entrent à l'hôpital dans un état de débilité profonde, de résistance insuffisante, que les transfusions modifient avec une très grande rapidité.

Par exemple une malade porte une tumeur, elle est épuisée et vous croyez devoir l'opérer promptement, retardez de quelques jours la date de l'intervention ; faites des transfusions de cinq grammes, puis de dix, de vingt, s'il le faut de soixante grammes de sérum artificiel ; vous parviendrez ainsi à relever un peu au-dessus de la normale la tension artérielle, et alors vous pourrez la soumettre à l'épreuve : elle résistera.

Quand vous faites du feu, dans la chambre d'une ovariotomisée, quand vous lui donnez du vin de Champagne, vous ne faites rien autre chose que de relever sa vitalité, sa pression artérielle. Mais vous la relevez ainsi, parfois trop tard, souvent trop peu. Commencez les transfusions huit jours d'avance, quinze jours si vous le pouvez : les statistiques opératoires y gagneront.

Voici, du reste, à mon avis, quelle part les transfusions de sérum doivent prendre dans la grande pratique chirurgicale : *Dans toute intervention chirurgicale sérieuse, deux périls sont à redouter : l'élément septique et l'élément shock. On obvie au premier à l'aide de l'asepsie-antisepsie scrupuleusement pratiquée ; on pare au second à l'aide des transfusions hypodermiques.*

Les statistiques actuelles ne portent presque plus de décès par septicémie : quand l'opéré succombe, c'est généralement au traumatisme opératoire, avec lequel sa vitalité, représentée par sa pression artérielle, était en disproportion. Rétablissez l'équilibre, décuplez la résistance de vos malades ; vous apprécierez vite les résultats. L'expérience acquise est assez nette, et l'argumentation me paraît assez forte pour décider les grands opérateurs à condescendre à cette petite précaution qui peut avoir de grosses conséquences.

Je ne puis mieux faire que de reproduire la note que me communique, à ce propos, mon confrère le Dr Paul Segond, chirurgien de la Maison Dubois :

« Depuis près de deux ans, j'ai systématique- « ment recours aux injections sous-cutanées de « sérum artificiel (méthode de J. Chéron) chez « presque toutes mes grandes opérées, soit pour « relever leur état général, avant et après l'in- « tervention, soit pour combattre les compli- « cations post-opératoires qui relèvent du shock « ou des hémorrhagies.

« Dans les deux cas, j'en ai toujours obtenu « les meilleurs effets.

« Parmi les faits de ma pratique les plus « démonstratifs à cet égard, je puis citer au « moins trois cas, dans lesquels, les injections

« de sérum à haute dose, ont, à mon sens, cer- « tainement sauvé la vie des malades.

« L'un d'eux est un exemple de shock intense « consécutif à une hystérectomie vaginale très « laborieuse, pratiquée chez une femme de 40 « ans atteinte d'une ovaro-salpingite double très « ancienne et très douloureuse.

« Le soir de l'opération, la réaction s'était « très médiocrement faite et le lendemain j'é- « tais brusquement réclamé auprès de la malade « dont l'état semblait désespéré. Les extrémités « s'étaient refroidies, le pouls se sentait à peine ; « le visage était cyanosé et la syncope immi- « nente. En quelques heures 80 grammes de « sérum, injectées en trois fois, ont fait dispa- « raître cet état alarmant. Le pouls s'est relevé « pour ainsi dire sous les injections et à partir « de ce moment la guérison a suivi son cours « sans autre incident.

« Les deux autres cas sont aussi probants. Il « s'agit, en effet, de deux hystérectomisées dont « l'existence a été sérieusement menacée par « une hémorrhagie abondante survenue au 3e « jour après ablation des pinces.

« L'une d'elles, opérée à Baudelocque pour « une suppuration pelvienne, était dans un état « particulièrement grave.

« Elle avait perdu une quantité énorme de

« sang, sa pâleur était extrême et son pouls « presque imperceptible. On lui injecte en trois « fois 80 grammes de sérum et le lendemain « matin M. Pinard et moi ne doutions plus de « la guérison.

« L'autre était une femme de 30 ans, opérée « chez les sœurs de la rue de la Santé, pour un « volumineux fibrome et déjà considérablement « affaiblie par des métrorrhagies antérieures. « 80 grammes de sérum, ici encore, firent mer- « veille et la guérison s'acheva normalement.

« A côté de ces faits, je pourrais enfin relater « l'histoire d'un assez grand nombre de fem- « mes anémiées, déprimées et affaiblies chez « lesquelles les injections quotidiennes de sérum « m'ont fait obtenir en quelques jours une amé- « lioration notable de l'état général et m'ont, « par conséquent, permis d'intervenir dans des « conditions beaucoup plus favorables.

« Tout récemment encore j'en ai fait l'expé- « rience sur deux malades dont l'affaiblissement « excessif semblait défier toute intervention.

« L'une d'elles, atteinte de tumeurs ovarien- « nes avec ascite énorme, était réduite au « dernier terme de l'émaciation et du dépérisse- « ment.

« L'autre, épuisée par des métrorrhagies pro- « fuses et par l'accroissement rapide d'un fibro- « me utérin, paraissait incapable de toute réac-

« tion. Et cependant, la première a supporté « une laparotomie longue et laborieuse, et la « seconde un morcellement des plus difficiles.

« Je ne doute pas que ces deux succès opé- « ratoires ne soient dus en grande partie aux « injections du sérum qui ont été pratiquées « quotidiennement chez les deux malades pen- « dant les 10 ou 12 jours qui ont précédé leur « opération. »

Cette note, émanant d'un des chirurgiens les plus habiles, d'un des opérateurs les moins timorés de notre temps, est un précieux témoignage en faveur de nos transfusions hypodermiques de sérum. D'autres observations, tout aussi concluantes, ont été prises çà et là. Elles disent la même chose et, pour ne pas me répéter, je veux me borner à enregistrer la conclusion qui s'en dégage avec la plus extrême netteté :

Toutes les fois que l'on aura affaire à une malade très affaiblie : toutes les fois que l'on aura à pratiquer une opération particulièrement sanglante ou *traumatisante*, pour les interventions abdominales, par exemple, il est à désirer que l'habitude vienne aux chirurgiens, de faire, plusieurs jours d'avance, à hautes doses, des transfusions hypodermiques de sérum.

Les chances de succès en seront considérablement accrues.

La méthode hypodermique est à l'élément shock, ce que la méthode aseptique est à l'élément infection.

Si, au lieu d'opérer les malades à un moment où leur tension artérielle est de 7 à 12 c. m. de mercure, on n'intervenait pas avant d'avoir relevé leur vitalité à la normale, c'est-à-dire de 16 à 19 c. m. de mercure, il mourrait indiscutablement beaucoup moins d'opérés. Donner à ses malades une résistance vitale proportionnée au traumatisme opératoire qu'on va leur faire subir, c'est aussi bien le devoir du chirurgien que la nécessité de se laver les mains et de stériliser ses instruments.

Il faudra quelque temps, sans doute, pour vaincre la routine et faire entrer nos transfusions dans la pratique des chirurgiens habituellement impatients d'en finir avec les soins médicaux et d'intervenir d'une façon plus radicale. Mais un jour viendra, je n'en doute pas, où le désir louable de publier des statistiques aussi « blanches » que possible, engagera les chirurgiens à préparer leurs malades à l'opération en leur faisant des transfusions jusqu'à relèvement complet de la pression artérielle.

CHAPITRE IX

Les Ralentis de la Nutrition et les Transfusions hypodermiques.

SOMMAIRE. — **Les maladies par ralentissement de la nutrition** : l'action des transfusions hypodermiques est principalement d'accélérer la nutrition.

Hypotension et nutrition retardante. — Relever, de façon durable, la pression artérielle, équivaut à rétablir le taux normal des échanges organiques; théoriquement, cela suffit à la guérison des maladies par nutrition retardante. — L'expérience justifie, dans une large mesure, cette conception théorique.

La goutte et les transfusions. — L'accès aigu; hypotension avant l'accès; hypertension pendant la fièvre goutteuse ; amélioration consécutive. — L'accès de fièvre goutteuse équivaut physiologiquement à une transfusion hypodermique; comparaison entre la transfusion et l'accès. — Observation.

La migraine et les transfusions.

Obésité et transfusions.— Observation.— L'amaigrissement sous l'influence des transfusions. — Diminution du tissu adipeux et relèvement simultané de la pression artérielle et de la force dynamométrique. — Augmentation de poids chez les gens maigres et mal nourris : diminution de poids des obèses, des goutteux et des graveleux sous l'influence des mêmes transfusions.

Le rhumatisme noueux et les transfusions. — Observation.

A la fin de son remarquable ouvrage sur les *Maladies par ralentissement de la nutrition*, M. le professeur Ch. Bouchard conclut par cette phrase : « Je me persuade que ces conceptions « ne sont pas oiseuses : j'ai la conviction qu'il « n'y a pas de pratique médicale sans doctrine. « La doctrine permet de choisir parmi les indi« cations innombrables et confuses de l'empi« risme ; elle simplifie et éclaire la thérapeuti« que ; elle guide la prophylaxie sous la réser« ve de la vérification et du contrôle de l'expé« rience. » (1)

On ne saurait mieux dire par quelle voie nous avons été amenés à appliquer notre méthode hypodermique au traitement du groupe de maladies dont il est question dans ce chapitre.

C'est la conception théorique qui nous a menés à l'essai pratique. Notre expérience antérieure — elle date de huit années — nous avait péremptoirement démontré que le fait d'injecter sous la peau une certaine quantité de liquide non toxique et notamment de sérum artifi-

(1) Ch. Bouchard. *Maladies par ralentissement de la nutrition*, page 378.

ciel, équivalait à une accélération très active des échanges nutritifs.

Que le lecteur veuille bien se reporter au chapitre IV de ce travail où il est question des effets physiologiques des transfusions hypodermiques. Il y verra que, non content des affirmations vagues qui évoquent trop aisément l'idée d'effets obtenus par la simple suggestion, j'ai tenu à faire usage de tous les instruments de mesure, de tous les appareils de précision utilisés par la clinique : spiromètre, dynamomètre, thermomètre, balance, sphygmomanomètre, hématimètre ; les analyses comparées et répétées de l'urine nous ont été aussi d'un grand secours. Il y verra encore, avec plus de détails que je ne puis en donner ici sous peine de redites, que les phénomènes physiologiques produits par toutes les transfusions hypodermiques sont constamment ceux-ci :

Augmentation de la force de contraction du myocarde ;

Relèvement de la tension artérielle ;

Augmentation de la capacité vitale du poumon ;

Régularisation de la température et des circulations locales ;

Accroissement de la puissance musculaire ;

Rénovation globulaire (retour des globules à leurs trois dimensions normales);

Augmentation de la diurèse ;

Augmentation de l'urée ;

Relèvement de l'appétit ;

Sensation de bien-être et de force ;

Augmentation de la puissance de travail intellectuel.

Transfusion d'après cela veut donc dire : Accélération de la nutrition, et partant, il était assez logique d'en faire l'application aux cas de nutrition retardante.

Cet essai, j'aurais hésité à le faire s'il s'était agi d'injecter sous la peau une solution de substance animale plus ou moins rigoureusement filtrée ou stérilisée. Mais le sérum dont je fais usage, exclusivement minéral, ne me donnait pas les mêmes inquiétudes. Sûr de son innocuité parfaite, je n'hésitai pas à en expérimenter les effets, et le « contrôle de l'expérience », comme dit M. Bouchard, m'a donné amplement raison.

Hypotension et ralentissement de la nutrition.

Nous avions du reste pour guide ce symptôme dont il nous faut parler tant de fois au cours de cet ouvrage, *l'hypotension artérielle*.

C'est là un phénomène si fréquent dans les maladies par ralentissement de la nutrition, qu'on peut en faire, jusqu'à un certain point, leur caractéristique clinique, par opposition avec leur caractéristique chimique, qui est moins à la portée du praticien.

Le professeur Bouchard (*Maladies par ralentissement de la nutrition*, p. 374) s'exprime de la façon suivante :

« Je dis qu'il y a nutrition retardante :

1° Quand, après l'ingestion d'une quantité déterminée d'aliments, l'organisme met un temps plus considérable qu'à l'état normal pour revenir à son poids primitif ;

2° Quand la ration d'entretien peut être plus faible que la normale ;

3° Quand le poids du corps augmente avec la ration normale ;

4° Quand, avec la ration d'entretien, la quantité des excreta est moindre que la normale ;

5° Quand, pendant l'abstinence, la diminution du poids du corps est moindre que normalement ;

6° Quand, pendant l'abstinence, la quantité des excréta est moindre que normalement ;

7° Quand on voit apparaître dans les excréta des produits incomplètement élaborés, l'acide urique, l'acide oxalique, les autres acides organiques, les acides gras volatils ;

8° Quand il s'accumule dans le corps un ou plusieurs principes immédiats, l'alimentation étant, d'ailleurs, normale ;

9° Quand il y a, plus qu'à l'état normal, un abaissement de la température du corps pendant le repos et l'abstinence, et particulièrement pendant le sommeil.

A ces neuf caractères d'une grande précision, mais d'une constatation quelquefois malaisée, je propose d'en ajouter un dixième : *l'état d'hypotension artérielle.*

Sans doute, on ne la rencontre pas uniquement dans les maladies comprises sous cette rubrique qui a fait fortune: on la rencontre aussi dans bien des maladies infectieuses ou autres. Mais on peut dire que presque partout la baisse de la pression artérielle est en raison directe du degré de ralentissement de la nutrition. Ses oscillations sont le plus souvent parallèles à celles des signes spécifiés par M. Bouchard.

J'ai pu apporter ainsi à la doctrine de mon éminent confrère un symptôme de plus, symptôme dont la fréquence constitue une véritable preuve du domaine physiologique.

Je lui apporte en outre la preuve par la thérapeutique, l'effet des transfusions sur tous les ralentis de la nutrition, justifiant une fois de plus le vieil adage : « Les médications démontrent souvent la nature des maladies. »

En effet, quand une maladie chronique guérit sous la seule et bien évidente influence d'un traitement qui ne fait rien qu'accélérer la nutrition, il devient impossible d'admettre que cette maladie soit due à autre chose qu'au ralentissement de cette même nutrition.

Il y a eu, voici quelques mois, à l'Académie de médecine, une discussion mémorable sur la nature du diabète. M. le professeur Ch. Bouchard soutenait la doctrine exposée dans son livre, et son savant collègue, M. Albert Robin penchait à croire, tout au contraire, à une accélération déréglée de la nutrition. Si quelqu'un avait pu apporter à ce moment-là quelques observations bien simples et bien nettes de transfusions hypodermiques chez des diabétiques, celui-là eût tranché sans peine le différent.

Et nous pouvons résumer tout ce qui précède en disant : le ralentissement de la nutrition, dont M. Bouchard a pour ainsi dire mis à nu le mécanisme, a souvent pour symptôme révélateur l'hypotension artérielle, et toujours pour antagoniste direct les transfusions hypodermiques. Il était donc, théoriquement, aussi logique que possible de chercher à utiliser leur emploi dans la série d'états morbides catégorisés par cet auteur : rachitisme, ostéo-malacie, lithiase biliaire, obésité, diabète, goutte, gravelle, rhumatisme chronique, asthme, migraine, etc.

La goutte et les transfusions.

Tous les faits observés par nous ont donné raison à cette vue de l'esprit. Les maladies par nutrition retardante s'améliorent à tel point sous l'influence des transfusions, qu'il semble que le mot guérison puisse être prononcé, quoiqu'il s'agisse de maladies chroniques à manifestations variées et toujours renaissantes sous une forme ou sous une autre.

Le petit nombre de faits précis que nous possédons, ceux qui sont encore en observation et que je compte publier plus tard, sont assez nets, assez concluants pour autoriser l'espérance d'une complète guérison, ou tout au moins l'illusion de cette guérison, résultant de l'état de grand bien-être permanent amené par ce mode de traitement.

Observez soigneusement l'évolution d'un accès de goutte, et vous constaterez ceci :

Les jours qui précèdent l'accès, le malade est inquiet, irascible, sujet aux vertiges ; sa pensée est moins nette, moins lucide que de coutume : il est inapte au travail intellectuel, et comme il s'agit habituellement d'un homme de cabinet, sa mauvaise humeur n'en est encore que plus grande. Dans ces circonstances, prenez sa pression artérielle avec le sphygmomètre de Verdin, et vous trouverez qu'elle est notablement au-dessous de la moyenne, de 8 à 12 c. m. de mercure.

A ce moment, le malade sent bien que l'accès de goutte va venir. En effet, si vous l'abandonnez à lui-même, il est pris dans la nuit suivante des atroces douleurs typiques que je n'ai point à décrire ici, parfois aussi d'un accès de fièvre concomitant, de cette fièvre goutteuse qui semble un élément surajouté, distinct, puisqu'il ne cède pas aux médicaments qui calment la douleur.

L'accès de goutte et la fièvre goutteuse ont pour incontestable effet d'améliorer l'état général du malade. Tout de suite après il est beaucoup mieux ; la santé lui revient pleine et entière pour des mois. « On dirait que cet épisode « aigu a joué le rôle d'un émonctoire salutaire ; « peut-être pourrait-on dire que la fièvre gout- « teuse a joué ce rôle utile en déterminant des « combustions plus intenses, en éliminant et en « détruisant l'acide urique. Elle l'élimine par « les urines ; elle le détruit dans le sang et dans « les tissus enflammés. » (Bouchard).

Or, voici ce qu'il m'a été donné d'observer : pendant l'accès, pendant la fièvre goutteuse, le sphygmomètre indique une notable élévation de pression artérielle qui monte à 18, à 20 c. m. de mercure. Et c'est, n'en doutez pas, sous l'influence de cette hypertension que l'acide urique se détruit et s'élimine.

La preuve en est faite depuis longtemps. En effet, lorsque par un traitement intempestif, on empêche un accès de goutte d'aboutir, on voit survenir parfois de graves accidents. Pratiquez au contraire une transfusion hypodermique ou mieux une série de transfusions hypodermiques : elles détermineront immédiatement une surélévation de la pression artérielle : les urines apparaîtront surchargées d'urates et de cristaux d'acide urique, et vous aurez ainsi un véritable accès de goutte sans douleur, ou avec une douleur extrêmement atténuée.

En présence d'un malade en imminence d'accès de goutte, je me crois donc en droit de dire : n'hésitez pas à pratiquer une transfusion hypodermique, ou mieux une série de transfusions à doses croissantes : le premier jour, 3 grammes, puis 5, puis 10 grammes chaque matin, par exemple. Vous ferez presque infailliblement avorter, en tout cas vous atténuerez grandement les phénomènes si cruellement douloureux de l'accès, et vous faciliterez, autant que l'accès le plus violent aurait pu le faire, l'élimination de l'acide urique accumulé. Vous le retrouverez dans les urines en quantité aussi considérable.

Pratiquer sur un goutteux des transfusions hypodermiques de sérum artificiel, cela équivaut donc à lui donner un accès de goutte dont il aurait tous les avantages déblayants sans aucun des inconvénients.

Les transfusions n'ont pas, non plus, les inconvénients des autres traitements.

Depuis Sydenham, presque tous les thérapeutes s'accordent à respecter l'accès de goutte, surtout chez les personnes âgées : « En enrayant l'accès de goutte, on s'expose aux accidents terribles de la goutte remontée. » M. Dieulafoy prend soin de souligner cette phrase, dans son *Manuel de Pathologie interne*, afin qu'elle ne passe inaperçue aux yeux d'aucun praticien, et M. Dieulafoy a mille fois raison. Le goutteux qui modère l'intensité ou qui abrège la durée de son accès de goutte, n'éprouve pas après son mal le bien-être qu'éprouve le goutteux dont l'attaque a évolué franchement ; il est plus sujet aux récidives prochaines, il est plus tourmenté par les autres manifestations de la diathèse, il est plus exposé aux transformations de son mal en goutte chronique ou atonique.

Tout cela est parfaitement juste avec les traitements qu'on pourrait appeler chimiques, par la colchicine ou le salicylate. Cela cesse d'être exact avec le traitement pour ainsi dire mécanique, dynamique, que je propose d'adopter désormais. Mes observations ne sont point nombreuses : les faits accumulés par moi se bornent à sept observations d'accès de goutte bien nets, bien suivis. Malgré le petit nombre de ces faits, je crois pouvoir dire à mes confrères : voici un traitement qui est, en théorie, la logique même, qui, dans la pratique n'a pas encore failli aux résultats que nous en attendions : essayez-le à votre tour. Commencez par de petites doses par surcroît de précautions ; mais ne craignez pas les conséquences habituelles d'un accès avorté ; dans mes observations l'accès douloureux a seul avorté, tandis que l'accès réel, bienfaisant, à savoir l'élimination en masse de l'acide urique, évoluait à son maximum d'intensité.

Telle me paraît être l'action des transfusions de sérum sur l'accès isolé. Leur action sur la diathèse même, sur le tempérament goutteux, n'est pas moins remarquable.

Voici la plus démonstrative de mes observations.

OBSERVATION XV.

Goutte articulaire à paroxysmes successifs. Suppression des accès, modification de l'état général sous l'influence des transfusions de sérum artificiel.

M. X., 51 ans, sénateur, a réclamé mes soins pour la première fois il y a 6 ans. Il était atteint à ce moment-là d'une entéro-péritonite de nature incontestablement goutteuse.

Hérédité rhumatisante et migraineuse ; le malade a eu de tout temps des digestions déplorables ; nodosités indolores aux secondes articulations des doigts. Traces légères d'herpétisme. Le malade ne présente à l'examen le plus minutieux aucune lésion cardiaque, mais il a le souffle court et il a quelque peine à monter un escalier de plus de deux étages. Jamais aucun accès d'asthme franc. Jamais de gravelle proprement dite.

A dater de cette entéro-péritonite qui fut incontestablement son premier accès sous forme viscérale, M. X. fut sujet à de fréquents accès de goutte articulaire, tantôt à l'un, tantôt à l'autre gros orteil.

Ce fut la *goutte à paroxysmes successifs* des auteurs, les accès ne devenant pas de plus en plus douloureux, mais tendant à se multiplier, à se rapprocher.

Voici, du reste, la liste de ses accès de goutte avec leur date.

En 1886. Janvier, accès de goutte viscérale (entéro-péritonite).
En 1887. Février, accès au gros orteil droit.
» Décembre, » »

En 1888. Avril, accès au pied gauche.
» Novembre, » droit.
En 1889. Janvier, un accès.
» Mai, un accès.
» Octobre, un accès.
En 1890. Février, un accès.
» Avril, un accès.
» Septembre, un accès.
En 1891. Janvier, un accès avorté (transfusions).
Pas d'accès depuis lors.

Cela fait un total d'une douzaine d'accès en cinq ans. Dans l'intervalle, le malade souffrait toujours beaucoup de l'estomac. Aucun symptôme de la dilatation gastrique ne lui manquait. L'appétit était extrêmement capricieux : tantôt le malade mangeait sans retenue cent choses contraires à son hygiène, tantôt il demeurait des semaines entières sans appétit, cessant presque de se nourrir. Un violent et profond chagrin survenant dans sa vie, M. X., qui n'est rien moins qu'un alcoolique, abusa, pendant près de six mois, de liqueurs fortes et d'apéritifs. Son énergie physique et morale étaient devenues si débiles qu'il lui fallait recourir à ces excitants artificiels où il croyait trouver un renouveau de forces.

Sous l'influence de ce déplorable régime, les accès de goutte se multipliaient. La faiblesse du malade s'accentuait considérablement.

Un jour (janvier 1891), il vint me voir à ma consultation, complètement découragé. Je pris sa pression artérielle à l'aide du sphygmomètre de Verdin : elle était de 8 c. m. de mercure. Bien que M. X. se sentît en imminence de crise, je pratiquai, le 14 janvier, une première injection de 2 grammes de sérum artificiel. La crise éclata la nuit d'après, mais elle fut extrêmement atténuée.

Le lendemain (15 janvier), deuxième injection de 3 gr.; les douleurs continuent, mais tellement tolérables que le malade est d'ores et déjà persuadé que j'ai trouvé le remède à sa goutte.

Le 16 janvier. Transfusion hypodermique de 5 grammes de sérum artificiel. Les douleurs disparaissent presque complètement. Les urines, redevenues très abondantes, très chargées, sont examinées et analysées.

Quantité en 24 heures....	2600 gr.
Urée (par litre)...........	34 gr. 30
Acide urique.............	1 gr. 20
Chlorure de sodium......	12.402
Chlore	7.526
Acide phosphorique......	2.642

Au microscope, nombreuses granulations d'urate de soude et nombreux cristaux d'acide urique.

Il y a donc eu, sous l'influence de 3 transfusions hypodermiques espacées de 24 heures et pratiquées à doses légères et croissantes (2 gr., 3 gr., 5 gr.) : 1° un accès de goutte avorté ; 2° une décharge considérable d'acide urique par l'urine.

Mais ce qui fait cette observation véritablement digne de remarque, c'est que cet accès avorté a été le dernier de tous. Il y a actuellement quinze mois qu'il a eu lieu et depuis, aucune manifestation de goutte viscérale ou articulaire ne s'est montrée. Je crois pouvoir attribuer ce résultat, non certes aux trois transfusions dont je viens de parler, mais à la continuité du traitement réglé de la façon suivante.

En janvier, j'ai fait encore à M. X. une injection de 5 grammes tous les deux jours. Sa vigueur est revenue; sa volonté s'est retrempée, il a renoncé aux alcools; il s'est remis à manger très bien et à digérer beaucoup mieux. Il a pu reprendre ses occupations intellectuelles, et il a reconquis toute son ancienne joie de vivre.

En février, j'ai réduit mes transfusions à 5 grammes tous les deux jours.

Depuis, je me contente de faire à mon malade une transfusion de cinq grammes tous les huit jours, et cette dose suffit à le maintenir en état de nutrition régulière. De temps à autre on examine ses urines; quand le taux de l'acide urique tend à baisser, je fais deux transfusions consécutives de 5 grammes, et je rétablis l'équilibre.

Est-ce une guérison définitive? Suis-je en droit d'affirmer que si j'abandonnais M. X. à lui-même, s'il se livrait à tous les écarts de régime, il serait à jamais à l'abri de tout nouvel accès de goutte?.. Je ne voudrais pas me montrer aussi nettement optimiste.

La diathèse goutteuse est rebelle et tenace. Pourtant, je puis affirmer que, dès maintenant, mon malade ne présente plus aucun des signes caractéristiques du ralentissement de la nutrition. Je crois même pouvoir dire que désormais je sais comment il faut faire pour mettre mon malade, et tous les malades semblables à lui, à l'abri des manifestations douloureuses et dangereuses de la goutte. Rien ne s'oppose plus à ce qu'il puisse vivre, sans interruption, la vie de tout le monde.

Quand on songe qu'il a suffi pour ce résultat, d'une moyenne de 5 grammes de sérum en injection tous les huit jours, on est bien en droit de penser qu'aucun des traitements employés jusqu'ici n'a allié tant d'efficacité à tant d'innocuité.

La Migraine et les Transfusions

Mes observations portant sur des cas de migraine (migraine ophtalmique exceptée) sont plus nombreuses et non moins concluantes. Voici dans quelles circonstances j'utilisai pour la première fois les transfusions hypodermiques dans le traitement de la migraine simple.

Un jour, il y aura bientôt deux ans, au moment où je venais prendre dans mon salon d'attente une cliente pour la faire passer dans mon cabinet, je remarquai une autre de mes malades qui paraissait souffrir de la façon la plus cruelle. Elle était extrêmement pâle, voilait ses yeux que blessait la lumière et maintenait sa tempe à pleine main. Je la fis passer la première avec l'espoir de la soulager promptement. C'était une névropathe arthritique que je traitais pour un abaissement de l'utérus. Elle était fort sujette aux accès de migraine.

Machinalement, je pris son pouls : la faiblesse de la tension artérielle était si grande que j'en fus vivement frappé. La malade, du reste, souffrait tellement qu'elle ne répondait pas à mes questions et qu'elle semblait à peine s'apercevoir de ma présence.

Le sphygmomètre me donna le chiffre de 7 c. m. de mercure. C'était une indication suffisante pour m'autoriser à pratiquer, séance tenante, une transfusion hypodermique de 5 grammes de sérum artificiel. Je regardais l'heure et je prenais toutes les trois minutes à peu près la pression artérielle. Au bout de dix minutes, elle était remontée à 11 ; l'aspect de la malade commençait à se modifier, ses joues se coloraient en rose : elle eut comme un léger vertige, puis elle put s'asseoir et me parler. La violente douleur hémicranique commençait à se dissiper ; « c'est comme si on me déblayait la tête », disait-elle. Douze minutes après la transfusion, le sphygmomètre donnait 17 c. m. de mercure, et le quart d'heure n'était pas écoulé que la malade ne souffrait plus d'une manière aiguë. Il ne lui restait plus, après ce laps de temps, qu'un vague endolorissement comparable à une meurtrissure.

Je me demandai, tout d'abord, s'il ne s'agissait pas d'un cas de guérison par simple suggestion.

Mais, outre que je n'ai jamais vu la vraie migraine disparaître sous la seule influence de la persuasion, le relèvement de la pression artérielle me paraît bien être le signe d'une action vraie, indéniable.

A ce compte, il devient bien difficile de faire la part de la thérapeutique imaginaire et de la thérapeutique réelle. Quand vous faites respirer du nitrite d'amyle à un migraineux, cela lui donne une violente impulsion cardiaque, une bouffée de chaleur au visage, et parfois il est soulagé. Pourquoi ne pas invoquer la suggestion pour expliquer cette action thérapeutique ? Personne n'y songe.

Personne n'y songe non plus pour expliquer l'action de la caféine, par exemple. Elle relève, elle aussi, pour quelques instants, la pression artérielle et la tonicité générale ; mais parce qu'il s'agit d'une substance toxique, on croit à sa vertu curative, comme s'il était nécessaire qu'une médication fût toxique pour donner de bons résultats !... Et pourquoi ne pas croire, quand les preuves abondent, à la véracité, à l'efficacité réelle d'une thérapeutique dynamique ? Car c'est bien là le mot qui convient le plus justement à la méthode que je propose d'adopter et qui a pour caractéristique de relever d'ensemble la vitalité, sans causer d'autre part aucune altération, aucun dommage à l'organisme.

Mais revenons à la migraine et à son traitement.

Faire disparaître un accès de migraine sous l'influence d'une transfusion hypodermique, j'ai refait cela bien des fois, que la migraine s'accompagnât de phénomènes de pâleur ou de congestion de la face, avec le plus entier succès. Mais j'ai rendu plus grand service encore à mes malades en les guérissant de la migraine habituelle, en les délivrant de la diathèse migraineuse. Il faut avoir souffert souvent de la migraine pour apprécier, ce service rendu, à sa juste valeur.

Certes, M. Bouchard a eu raison de dire que la migraine est bien une des maladies par ralentissement de la nutrition. Souvent liée aux diathèses de même origine, accompagnant volontiers le rhumatisme, la gravelle, l'asthme, la lithiase biliaire, le diabète, elle est parfois aussi indépendante, et semble n'avoir plus aucun rapport avec ces maladies. Mais ici encore le traitement nous montre la nature du mal. Accélérez et régularisez la nutrition par le moyen des transfusions hypodermiques, pratiquées méthodiquement ; prolongez leur emploi, à petites doses (5 gr. par jour en moyenne), et vos malades migraineux cesseront d'être migraineux, à mesure que leur nutrition s'améliorera, c'est-à-dire à mesure que vous verrez se relever d'une façon durable leur pression artérielle.

En pareille matière, rien n'est plus éloquent qu'un chiffre. Dans ces deux dernières années, j'ai soigné d'une manière suivie onze migraineux, six femmes et cinq hommes. Deux sont encore en traitement. Aucun des neuf autres n'a eu de migraines depuis la cessation du traitement suivi, c'est-à-dire depuis un temps qui varie entre deux et dix-huit mois. C'est là, je pense, un assez intéressant résultat.

Ici, comme pour le traitement de la goutte, je conseille de ne jamais abandonner tout à fait le malade, mais de surveiller, de temps à autre, sa pression artérielle et la baisse de l'urée dans l'urine : on relèvera l'un et l'autre en faisant deux ou trois fois par mois une transfusion de 5 à 10 grammes. Avec notre méthode il est souvent nécessaire de faire suivre ainsi le traitement curatif proprement dit, d'un traitement d'entretien, pour ainsi dire ; la plupart du temps une injection tous les dix jours ou tous les quinze jours suffit à maintenir le malade en état de nutrition intégrale.

D'ores et déjà, on peut affirmer, je crois, que toutes les malades par ralentissement de la nutrition sont justiciables du traitement par les transfusions hypodermiques de sérum, bien que mes observations ne soient pas aussi nombreuses et aussi complètes pour toutes ces variétés de maladies.

Plus d'une fois, j'ai fait du bien à des rhumatisants chroniques, à des asthmatiques ; un de mes confrères a considérablement amélioré l'état d'un diabétique à l'aide des transfusions. Mais les faits ne sont pas assez simples ni assez précis à mon gré, pour être publiés : je les veux plus nombreux et plus concluants. Je veux aussi étendre mes recherches aux eczémateux et aux calculeux, aux malades atteints de lithiase biliaire ou de lithiase rénale, sur lesquels je ne possède que des documents épars et des observations qui ne me sont pas personnelles.

Mais je tiens à ne rien affirmer de ce qui ne me paraît pas nettement démontré. Je préfère résumer ici l'histoire, extrêmement intéressante à mon avis, d'un cas d'obésité.

Obésité et Transfusions hypodermiques

Observation XVI.

C'est au mois d'avril 1891 que j'eus occasion de voir et de soigner pour la première fois, un financier connu, M. X...

Il avait alors 43 ans : sa taille était exactement de 1 m. 76, son poids de 104 kilogrammes. Son obésité, qui tendait constamment à s'accroître, était donc du degré moyen.

Fils d'un rhumatisant et d'une migraineuse, dyspeptique lui-même et sujet aux migraines depuis l'adolescence ; sa diathèse bradytrophique n'est pas simple ; à plusieurs reprises il a constaté la présence du sable dans ses urines ; en 1889 et en 1890 il a eu deux accès de goutte, le premier assez violent au gros orteil du pied gauche.

Voici dans quelles circonstances l'obésité est survenue. Le malade a toujours été gros mangeur et bon buveur (sans alcoolisme, du reste). Il a mené jusqu'à l'âge de 36 ans une existence extrêmement mouvementée, où il ne se reposait de tous les excès de la vie parisienne que par des voyages où il dépensait encore beaucoup d'activité physique. En 1884, il perdit son père d'une manière inopinée, et se trouva, du jour au lendemain, à la tête d'une maison de banque importante. Il renonça brusquement à la vie qu'il menait, prit à cœur de faire prospérer à son tour sa maison de banque, et pendant sept années il vécut enfermé dans son cabinet de travail de neuf heures du matin à sept heures du soir. Il ne sortait même pas pour prendre son déjeuner. Son appétit, d'ailleurs, ne fut pas sensiblement atténué par la privation du grand air. M. X., demeura très gourmand et sa table fut toujours abondamment servie.

A dater de ce jour, il engraissa considérablement. Il pesait à peu près 75 kilos, m'a-t-il dit, au moment de la mort de son père. En sept années, ce poids a augmenté d'environ 30 kilogrammes, en même temps qu'apparaissaient les symptômes fonctionnels caractérisant la gêne des organes splanchniques par l'excès du tissu adipeux.

La région abdominale était surtout volumineuse, mais les cuisses, les bras, le cou, la face étaient notablement augmentés de volume. Le malade pouvait marcher quelques minutes sans essoufflement ; d'ailleurs, à mesure que l'obésité le gagnait il sentait nettement décroître ses forces physiques. Au moment où je commençai à le traiter il donnait au dynamomètre :

Main droite = 43 kilogr.
Main gauche = 36 kilogr.

chiffres en disproportion énorme avec sa taille et sa corpulence athlétiques.

Sa tension artérielle n'était pas beaucoup plus brillante : le sphygmomètre de Verdin donnait en moyenne :

Avant les repas = 9 à 10 c. m. de mercure.
Après les repas = 11 à 14 c. m. de mercure.

Le malade, du reste, était légèrement anémique. La gêne respiratoire lui colorait la face et lui bleuissait un peu les lèvres, mais tout le reste de sa peau était d'un teint pâle et blafard. La quantité d'hémoglobine n'était pas très diminuée, mais le nombre des globules était réduit à moins de 3.500.000.

En même temps, chez cet homme éminemment intelligent, doué d'une grande puissance de travail, l'intelligence s'obnubilait assez sensiblement ; la mémoire s'atténuait surtout de la façon la plus marquée. Enfin, M. X., devenait irritable ; sa volonté semblait décroître à mesure que se développait son embonpoint. En ces trois dernières années, il ne fut réellement assez bien portant que pendant les deux ou trois mois qui suivirent ses attaques de goutte.

En présence d'un malade présentant en aussi grand nombre les signes de la nutrition retardante, je pensai tout de suite à faire usage des transfusions hypodermiques de sérum artificiel. Le liquide dont j'ai fait choix était, pour ainsi dire, doublement indiqué. Il devait agir, d'abord et surtout par le mécanisme habituel, en tant que puissant accélérateur des échanges nutritifs, des combustions organiques ; ensuite par sa constitution chimique : on sait quel cas, la plupart des thérapeutes modernes, font de l'emploi des sels de soude dans le traitement de l'obésité.

Dans l'urine, je constatais la diminution de l'urée ; dans le sang, l'appauvrissement des globules rouges ; la température rectale n'était que de 36°8 ; la force dynamométrique n'était que de 43 k. ; la pression artérielle atteignait à peine 10 c. m. de mercure, à jeun. Les transfusions hypodermiques étaient donc indiquées dix fois pour une et par tous les symptômes. Je les mis bien vite en usage.

Pour que l'observation fût véritablement concluante, je ne donnai à mon malade aucun médicament susceptible de l'amaigrir. Le régime alimentaire que je lui prescrivis fut combiné de telle sorte que l'adipose cessât de croître ; mais ce régime était absolument insuffisant à déterminer l'amaigrissement : ce régime ne pouvait aboutir qu'à l'état stationnaire. Il consistait du reste en ceci : purgatifs salins de temps à autre, suppression des vins liquoreux, des liqueurs, de l'eau-de-vie et de la bière, de la pâtisserie ; réduction des aliments gras, des potages et des sauces. Rien autre ne fut modifié au régime alimentaire, je permis les légumes secs en purée, et le malade fut autorisé à boire un verre et demi de vin blanc coupé d'eau à chaque repas. Un de mes confrères avait déjà soumis M. X., au même régime pendant deux mois : le malade n'avait pas augmenté de poids, mais n'avait pas sensiblement maigri.

A ce moment, j'ajoutai les transfusions hypodermiques. Voici les résultats que j'obtins.

D'abord les chiffres avant le traitement :

Au 1er *mai* 1891 :

Poids du corps...............	104 k.
Température rectale..........	35,8
Nombre des globules rouges..	4.100.000
Urée par 24 heures..........	12 gr.
Pression artérielle (à jeun)....	9 c.m. de mercure
Force dynamométrique, M. D.	= 43 k.
» » M. G.	= 36 k.

Au 1er *juin* 1891 :

après 30 transfusions hypodermiques de 3 à 5 grammes chacune.

Poids du corps...............	98 k.
Température rectale..........	36,6
Nombre de globules rouges..	4.300.000
Urée par 24 heures..........	19 gr.
Pression artérielle...........	14 c.m. de mercure
Force dynamométrique, M. D.	= 48 k.
» » M. G.	= 39 k.

Au 1er *juillet* 1891 :

après 30 transfusions de 10 grammes chacune.

Poids du corps...............	86 k.

Température rectale......... 37,2
Nombre des globules rouges. 4.500.000
Urée par 24 heures.......... 27 gr.
Pression artérielle........... 16 c. m. de mercure
Force dynamométrique, M. D. = 53 k.
» » M. G. = 46 k.

Au 1er *août* 1891 :

après 10 jours de repos et 20 transfus. de 5 gr. chacune.
Poids du corps.............. 81 k.
Température rectale......... 37,1
Nombre des globules rouges.. 4.500.000
Urée par 24 heures.......... 25 gr. 5
Pression artérielle........... 16 c. m. de mercure
Force dynamométrique, M. D. = 56 k.
» » M. G. = 49 k.

Le malade passe le mois d'août à la campagne : il vient à Paris tous les 8 jours me demander une transfusion de 10 grammes : le poids de son corps diminue encore de 3 k. pendant ces 30 jours, comme par entraînement.

Au 1er *septembre* 1891 :

Poids du corps............ .. 78 k.

En septembre, le malade reprend ses transfusions à raison de 5 grammes tous les deux jours. Il maigrit à ce moment-là autant que s'il prenait de hautes doses.

Au 1er *octobre* 1891 :

Poids du corps.............. 72 k.
Pression artérielle............ 18 c. m. de mercure
État des forces........M. D. = 61 k.
» » ....M. G. = 52 k.

L'état des forces va toujours croissant à mesure que le poids du corps diminue et que la pression artérielle augmente. Le malade flotte dans ses vêtements, mais il est plus vigoureux, plus alerte d'esprit et de corps qu'il ne l'a jamais été.

Je continue les transfusions aux mêmes doses : 5 gr. tous les deux jours.

Au 1er *novembre* 1891 :

Poids du corps.............. 67 k.

Le malade est, à ce moment-là, au-dessous de son poids normal. Ses forces continuant à croître, ses muscles durcissant et se fortifiant à vue d'œil, je continue encore mes transfusions de sérum. Cette fois, l'amaigrissement cesse : le poids du malade se relève un peu et désormais reste stationnaire.

Au 15 *novembre* 1891 :

Poids du corps.............. 69 k.

Au 1er *décembre* 1891 :

Poids du corps.............. 70 k.

Au 1er *mars* 1892 (3 mois plus tard).

Poids du corps.............. 69 k. 1/2

Cette observation me paraît présenter un certain intérêt à plusieurs points de vue. Jamais le ralentissement de la nutrition n'a été plus nettement démontré que par les chiffres ci-dessus.

Le malade est soumis à un régime qui ne favorise pas l'adipose, mais qui ne la diminue pas non plus. Ce régime, conseillé naguère par un de nos confrères, n'a pas été supporté plus de deux mois et n'a du reste amené aucune amélioration.

A ce régime, j'adjoins les transfusions hypodermiques de sérum. Sous leur incontestable influence, le poids du corps diminue seul, tandis que se relèvent, d'une façon notable, la température rectale, le nombre des globules rouges, le taux de l'urée, la tension artérielle et la force dynamométrique.

Voici, du reste, mis en regard, les chiffres du début et de la fin du traitement.

	1er mai 1891	1er décembre 1891
Poids du corps....	104 k.	69 k.
Temp. rectale.....	35,8	37,6
N. des glob. rouges	4.100.000	5.500.000
Urée par 24 h.....	12 gr.	26 gr.
Pression artérielle.	9 c. m. mercure.	17 c. m. mercure.
Dynamo, M. D =	43 k.	61 k.
» M. G. =	36 k.	52 k.

N'est-ce pas aussi concluant que possible ? Et n'est-il pas vraiment très intéressant de constater que les transfusions hypodermiques qui engraissent et font augmenter notablement de poids tous les phtisiques, tous les anémiques en relevant leur nutrition, font maigrir les obèses par le même mécanisme ?...

C'est même parce que leurs tuberculeux augmentaient de poids, mangeaient mieux et reprenaient quelques forces, que plusieurs de nos confrères ont cru trouver dans des transfusions hypodermiques de liquides divers un remède à la tuberculose. Jusqu'à présent, on ne saurait assez le répéter, aucun liquide injecté sous la peau n'a guéri la tuberculose, n'a modifié l'état bacillaire, mais tous les liquides injectés sous la peau ont relevé la pression artérielle, c'est-à-dire la vitalité des malades. J'ai en ce moment-ci sous les yeux les pesées d'un jeune tuberculeux au 1er degré qui, sous l'influence des transfusions hypodermiques de sérum artificiel a gagné en quatre mois 9 kilogr. (de 57 k. à 66 k.)

Dans ma clientèle de gynécologiste, à tout moment je rencontre des femmes héréditairement prédisposées au ralentissement de la nutrition, et que le seul fait du mariage ou bien leur première grossesse mène à l'obésité.

Quand je peux les soigner à temps, je ne les

laisse pas devenir obèses : je relève leur nutrition par quelques séries de piqûres.

Quand elles me viennent trop tard, quand elles sont déjà obèses, je les soumets à un traitement plus régulier, plus suivi. Jamais il ne m'a fait défaut : tout en procurant l'amaigrissement relativement très prompt, il n'a jamais manqué de relever du même coup le taux de l'urée, l'état des forces et la pression artérielle. J'ai donc la certitude absolue de ne faire aucun mal à mes malades, et j'obtiens le plus ordinairement un double résultat : la guérison de leur obésité et le rétablissement de leur nutrition dans toute son intégrité.

LITHIASES, DIABÈTE ET TRANSFUSIONS.

Il me resterait à étudier l'effet des transfusions hypodermiques dans la lithiase biliaire et la lithiase du rein, dans le rachitisme et l'ostéo-malacie. Je veux attendre, pour en parler, d'avoir accumulé des documents vraiment précis et personnels.

Mais je dois une mention spéciale au diabète. Un de nos confrères de la province, ancien interne des hôpitaux, me faisait part tout récemment des excellents résultats obtenus par lui sur un diabétique invétéré, à l'aide des transfusions de sérum artificiel. D'autre part, un médecin russe, Rotschine, a publié un cas de guérison du diabète par les injections sous-cutanées de liquide testiculaire. J'ai, je crois bien, suffisamment démontré la complète parité du liquide testiculaire et de toutes les autres substances non toxiques, pour pouvoir dire que les deux observations sont comparables et que nos deux confrères n'ont rien fait, l'un et l'autre, que des transfusions hypodermiques relevant l'activité nutritive. L'un et l'autre affirment avoir fait disparaître tous les symptômes du diabète, et je n'en suis nullement surpris. Le diabète est une maladie à hypotension artérielle, m'écrit mon confrère de province, qui, de la sorte donne pleinement raison à la doctrine de M. Bouchard. J'ai déjà fait allusion à l'opinion adverse de M. Albert Robin, opinion motivée par la thérapeutique. Voilà, semble-t-il, le moyen de trancher le différent.

Si véritablement le diabète guérit momentanément ou définitivement sous l'influence des transfusions hypodermiques, il devient bien difficile de le considérer comme une maladie par nutrition excessive.

De nombreuses observations très soigneusement prises peuvent seules fixer en pareille matière. J'espère bien contribuer prochainement à combler cette lacune.

Le rhumatisme chronique et les transfusions

Parmi les maladies de la nutrition, je n'en sais pas de plus tenace, de plus rebelle, de plus décourageante pour le praticien, que le rhumatisme déformant.

J'en ai eu deux cas à traiter, dans ces temps derniers, et leur histoire mérite d'être résumée ici, les transfusions hypodermiques m'ayant donné deux fois des résultats auxquels certainement aucune autre thérapeutique n'aurait pu prétendre. Il s'agissait de déformations trop anciennes, trop invétérées, pour que la guérison fût possible. Mais il y a eu, dans les deux cas, des progrès d'une importance capitale : d'une part, la nutrition générale s'est refaite, la vitalité a repris son taux normal, et de l'autre, l'évolution progressive du mal a été définitivement enrayée. Grâce aussi à un traitement complémentaire, la souplesse est revenue, sinon complètement, du moins de la façon la plus marquée dans la plupart des articulations, si bien que l'espoir de lutter contre la polyarthrite déformante ne nous serait pas interdit, si les malades étaient soumis au traitement accélérateur de la nutrition, dès les premières atteintes de leur mal.

Observation XVII.

Jeune fille de 16 ans ; polyarthrite déformante à début aigu ; évolution subaiguë, puis chronique des accidents ; état cachectique ; traitement par les transfusions. Résultats obtenus sur l'état général et sur l'état local.

Mlle X., 16 ans, ascendants goutteux et névropathes, est malade depuis la puberté, c'est-à-dire depuis l'âge de 13 ans. Très péniblement, très irrégulièrement réglée, dès le début, la jeune fille a commencé par ressentir, dans les articulations des orteils et des doigts, des douleurs, d'abord lentes et vagues, puis beaucoup plus violentes. Ces crises douloureuses siégeaient, tantôt au niveau des groupes musculaires du pied et de la main, tantôt au niveau des articulations elles-mêmes. En moins de six mois, les articulations des phalanges (type d'extension), des poignets et des coudes, des orteils, du pied et du genou, furent prises symétriquement.

La malade était très abattue, très épuisée : souvent, le soir, elle était prise d'un léger accès de fièvre avec transpiration, fièvre qui paraît avoir été beaucoup plus en rapport avec l'état d'hecticité, qu'avec l'élément rhumatisme.

Cette première période aiguë ou plutôt subaiguë de la maladie fut traitée de diverses manières par les confrères qui furent successivement appelés auprès de la jeune malade. L'antipyrine et surtout la phénacétine eurent seules pour effet de ralentir la marche, jusqu'alors insolite, des accidents. Le rhumatisme déformant devint franchement chronique, et tandis qu'il n'avait fallu que six mois pour que fussent atteintes toutes les articulations jusqu'aux coudes et jusqu'aux genoux, en remontant de la périphérie au tronc, il fallut deux ans pour que les muscles des cuisses et des bras fussent pris de raideur permanente. Pour être lente, l'évolution n'en était pas moins progressive. Quand je vis la malade pour la première fois, au mois de décembre 1891, ses mains et ses poignets avaient l'attitude classique du type dit d'extension ; ses coudes, à demi-fléchis, ne permettaient pas à la malade de manger seule, et il lui était impossible de marcher, le groupe des adducteurs de la cuisse étant contracturé au point d'empêcher à peu près tout mouvement des hanches. Une saison à Amélie-les-Bains n'avait amené qu'une amélioration insignifiante ; une saison à Dax sembla plutôt donner un nouvel élan au processus pathologique.

Mais l'état général de la jeune malade était beaucoup plus alarmant encore que l'état de ses jointures.

Profondément anémiée, d'une maigreur effrayante, où la raréfaction du tissu adipeux n'était pas seule en cause, mais où l'atrophie musculaire commençait à figurer pour une bonne part, notre jeune malade était littéralement en état cachectique. Elle n'avait plus d'appétit, la température axillaire était tombée à 35,8 ; sa tension artérielle était de 7 c. m. de mercure ; son poids de 26 kilogr. La raideur des articulations ne permettait pas de prendre l'état des forces au dynamomètre. Enfin, il existait sur plusieurs points du tégument externe, sur la poitrine, à la plante des pieds, à la partie supérieure et interne des cuisses, des plaques pigmentaires, bronzées, absolument semblables à celles qu'on observe dans la maladie d'Addison.

Rien aux poumons, si ce n'est de la respiration rude au sommet gauche ; dans l'urine ni sucre, ni albumine ; diminution notable du taux de l'urée.

En présence d'un pareil ensemble symptomatique, je conseillai l'emploi des transfusions hypodermiques.

Pendant cinq mois consécutifs, le médecin traitant pratiqua, sous ma direction, des transfusions de sérum artificiel, à la dose de 5 grammes tous les matins. Le résultat ne se fit pas attendre. La sensation de fatigue disparut, la peau reprit sa coloration normale ; la petite malade qui refusait toute nourriture, se mit à manger avec plaisir et presque avec avidité ; ses joues se colorèrent et la gaieté lui revint. Au bout de cinq mois, au lieu de 26 kilogr. elle pesait 43 kilos ; sa tension artérielle, huit jours après la cessation des piqûres, était de 15, avant les repas ; la température axillaire était de 37.7. Enfin, les masses musculaires étaient beaucoup plus fermes, beaucoup moins atones que par le passé. Elles étaient, en même temps, un peu moins raides ; la malade remuait un peu mieux les coudes et les hanches : il lui était possible de marcher, péniblement du reste, les deux pieds étant constamment maintenus, à une distance de 25 centimètres environ, par la parésie dégénératrice des adducteurs.

En résumé, les transfusions ont eu pour résultat incontestable : 1° de refaire la nutrition d'une malade que l'on devait considérer comme perdue en présence des signes de cachexie profonde, et notamment de maladie bronzée, qu'elle présentait ; 2° d'enrayer la marche des accidents, alors que tous les observateurs s'accordent à considérer l'évolution du rhumatisme chronique comme à peu près fatalement progressive ; 3° de faire rétrocéder toutes les déformations récentes. Ce traitement a été complété par une série de séances d'électricité statique ; sous l'influence évidemment préparatrice des transfusions, l'électricité à grande tension a eu pour résultat de rendre, non pas en totalité, mais en très grande partie, la souplesse aux articulations de la hanche du coude, du poignet et des phalanges. La malade peut marcher sans grande difficulté, avec une allure presque normale ; elle mange toute seule et elle a recouvré l'usage de ses doigts jusqu'à pouvoir faire de la tapisserie. Il lui est encore impossible de coudre fin ou de broder. Mais la santé générale est absolument reconstituée, et sauf de légères déformations que je n'ose pas espérer faire disparaître, on peut la considérer comme guérie.

Cette observation me paraît véritablement concluante. Avant l'emploi des transfusions, la malade était dans un état de dystrophie et de cachexie voisin de la mort. A l'heure actuelle, elle est sans doute encore un peu rhumatisante, mais elle n'est plus du tout une ralentie de la nutrition. Or, le ralentissement de la nutrition était évidemment la cause première de cet état rhumatismal ; il est logique de conclure, a priori, que le rhumatisme chronique déformant, combattu à son origine, peut être arrêté dans son évolution fatale. Cette évolution pourrait bien ne plus être désormais ce qu'elle était auparavant : c'est-à-dire implacablement progressive.

Nous ne possédons point le grand nombre d'observations qui serait nécessaire pour confirmer cette déduction logique. Mais puisque cet ouvrage, bien loin d'être un traité complet de thérapeutique n'est qu'une simple *Introduction à l'étude des lois générales de l'hypodermie*, son unique prétention est de montrer la voie à suivre, de planter les jalons, là où d'autres traceront tout à loisir la route définitive.

Le second cas de polyarthrite déformante que j'ai traité par des transfusions hypodermiques n'est pas moins concluant que le premier. Pour éviter trop de répétitions, je me bornerai à en retracer l'observation à grands traits.

Observation XVIII.

Femme de 51 ans ; obésité, puis polyarthrite déformante, après la ménopause ; traitement par les transfusions.

Madame de X..., 51 ans, famille de goutteux, a été sujette aux migraines jusqu'à l'âge de la ménopause. Vers la trentaine, elle a gardé pendant deux ans les stigmates de la neurasthénie.

Au moment de la ménopause, l'état de sa nutrition s'est brusquement modifié. Il a semblé d'abord qu'elle allait devenir obèse ; son poids est monté de 61 k. à 92 k. Mais au bout d'un an et demi, elle s'est mise à maigrir et l'articulation du poignet droit; puis les articulations des phalanges de l'une et l'autre main se sont prises. Les déformations caractéristiques ne portaient que sur les deux mains au moment où la malade est venue demander mes soins.

J'ai pratiqué sur elle les transfusions de sérum à raison de 5 grammes tous les deux jours ; tous les huit jours, je rehaussais un peu plus vivement la tension artérielle par une injection de 10 grammes. Au bout de quatre mois l'évolution progressive du rhumatisme déformant était tout à fait enrayée. La malade avait repris un embonpoint normal ; sa tension se maintenait à 17 c. m. Pendant deux mois je l'ai soumise au traitement par l'électricité statique ; la contracture musculaire a promptement cédé et les mouvements des articulations ont presque entièrement recouvré leur intégrité. C'est à peine si la malade a les épiphyses un peu grosses et si la phalangine reste un peu fléchie sur la phalange.

Cette observation ne fait que confirmer la première. Elle nous donne le précieux enseignement que voici : le traitement par l'électricité statique n'avait donné aucun résultat avant l'emploi de nos transfusions ; il s'est montré au contraire extrêmement actif, une fois que la nutrition générale s'est relevée. Ce n'est pas la première fois que nous enregistrons le fait. Il est incontestable que le traitement méthodique par les transfusions sous-cutanées prédispose singulièrement l'organisme à tirer profit des médications actives qui lui sont appliquées. C'est qu'en modifiant le terrain, en relevant la vitalité du milieu les transfusions développent la réceptivité. La cellule vivante, plus vivante sous leur influence assimile plus complètement les aliments et les remèdes. Cela se conçoit fort aisément, du reste, d'après l'étude physiologique développée dans les premiers chapitres de cet ouvrage.

Les quelques documents qui précèdent nous permettent de conclure de la façon suivante :

La nutrition retardante se caractérise par deux symptômes principaux. L'un chimique, depuis longtemps connu : la diminution de l'urée. L'autre clinique, plus à la portée du praticien : l'hypotension artérielle (1).

Les transfusions hypodermiques ayant pour action essentielle d'accroître le taux de l'urée, de relever l'hypothermie, d'augmenter la pression artérielle, autrement dit d'activer les échanges nutritifs, par cela même de faire la nutrition plus complète, il ne saurait y avoir de médication plus logique des maladies par ralentissement de la nutrition.

(1) Je crois avoir, par mes recherches, pour la plupart consignées dans ce long travail, complété les notions assez vagues que nous possédions, jusqu'à ces derniers temps, sur la séméiologie de l'hypotension artérielle et je crois bien, aussi, avoir été le premier à préciser le rôle considérable de cette hypotension dans le grand nombre de maladies chroniques que nous venons de passer en revue.

CHAPITRE X

Les inflammations pelviennes, les suppurations pelviennes et les transfusions hypodermiques.

SALPINGO-OVARITES. — PELVI-PÉRITONITES. — PELVI-CELLULITE.

SOMMAIRE. — Etendue et importance du sujet traité dans ce chapitre. — Nécessité de passer en revue le traitement de toutes les inflammations pelviennes : salpingo-ovarites, pelvi-péritonites, pelvi-cellulite, péritonites localisées autour des tumeurs utérines, ou autour des kystes ovariques.

Division du sujet en deux parties principales.

PREMIÈRE PARTIE : **Inflammations pelviennes. — Salpingo-ovarites, pelvi-péritonites, pelvi-cellulite.**

A. — Principes généraux du traitement des inflammations pelviennes : 1° Raisons qui militent en faveur de la thérapeutique conservatrice : *a*) Le danger de l'expectation est peut-être moindre que celui de l'intervention radicale. — *b*) Dans un certain nombre de cas, les fonctions de reproduction ne sont pas abolies d'une façon irrémédiable. — *c*) La thérapeutique conservatrice permet, le plus souvent, une guérison complète et durable.

2° S'il y a lieu d'intervenir, commencer toujours par l'intervention la plus bénigne : Utilité des ponctions et des incisions dans le cas d'abcès pelviens. — Utilité du traitement indirect : dilatation utérine et curettage, la dilatation utérine visant l'évacuation des collections tubaires et le curettage faisant la désinfection locale. — Importance de cette désinfection utérine. — Traitement médical, local et général.

3° Cas dans lesquels l'ablation des organes s'impose. — Supériorité de l'hystérectomie par morcellement sur l'ablation des annexes par la laparotomie.

B. — Utilité des transfusions hypodermiques de sérum artificiel dans le traitement des inflammations pelviennes.

1° Action des transfusions hypodermiques sur la douleur locale, dans les cas aigus comme dans les cas chroniques.

2° Action des transfusions hypodermiques sur la résorption des exsudats pelviens. — L'hypotension artérielle est corrélative d'absence de résolution. — Relèvement de la tension artérielle et résorption consécutive, sous l'influence des transfusions. — L'action sur la tension artérielle comme criterium de la quantité de sérum à transfuser, et comme criterium de la fréquence variable des transfusions.

3° Amélioration des fonctions digestives sous l'influence des transfusions hypodermiques : disparition des nausées, augmentation de l'appétit, facilité plus grande des digestions, assimilation plus complète d'où relèvement rapide des forces et retour de l'embonpoint.

4° L'anémie consécutive aux pelvi-péritonites disparaît sous l'influence des transfusions.

Observations cliniques.

1er groupe. — **Pelvi-péritonites aiguës.**

2e groupe. — **Pelvi-péritonites chroniques séro-adhésives et cellulites pelviennes chroniques non suppurées.**

3e groupe. — **Suppurations pelviennes, (salpingo-ovarites suppurées, pelvi-péritonites suppurées et cellulites pelviennes terminées par suppuration).**

DEUXIÈME PARTIE. : **Péritonites localisées autour des tumeurs pelviennes.**

1° Importance de la péritonite péri-fibromateuse, sa guérison rapide par les transfusions hypodermiques. — Observations.

2° Utilité des transfusions hypodermiques dans les cancers utérins inopérables accompagnés de péritonite localisée. — Observations.

3° Les transfusions hypodermiques considérées comme moyen de préparation à l'ablation des kystes de l'ovaire accompagnés de péritonite. — Observation.

Conclusions générales.

« Je n'exagère pas lorsque j'affirme, dit Emmet (1), que la cellulite pelvienne est de beaucoup la maladie la plus importante dont une femme puisse être affectée. Elle est la plus commune et elle devient la plus importante, tout en étant rarement reconnue lorsqu'elle est

(1) EMMET. *La pratique des maladies des femmes*, trad. franç. Paris, Baillière, 1887, p. 217 et 218.

limitée. La plupart des déceptions et des mauvais résultats dont on se plaint si souvent dans le traitement des maladies des femmes, dans la pratique générale, peuvent être attribués à l'existence d'une cellulite non reconnue. Quand on ne la découvre pas, elle peut, à la fin, entraver tout traitement ou compliquer gravement la situation en se développant tout à coup à un degré très sérieux. Les praticiens traiteront mieux les maladies des femmes lorsqu'ils seront imprégnés de l'importance de la cellulite au point de craindre son existence dans chaque cas. »

Les paroles que je viens de citer restent vraies, à la condition toutefois de donner au mot « cellulite pelvienne » le sens vague que les gynécologistes français donnaient, il y a une dizaine d'années, au mot « phlegmasie péri-utérine » et qu'on donne aujourd'hui au mot « inflammation pelvienne ». Avec les connaissances actuelles, il est possible, il est même nécessaire d'analyser chaque cas soumis à notre examen, de façon à préciser le diagnostic.

Tantôt en effet l'inflammation est presque exclusivement limitée aux annexes (salpingo-ovarite), tantôt elle atteint à la fois les annexes et une portion plus ou moins étendue du péritoine pelvien (pelvi-péritonite), enfin elle est parfois localisée dans le tissu cellulaire du bassin et surtout du ligament large (cellulite pelvienne proprement dite ou pelvi-cellulite). Bien plus, pour être complet, on doit classer ici les péritonites localisées autour des tumeurs utérines (fibromes, épithélioma), aussi bien que les péritonites localisées autour des kystes de l'ovaire ou des kystes des trompes de Fallope.

Il ne peut entrer dans mon esprit de vouloir justifier ici cette classification non plus que de décrire les signes différentiels de ces diverses affections. Il me faudrait, pour cela, reproduire un long travail (1) que j'ai déjà publié sur cette question capitale de gynécologie.

Je ne dois pas davantage, à cette place, discuter à fond toutes les méthodes de traitement des phlegmasies pelviennes, cela m'entraînerait beaucoup trop loin. Mais ce qui est indispensable, c'est d'indiquer brièvement les principes généraux du traitement à mettre en œuvre, suivant les cas, de manière à bien préciser les indications des transfusions hypodermiques de sérum artificiel, dans le groupe d'affections que nous allons passer en revue. Les transfusions hypodermiques constituent, en effet, une ressource thérapeutique nouvelle, active et fidèle, qui apporte au traitement classique un appoint

(1) Jules Chéron : *Les salpingo-ovarites, les pelvi-péritonites, la cellulite pelvienne. Revue médico-chirurgicale des maladies des femmes,* 1889, 1890.

considérable, apprécié déjà par un grand nombre de praticiens dont quelques-uns nous ont donné une partie des observations qu'on trouvera plus loin.

Afin d'exposer clairement les indications et l'action thérapeutique des transfusions hypodermiques de sérum artificiel, je diviserai mon sujet en deux parties principales :

Dans la première, nous étudierons le traitement des inflammations pelviennes proprement dites : salpingo-ovarites, pelvi-péritonites, pelvicellulite qui forment un groupe naturel. Dans la seconde partie, nous verrons les indications des transfusions dans les péritonites localisées autour de tumeurs utérines ou ovariques, qui constituent un ordre de faits bien distincts des précédents.

Première partie. — **Inflammations pelviennes : salpingo-ovarites, pelvi-péritonites, pelvicellulite.**

Le nombre des gynécologistes qui pensent que toute salpingo-ovarite, toute atteinte de pelvi-péritonite ou de pelvi-cellulite doit être traitée uniquement par l'ablation des annexes, considérant comme illusoire tout autre mode de traitement, diminue chaque jour, maintenant que l'enthousiasme pour l'opération de Lawson Tait fait place à l'observation plus réfléchie des résultats éloignés de la laparotomie, maintenant que les esprits sérieux apprécient d'une façon plus saine et plus calme l'évolution naturelle des inflammations pelviennes.

Les raisons qui militent en faveur de la thérapeutique conservatrice, dans ce groupe d'affections, peuvent être rangées sous trois chefs principaux ; nous allons les passer rapidement en revue.

a) Tout d'abord, on ne saurait trop insister sur ce point : les salpingo-ovarites, les pelvi-péritonites, les pelvi-cellulites, en dehors des cas puerpéraux les plus intenses, en dehors de ces cas que Bernutz dénommait des fièvres puerpérales *malæ moris*, et qu'on n'observe pour ainsi dire jamais de nos jours, présentent très rarement un caractère vraiment inquiétant.

La très grande majorité des inflammations pelviennes évolue d'une façon spontanée vers la guérison ; l'infection s'éteint peu à peu sur place, les phénomènes plus ou moins graves du début s'atténuent à mesure que la maladie devient plus ancienne ; la santé reste, il est vrai, plus ou moins longtemps compromise, si des soins appropriés ne viennent pas faire disparaître les reliquats de l'infection primitive, mais la question de vie ou de mort ne se pose que très exceptionnellement. Dans ma longue carrière de gynécologiste, je n'ai vu mourir de péritonite que quatre femmes, en tout, sur le nombre considérable de cas que j'ai eu l'occasion d'observer. En somme, le taux de la mortalité est très minime, si on laisse les inflammations pelviennes évoluer spontanément, comme l'ont signalé ceux qui nous ont précédés, et comme nous l'avons observé nous-mêmes, dans une longue pratique.

Or, si l'on prend en bloc les statistiques de laparotomie pour salpingites graves ou bénignes, on constate que la mortalité opératoire oscille, même avec les derniers perfectionnements opératoires, entre 5 et 10 o/o, si bien que le danger de l'intervention radicale égale au moins, s'il ne le dépasse, le danger de l'expectation pure et simple.

b) Lawson-Tait a prétendu que la stérilité était la conséquence, pour ainsi dire forcée, de toute salpingite de quelque durée, et on s'est appuyé sur cette assertion pour légitimer les nombreuses castrations qui ont été pratiquées, dans ces dernières années, même dans les cas de simples salpingites catarrhales et d'ovarites scléro-kystiques.

On ne saurait trop protester contre la facilité avec laquelle on déclare la stérilité irrémédiable dès qu'on constate une lésion plus ou moins grave des annexes. Pour ma part, j'ai déjà observé un certain nombre de grossesses chez des malades auxquelles des chirurgiens distingués avaient proposé, plus ou moins longtemps auparavant, (deux mois avant la conception, dans un cas) la salpingectomie, en affirmant qu'elles étaient stériles à tout jamais. Quant aux malades que j'ai soumises moi-même à la thérapeutique conservatrice, alors que j'étais consulté pour des lésions des annexes et du péritoine pelvien, en restreignant ma statistique à ces six dernières années, j'en trouve onze qui ont accouché à terme, et deux qui sont actuellement grosses, l'une de quatre, l'autre de sept mois.

Il est donc bon d'attirer sur ce point l'attention des médecins, ainsi du reste que le faisait récemment M. Doléris (1), franchement rallié à la cause que je défends depuis cinq ans, dans mon journal et à ma clinique : « On s'est habitué, dit-il, à oublier la vieille pelvi-péritonite

(1) Doléris : De la thérapeutique conservatrice dans les salpingo-ovarites, *Nouv. Arch. d'Obst. et de Gynéc.*, déc. 1891, janvier, février, mars 1892.

pour laquelle on n'eut rien accepté d'autre que le vésicatoire, le repos et les bains avec le sulfate de quinine... et on accorde, sans longue discussion, le sacrifice des trompes et des ovaires à la seule invocation de dangers le plus souvent imaginaires... Sur ce terrain où les pathologistes, c'est-à-dire dans l'espèce le médecin, l'accoucheur, eussent dû rester les maîtres, ils ont tout cédé à la chirurgie. Heureusement que parfois, mais trop rarement, les scrupules se réveillent. Il faut bien que cela soit puisqu'on a entendu à la Société de chirurgie, M. Bazy dire qu'il avait eu à s'opposer à une proposition de laparotomie faite à une personne de sa famille qui devint enceinte peu après. Je tiens du Dr Gauchas, mon camarade d'internat, un fait identique... » et il ajoute : « On propose trop facilement et l'on accorde avec trop de laisser-aller, le sacrifice chirurgical des annexes malades, que l'on juge sans preuves, très compromises dans leur structure, et absolument perdues pour la fonction de reproduction. »

c) Quels que soient les inconvénients de l'intervention radicale, on comprendrait encore qu'elle eût de nombreux partisans si la guérison complète ne pouvait être obtenue qu'au prix du sacrifice des organes malades, et en particulier au prix de l'ablation des annexes de l'utérus.

Est-il donc vrai, comme on l'a prétendu, que toute femme atteinte de salpingo-ovarite, de pelvi-péritonite ou de pelvi-cellulite est condamnée à rester plus ou moins infirme, plus ou moins invalide « *confirmed invalid* » comme disent les auteurs anglais, jusqu'à la fin de ses jours, si on ne procède pas à la castration tubo-ovarienne ?

Je n'hésite pas à affirmer que, dans la grande majorité des cas, la thérapeutique conservatrice permet d'assurer une guérison complète et durable, à la seule condition que la malade sera soustraite aux causes de réinfection locale et soumise à un traitement suffisamment complet, c'est-à-dire visant à la fois l'état des organes pelviens et l'état général, à un traitement suffisamment prolongé et surtout dirigé d'une façon judicieuse.

Nos ressources thérapeutiques se sont notablement augmentées depuis quelques années, il faut savoir en profiter et ne pas se contenter du repos et des révulsifs, qui constituaient presque tout le traitement de la génération qui nous a précédés.

Ici même, j'apporte une contribution nouvelle au traitement médical des inflammations pelviennes, et je suis persuadé que ceux qui voudront bien employer, concurremment avec les autres modes de traitement, les transfusions hypodermiques de sérum artificiel, verront encore diminuer le nombre déjà restreint des cas de pelvi-péritonites et de salpingo-ovarites assez rebelles pour nécessiter l'ablation de l'utérus et des annexes.

Il ne faudrait pas croire du reste qu'il n'existe pas de moyen terme entre le traitement purement médical, et les grandes interventions chirurgicales représentées par l'ablation des annexes (Lawson Tait) ou par l'ablation de l'utérus par le vagin (Péan). Dans certaines circonstances bien déterminées, il y a lieu d'intervenir localement, alors que l'expectation présenterait tout au moins l'inconvénient de faire perdre un temps précieux, pendant lequel les forces de la malade s'épuisent et pendant lequel les lésions locales ne font que s'aggraver, tandis qu'une intervention bénigne hâterait la guérison.

Dans certains cas d'abcès pelvien, par exemple, qu'il s'agisse d'abcès tubo-ovariens, d'abcès intra-péritonéaux ou de phlegmon suppuré du ligament large, il n'est pas rationnel, avec la sécurité que donnent les procédés antiseptiques, d'attendre, comme le conseillaient Bernutz et Courty, que le pus s'évacue spontanément à l'extérieur, en créant des fistules toujours longues à se tarir.

Actuellement il y a mieux à faire ; quelquefois la ponction aspiratrice peut être suffisante, plus souvent encore on aura recours d'emblée à l'incision large et au drainage de la collection purulente soit par l'abdomen, soit par le vagin, suivant que l'abcès viendra bomber sous la peau ou viendra déprimer les culs-de-sac du vagin.

Pour tous les abcès facilement accessibles, cette manière de procéder, recommandée par M. Laroyenne (de Lyon) et acceptée par MM. Le Dentu, Bouilly, Nitot, Aubeau, Vulliet, Landau, etc., représente l'intervention de choix, puisqu'elle assure une prompte guérison avec un minimum de gravité opératoire.

Dans la plupart des salpingo-ovarites avec ou sans pelvi-péritonite séro-adhésive, alors qu'il n'existe pas de collection purulente susceptible d'être incisée directement, dans les collections tubaires de diverse nature, qu'il s'agisse d'hydro-salpinx, d'hémato-salpinx ou même de pyo-salpinx, on peut obtenir des résultats excellents et rapides par le traitement indirect préconisé d'abord par MM. Walton (de Bruxelles) et Poullet (de Lyon) et accepté depuis par nombre de gynécologistes.

Par la dilatation de l'utérus on peut obtenir, dans bien des cas, l'évacuation, par l'utérus, des liquides retenus dans les trompes de Fallope, car l'oblitération complète de l'orifice utérin des trompes est l'exception, quoiqu'on en ait dit. Nombre d'observations cliniques ont établi ce fait de la façon la plus indiscutable, et pour ma part, j'ai vu quelques cas tellement nets qu'ils ne pouvaient laisser subsister aucun doute dans mon esprit.

Mais, quelque importante que soit la dilatation, elle ne remplit, à mon avis, qu'une des indications du traitement des salpingites et il convient de lui associer le curettage de la cavité utérine dont l'utilité n'est pas moins grande que celle de la dilatation. Sans parler en effet de l'action révulsive, très favorable à la guérison de la salpingite et à la résorption de la périmétrite, qui est produite par un curettage soigneux de toute la cavité utérine, il est évident que nous ne possédons pas de meilleur moyen de faire une asepsie complète de l'utérus.

Or, ainsi que le démontrent les recherches bactériologiques aussi bien que les faits cliniques, l'infection s'éteint plus ou moins rapidement au niveau des trompes, de l'ovaire et du péritoine, quand de nouvelles colonies microbiennes, parties de l'utérus, ne viennent pas réveiller l'inflammation et raviver l'infection qui s'était atténuée spontanément.

C'est pourquoi je considère qu'il y a lieu de conserver la méthode de M. Walton (de Bruxelles) dans son intégralité et d'associer, dans tous les cas, le curettage à la dilatation.

Le seul point sur lequel j'insisterai, à ce sujet, sans craindre de répéter ce que j'ai dit ailleurs, c'est que dilatation et curettage doivent être pratiqués, dans les circonstances dont nous parlons, sans abaisser l'utérus à la vulve, contrairement à la pratique habituellement suivie.

Mais pour assurer et compléter les bons résultats que donnent la dilatation forcée et le curettage, à ces deux excellents moyens thérapeutiques il convient d'en associer un troisième que je considère comme ayant une valeur au moins égale, je veux parler du drainage de la cavité utérine par les voies naturelles. Dans le travail que je viens de publier (1) j'ai longuement insisté sur l'importance du drainage après l'opération du curettage. Le col de l'utérus revient promptement sur lui-même après la dilatation forcée ou non et il tend, en se refermant, à emprisonner à nouveau, plus ou moins complètement dans la cavité utérine, les produits de sécrétion de la muqueuse ou ceux qui des-

(1) *Le drainage de la cavité utérine par les voies naturelles*, Société d'éditions scientifiques, Paris 1892.

cendent des trompes. Le drain en crin de Florence que l'on peut faire aussi volumineux qu'il est besoin et laisser en place, sans dommage et sans souffrance pendant des semaines et des mois, maintient le col largement ouvert et favorise ainsi, par la réaction que ce dilatateur permanent amène du côté des annexes, l'évacuation du contenu des trompes par les voies naturelles.

Je ne dirai que quelques mots du traitement médical qui consiste essentiellement en :

1° Un repos relatif (repos de la malade, repos du système génital) surtout au moment des époques menstruelles ; une alimentation réparatrice en rapport avec l'état des voies digestives ; l'emploi des moyens hygiéniques et médicamenteux commandés par l'état général ;

2° L'emploi des antiphlogistiques, des résolutifs et des décongestifs locaux parmi lesquels il faut citer surtout les irrigations vaginales chaudes prolongées, les scarifications et les pansements du col (pansements glycéro-ichthyolés en particulier), les frictions mercurielles, les vésicatoires volants, les badigeonnages de teinture d'iode au-dessus des aines et dans les culs-de-sac du vagin, les applications de pointes de feu sur la paroi abdominale, les pommades résolutives ;

3° L'emploi des transfusions hypodermiques

de sérum artificiel dont nous allons nous occuper tout spécialement.

Mais, avant cela je dois dire, dans quel cas j'admets la nécessité de l'intervention radicale, et quel est le procédé opératoire que je considère comme donnant les plus grandes garanties de guérison.

L'ablation des organes s'impose dans une seule circonstance, c'est lorsque la malade, soumise à des réinfections continuelles, court de rechute sérieuse en rechute grave, retenue chaque fois au lit pendant plusieurs semaines, parfois même pendant plusieurs mois. Dans les cas de ce genre, heureusement très rares et qu'on ne rencontre guère que dans le milieu hospitalier, l'hystérectomie vaginale par morcellement, suivant la méthode imaginée par M. Péan, est l'intervention de choix.

Après l'hystérectomie, si l'opération est complète, il n'y a pas de récidive possible ; si, au contraire, on se borne à pratiquer l'ablation des annexes par la laparotomie, on voit bientôt revenir la malade aussi souffrante qu'avant l'intervention ; l'utérus s'est infecté de nouveau et il y a eu récidive de la pelvi-péritonite, tout aussi bien que si les annexes étaient restées en place.

Il ne faut pas perdre de vue, en effet, cette notion capitale que c'est la pelvi-péritonite qui constitue le véritable danger de la salpingite ;

si la pelvi-péritonite récidive, l'état des malades est aussi grave qu'avant la laparotomie.

J'ai vu, à ma clinique, plusieurs cas très démonstratifs de la chose.

On connaît du reste actuellement, par les travaux de MM. Péan et Segond, un certain nombre d'observations typiques, établissant bien ce fait que des malades auxquelles on avait fait l'ablation bi-latérale des annexes n'ont trouvé la guérison que dans l'hystérectomie vaginale.

L'explication que je donnais tout à l'heure nous rend bien compte de la nécessité d'une intervention radicale, d'une ablation totale de l'utérus seule capable de rendre impossibles ces réinfections secondaires successives que l'on observe, exceptionnellement d'ailleurs, chez un petit nombre de malades.

Toutes les autres considérations qui ont été mises en avant pour justifier la supériorité de l'hystérectomie sur la salpingectomie doivent, à mon avis, céder le pas à celle que je viens d'exposer. Je ne m'attarderai donc pas plus longtemps sur ce point.

Mais je tiens à répéter encore une fois que les cas qui nécessitent l'ablation de l'utérus et des annexes constituent une minorité infime par rapport à ceux, très nombreux, qui guérissent complètement par une thérapeutique conservatrice bien dirigée.

Les transfusions hypodermiques de sérum artificiel suffisent, à elles seules, à remplir la plupart des indications les plus importantes du traitement médical des inflammations pelviennes.

Ces indications thérapeutiques, les auteurs des traités de gynécologie médicale qu'on ne lit plus aujourd'hui, bien à tort, les classaient de la façon suivante : 1° combattre la douleur ; 2° favoriser la résorption des exsudats pelviens ; 3° améliorer l'état des fonctions digestives de manière à permettre une alimentation réparatrice et à relever le plus rapidement possible les forces de la malade ; 4° combattre l'anémie consécutive, dont la persistance entraîne des convalescences plus ou moins longues, alors même que l'affection locale est guérie. C'est dans ce même ordre que nous allons étudier l'action des transfusions hypodermiques de sérum artificiel.

1° *Combattre la douleur.*

Dans les pelvi-péritonites aiguës, la douleur est toujours très vive, si bien qu'il est de bonne pratique de recourir aux injections hypodermiques de chlorhydrate de morphine pour calmer l'agitation et favoriser le sommeil. Depuis que j'emploie les transfusions de sérum artificiel, je n'ai plus que très rarement l'occasion de recourir à la morphine ; la douleur est tellement atténuée dès la première transfusion que la journée est relativement calme et que la malade ne tarde pas à goûter un sommeil réparateur. Je conseille, du reste, dans les cas aigus, sans proscrire la morphine, bien entendu, de pratiquer des transfusions à faible dose souvent répétées, jusqu'à ce que la fièvre tombe et que la douleur s'atténue par suite de la limitation du travail inflammatoire.

Les accès de colique salpingienne s'éloignent et même disparaissent sous l'influence des transfusions ; on voit de même cesser les crises douloureuses pré-menstruelles qui existent dans le cas de lésion chronique des annexes, si on pratique régulièrement des transfusions hypodermiques pendant la période intercalaire.

Quant aux douleurs continues qui accompagnent les pelvi-péritonites chroniques elles prennent rarement une acuité suffisante pour justifier l'emploi de la morphine en injections sous-cutanées ; on les combat plus judicieusement à l'aide de préparations calmantes qui n'exposent pas les malades à devenir morphinomanes. Mais ce n'est là qu'un pis-aller, car tous les médicaments qui dépriment le système nerveux finissent par affaiblir les malades. La sédation des douleurs obtenue par les transfusions de sérum artificiel est toujours suffisante, pour qu'on puisse supprimer l'usage de tous ces calmants, dont on laisse trop facilement prendre l'habitude.

2° *Résorption des exsudats.*

La première fois que j'ai constaté la résorption rapide d'un exsudat pelvien, ancien, organisé au point de donner la sensation d'une tumeur fibreuse, et cela, alors que j'employais les transfusions hypodermiques dans le but de combattre l'état profondément anémique d'une malade épuisée par des hémorrhagies profuses, je me suis demandé s'il ne s'agissait pas d'une simple coïncidence.

C'était en 1885, et depuis lors, j'ai soumis aux transfusions hypodermiques de sérum artificiel tous les cas, très nombreux, de pelvi-péritonite aiguë ou chronique, de pelvi-cellulite, de péri-ovarite que j'ai eu l'occasion de traiter.

Dans tous les cas, la résorption a été obtenue avec une rapidité que je n'avais que bien rarement notée dans mes observations antérieures. Dès mes premières recherches, j'ai appelé l'attention des confrères qui me font l'honneur de suivre ma clinique sur les heureux résultats que j'avais obtenus ; ceux d'entre eux qui ont bien voulu expérimenter, à leur tour, cette nouvelle méthode de traitement, n'ont pas tardé à m'apporter des observations hautement confirmatives de celles que je recueillais moi-même au jour le jour.

Le fait, que l'emploi des transfusions hypodermiques de sérum artificiel accélère notablement la résolution de tous les exsudats inflammatoires du bassin, est donc aujourd'hui hors de contestation.

C'est à interpréter le mode suivant lequel se fait cette résorption que nous devons nous arrêter un moment.

Dans tous les cas d'inflammation pelvienne que j'ai examinés à ce point de vue, j'ai constaté un abaissement permanent de la tension artérielle, oscillant par exemple entre 9 et 12 centimètres de mercure au sphygmomanomètre, alors que la tension physiologique varie de 16 à 18 centimètres.

J'ai maintenu en observation, pendant un temps variable, un certain nombre de cas anciens, dans lesquels il n'y avait aucune tendance à la résolution, je constatais alors que la pression sanguine restait constamment à un niveau très inférieur à la normale.

Quelques cas de cellulite récente, survenue chez des femmes jeunes et vigoureuses, d'une forte constitution, se sont résorbés spontanément; dans ces cas, j'ai toujours vu que la tension artérielle, plus ou moins abaissée dans les premiers jours, remontait au chiffre physiologique au moment où la résorption allait s'effectuer.

Dans la grande majorité des cas, au contraire, les malades étant de faible constitution ou l'affection pelvienne ayant fortement déprimé leurs forces, il était nécessaire de recourir aux transfusions hypodermiques pour relever la pression sanguine et ce n'était qu'à partir du jour où cette pression était devenue normale que la résorption commençait à se produire; cessait-on les transfusions et l'hypotension reparaissait-elle, il y avait aussitôt un arrêt très net du travail de résolution corrélatif de l'hypotension.

De cette série de faits toujours concordants, j'étais en droit de formuler cette double conclusion :

1° *L'absence de résorption des exsudats pelviens est corrélative de l'hypotension artérielle*;

2° *C'est en ramenant la tension artérielle au chiffre normal ou au-dessus de la normale que les transfusions hypodermiques de sérum artificiel activent les phénomènes de résolution des exsudats pelviens.*

Il en résulte que c'est l'étude de la tension artérielle qui doit servir de critérium pour résoudre ce double problème: quelle est la quantité de sérum qu'on doit transfuser chaque fois, dans un cas donné? Quelle doit être, dans ce cas également, la fréquence des transfusions? En agissant ainsi, on ne laisse rien au hasard et on fait de la thérapeutique vraiment physiologique.

Les doses moyennes de 5 gr. à 10 gr. produisent souvent, dans les cas de pelvi-péritonite aiguë comme dans les cas de pelvi-péritonite chronique, une élévation de 2 ou 3 centimètres de mercure, et cette élévation persiste un jour et quelquefois davantage. C'est pourquoi je conseille de commencer le traitement par des transfusions de 5 à 10 gr. répétées, suivant l'état des malades, plusieurs fois par jour, dans les cas aigus, tous les jours ou tous les 2 ou 3 jours, dans les cas chroniques.

Mais si une transfusion de 5 gr. à 10 gr. ayant été pratiquée, on ne constate qu'une modification légère de la pression sanguine, on ne doit pas s'attarder à répéter les petites doses, il faut faire aussitôt des transfusions de 20 gr., 40 gr., 60 gr. même, de façon à relever nettement la pression sanguine et à la relever d'une façon durable.

Dans les cas anciens, chez des malades épuisées, très déprimées, ce sont aussi les transfusions de 20 gr. à 40 gr. qui seules ont une action durable ; les petites transfusions donnent bien une surélévation momentanée, mais au bout de 5 à 6 heures, l'hypotension reparaît ; dans ces conditions également, les hautes doses doivent être préférées à la répétition des petites transfusions, même employées 4 à 5 fois par jour.

La règle à suivre est donc la suivante : pratiquer des transfusions assez abondantes pour obtenir une élévation nette de la tension artérielle ; répéter les transfusions assez souvent pour que la tension se rapproche de la normale. Il y a même avantage à créer pendant quelque temps une hypertension légère (19 à 21 centimètres de mercure), lorsque l'exsudat est ancien, organisé et que la résolution est lente à se produire.

Toutes les fois que j'ai pu maintenir, pendant une à deux semaines, une hypertension légère, la résorption s'est effectuée avec une rapidité qui m'a étonné, alors que l'ancienneté des lésions ne permettait pas d'espérer de modification immédiate.

3° *Amélioration des fonctions digestives.*

L'amélioration des fonctions digestives est un des phénomènes les plus frappants qui se produisent chez les malades soumises, pendant un certain temps, aux transfusions hypodermiques de sérum artificiel.

L'état nauséeux des malades atteintes de pelvi-péritonite disparaît dès les premiers jours, l'appétit revient et bientôt l'anorexie si tenace, contre laquelle on luttait péniblement par les autres moyens thérapeutiques, fait place à une véritable boulimie. Nous avons vu des malades qui, avant les transfusions, prenaient péniblement quelques aliments liquides, du lait, des bouillons, des œufs, demander au bout de la première semaine des aliments solides, les bien digérer et après une quinzaine ou une trentaine de jours, faire 3 à 4 repas copieux dans la journée, disant qu'elles parvenaient avec peine à satisfaire ainsi leur appétit. Les digestions sont faciles, l'assimilation est complète, aussi voit-on les forces se relever rapidement et l'embonpoint antérieur revenir, au bout d'un temps relativement très court.

4° *Combattre l'anémie.*

L'anémie qui accompagne les pelvi-péritonites chroniques bénéficie de l'amélioration des fonctions digestives, et sans qu'on ait recours aux ferrugineux, on voit peu à peu le nombre des globules augmenter, en même temps que la valeur individuelle des globules s'élève jusqu'à atteindre la normale. Ayant consacré un chapitre spécial à l'action des transfusions hypodermiques sur les altérations du sang, je crois inutile d'insister davantage sur ce point. (Voir chap. VI.)

J'ai hâte d'en arriver aux observations cliniques dont les pages qui précèdent ne sont que les conclusions. Des observations qu'on va lire, un grand nombre me sont personnelles ; quelques-unes et non des moins démonstratives m'ont été communiquées par des confrères qui, sur mes conseils, et d'après les résultats qu'ils m'ont vu obtenir, ont bien voulu expérimenter les transfusions hypodermiques de sérum artificiel et consigner le fruit de leurs recherches. Je tiens à remercier notamment MM. Aubeau, Henri Hamon, Culan et Fauquez, médecin de Saint-Lazare, dont les observations très intéressantes viennent hautement confirmer mes recherches personnelles, et leur donner l'autorité de faits contrôlés par plusieurs médecins instruits et expérimentés.

Observations cliniques.

—

1er Groupe. — Pelvi-péritonites aiguës.

Dans un premier groupe nous réunirons les cas de pelvi-péritonite aiguë. Voici 4 observations, dont deux me sont personnelles et deux sont dues à MM. Hamon et Aubeau.

Observation XIX.

Pelvi-péritonite aiguë. — Mort imminente. — Transfusions de sérum artificiel. — Guérison. (Dr Henri Hamon.)

Mme Pens..., 40 ans. Un enfant, il y a 12 ans. Bonne santé antérieurement. Depuis l'accouchement, douleurs de reins, flueurs blanches, ectropion cervical soigné à plusieurs reprises, comme ulcération, avec le nitrate d'argent.

Vue pour la 1re fois le 26 avril 1886, à propos d'une métrorrhagie.

1er mai, symptômes de péritonite aiguë, avec prédominance des douleurs dans le flanc droit qui présente une induration considérable. Malgré le traitement clas sique, l'état va en s'aggravant jusqu'au 3 juin.

3 juin, matin, mort imminente, le pouls n'est plus perceptible. Syncope. Transfusion de 5 grammes pendant la syncope.

Après-midi, nouvelle syncope, nouvelle transfusion ; le pouls devient meilleur, les vomissements cessent.

4 juin, trois transfusions de 5 grammes. Amélioration. Cessation des douleurs ; pouls plus fort ; pas de vomissements.

Les 5, 6, 7, 8 juin, deux transfusions par jour. L'amélioration continue. Retour de l'appétit.

Les 9, 10, 11, 12 juin, une transfusion par jour.

Du 13 juin au 8 juillet, une transfusion tous les deux jours.

8 juillet. Retour des forces, assez net pour que la malade puisse se lever. Induration localisée très nettement au-dessus de l'aine droite.

Juillet et août. Résolution graduelle.

Septembre. Il est impossible, même par l'examen bi-manuel, de retrouver le moindre empâtement autour de l'utérus qui est mobile. La guérison est complète et la malade reprend sa vie habituelle.

REMARQUES. — Cette observation justifie ce que nous avons déjà dit de l'importance du shock nerveux et de l'épuisement se traduisant par les syncopes et par la petitesse du pouls, comme cause de mort dans les péritonites localisées. Le Dr Henri Hamon, voyant la mort imminente, n'a pas hésité, en pleine syncope, à faire une première transfusion de 5 grammes et à recommencer le même traitement pendant la seconde syncope. Résultat : le pouls devient meilleur, les vomissements cessent. Il a judicieusement espacé les transfusions à mesure que la malade reprenait des forces et que la situation devenait moins critique. Telle est la règle que j'ai bien des fois répétée à ma clinique : l'état du pouls doit servir de guide pour les transfusions hypodermiques ; dès que la tension artérielle baisse, il faut agir, répétant et augmentant les doses jusqu'à ce que les pulsations deviennent fortes et régulières. C'est en suivant ce précepte que notre confrère a sauvé la vie de sa malade dont l'état lui semblait désespéré.

Observation XX.

Pelvi-péritonite aiguë. — Transfusions. — Guérison. — Rechute. — Même traitement. — Guérison durable. (Dr Aubeau.)

Mme C..., 20 ans, consulte pour la première fois M. le Dr Aubeau, le 9 janvier 1887, pour une métro-péritonite aiguë avec fièvre intense, douleurs atroces dans tout l'abdomen et le bas-ventre surtout ; facies péritonéal, anorexie absolue, nausées continuelles, vomituritions fréquentes, faiblesse extrême, voix cassée, constipation absolue. Palpation très difficile, douleurs atroces à la pression la plus légère ; ventre dur comme du bois. Au toucher, élévation de la température locale, battements artériels au fond du vagin, sensibilité extrême de l'utérus et des culs-de-sac qui sont comblés par une masse solide, demi-dure, empêchant toute mobilité de la matrice.

Pansements glycérinés, suppositoires morphinés, belladonés, vésicatoires sur le ventre n'amènent qu'un soulagement temporaire du symptôme douleur ; la fièvre, le facies abdominal, les vomituritions, l'état local ne sont en rien modifiés.

A partir du 2 février 1887, tous les deux jours, transfusions de 10 grammes, tout en continuant les pansements vaginaux, les suppositoires et les frictions, sur le ventre, d'onguent mercuriel belladoné. Dans les premiers jours du mois, règles peu abondantes qui aggravent les douleurs préexistantes.

Au bout de quelques jours de transfusions, la douleur diminue, puis cesse complètement, la température s'abaisse et devient normale dès la 3e transfusion ; dès ce moment l'appétit renaît et les nausées, aussi bien que les vomissements, disparaissent.

Même traitement pendant le mois de mars. Règles non douloureuses et plus abondantes. La malade a repris ses forces et se lève vers le milieu du mois.

Au mois de mai, il ne reste plus qu'un point induré dans le cul-de-sac postérieur, mais sans douleurs, sans élévation de la température locale.

La guérison se maintient jusqu'au 8 novembre 1887.

A cette époque, les règles ayant été arrêtées à la suite d'un refroidissement, la malade est reprise des mêmes accidents, mais moins aigus.

Du 8 au 16 novembre, transfusion de 10 grammes tous les jours. Tout état aigu cesse au bout de la semaine : battements artériels, chaleur locale, sensibilité de l'utérus et des culs-de-sac.

Une transfusion tous les deux jours, par mesure de précaution, jusqu'à la fin de décembre. Guérison complète.

La malade, dont le Dr Aubeau est le médecin habituel, est venue consulter notre confrère pendant l'année 1888 et il a pu constater, à plusieurs reprises, l'intégrité absolue des organes pelviens.

Remarques. — Dans ce cas, qui n'a pas présenté la même gravité que celui de l'observation XIX, mais qui cependant n'a pas laissé d'être sérieux, le traitement classique n'avait amené aucun résultat. Dès la troisième transfusion, au contraire, la fièvre, les vomissements et la douleur disparaissaient et bientôt les exsudats pelviens se résorbaient.

Un autre point à retenir, c'est la nécessité de continuer patiemment les transfusions jusqu'à résolution complète, le moindre noyau inflammatoire pouvant être, à l'occasion d'une fatigue, d'un refroidissement, le point de départ d'une nouvelle poussée de péritonite. On voit qu'après la rechute, les transfusions ayant été continuées un mois après la disparition des accidents subaigus, la guérison a été cette fois définitive.

Observation XXI.

Pelvi-péritonite aiguë simulant une péritonite généralisée. — Transfusions bi-quotidiennes. — Guérison complète en trois semaines.

Dans les premiers jours de mai 1885, je fus appelé en consultation par notre confrère, M. le Dr Moity (de Paris), pour voir une de ses malades que je trouvai dans l'état suivant :

Facies grippé, voix éteinte, vomituritions continuelles, amaigrissement extrême ; fièvre intense ; pouls petit et fréquent ; insomnie, douleurs atroces. Ventre développé comme celui d'une femme enceinte de 8 mois, dur, sensible à la moindre pression, depuis le pubis jusqu'au creux épigastrique. Au toucher, culs-de-sac comblés par une masse mollasse, très sensible, immobilisant complètement l'utérus. Je conseillai une transfusion de 5 gr. matin et soir.

Dès les premières transfusions, la douleur diminue, les vomissements cessent ; à la 4e, la fièvre tombe, le pouls devient plus fort et d'une fréquence normale. Bon sommeil.

A la 6e transfusion, le ventre commence à diminuer de volume, la douleur disparaît complètement.

Huit jours après le début du traitement, la tuméfaction ne remonte plus qu'à l'ombilic ; les culs-de-sac vaginaux commencent à se dégager. Amélioration rapide.

Au bout de trois semaines, le Dr Moity m'amène la malade dans mon cabinet de consultation. Malgré l'examen le plus complet je ne puis pas retrouver la moindre trace de l'affection antérieure. La malade déclare se porter mieux qu'elle ne s'est portée depuis bien longtemps. J'avoue que je ne l'aurais pas reconnue, si elle n'avait pas été accompagnée du Dr Moity et j'avais peine à croire à une guérison aussi complète et aussi rapide.

Cette observation se passe de commentaires.

Observation XXII.

Pelvi-péritonite aiguë. — Transfusions à haute dose. — Guérison en 21 jours.

X..., 18 ans, entre dans mon service, salle Sainte-Marie, n° 15, le 27 novembre 1890, avec le diagnostic de métrite.

Il y a 2 mois, elle avait passé quelque temps dans mon service pour vaginite et endométrite cervico-utérine.

Le jour de l'entrée, douleurs aiguës dans le ventre. Utérus peu mobile, douloureux à la pression ; annexes du côté gauche sensibles et volumineuses ; rien d'anormal dans le cul-de-sac droit, ni dans le cul-de-sac postérieur.

Diagnostic : Endométrite avec poussée de salpingo-ovarite aiguë.

Repos au lit, cataplasmes laudanisés, morphine à l'intérieur.

Malgré ce traitement, la douleur augmente, le ventre se ballonne, vomissements bilieux. Empâtement mollasse du cul-de-sac de Douglas ; il existe une masse plus grosse que le poing au-dessus de l'arcade de Fallope du côté gauche.

30 Novembre. Pelvi-péritonite évidente. Pouls = 140. Température = 39°5. Tension artérielle (T. A.) = 13 cent.

Continuation du même traitement. Pas d'amélioration.

2 Décembre. P. = 140 ; T. = 39°6 ; T. A. = 12 cent. 1/2. Utérus complètement immobile. Cul-de-sac de Douglas rempli par un exsudat mollasse. Annexes gauches englobées dans la masse inflammatoire qui dépasse l'arcade de Fallope de 4 travers de doigt et qui déprime légèrement le cul-de-sac gauche.

En présence de M. le Prof. Padilla (de Guatemala), du Dr Riboul (de Port-au-Prince), du Dr Batuaud, ancien interne de Saint-Lazare et de M. Raoul Fauquez, interne du service, transfusion de 60 gr. de sérum artificiel. Dix minutes après P. = 120 ; T. = 39°6 ; T. A. = 15 cent. 1/2.

2 Décembre. Soir P. = 140 ; T. = 40° ; T. A. = 15 cent. 1/2.

3 Décembre. Matin P. = 100 ; T. = 39° ; T. A. = 15 cent. Pas de vomissement dans la soirée. Le ballon-

nement du ventre diminue. La douleur cesse.— Le soir P. = 100 ; T. = 39° ; T. A. = 14 cent.

4 Décembre. Matin P. = 112 ; T. = 38°5 ; T. A. = 13. Deuxième transfusion de 60 grammes. Dix minutes après, T. A. = 16 cent. Plus de douleur. Pas de vomissement. Le ballonnement du ventre a disparu. On sent toujours la masse qui proémine au-dessus de l'arcade de Fallope. La malade se sent beaucoup mieux et prend un peu de lait dans la journée. — Le soir P. = 112 ; T. = 38°5 ; T. A. = 16 cent.

5 Décembre. Matin P. = 100; T. = 38°; T. A. = 16 cent. Amélioration très nette. La malade prend un litre de lait sans vomissements. Le soir P.= 112 ; T.= 39° ; T. A. = 15 cent. 1/2.

6 Décembre. Matin P.= 100 ; T.= 39° ; T. A. = 14 cent. Nouvelle transfusion de 60 grammes. Dix minutes après, T. A. = 17 cent. Deux litres de lait dans la journée. Le soir P. = 90 ; T. = 38°; T. A. = 17 cent.

7 Décembre. L'amélioration continue ; P. = 90 ; T. = 37°8; T. A. = 17 cent. Le soir, P. = 100; T. = 38°1 ; T. A. = 16 cent.

8 Décembre. P. = 90 ; T. = 37°8 ; T. A. = 15. Le soir P.= 90 ; T. = 38° ; T. A. = 14 cent. Deux litres de lait. Bon état général.

9 Décembre. P. = 80 ; T. = 37°7; T. A. = 14 cent. Le toucher montre que la résorption des exsudats a nettement commencé dans le cul-de-sac postérieur et dans le cul-de-sac latéral gauche ; l'utérus peut être légèrement mobilisé ; la tuméfaction du flanc gauche proémine de 3 travers de doigt seulement au-dessus de l'arcade de Fallope. Quatrième transfusion de 60 gr. Un quart d'heure après T. A. = 17 1/2 cent. Le soir P. = 80 ; T. = 37°6 ; T. A. = 17 1/2 cent.

10 Décembre. P. = 80 ; T. = 37°5 ; T. A. = 18 cent. La malade demande des aliments solides ; on lui permet seulement 3 litres de lait et un bouillon. Le soir P. = 80; T. = 37°5 ; T. A. = 18 cent.

11 Décembre. Etat général très bon. Sensation d'appétit. T. A. = 17 cent. 1/2. Le soir T. A. = 17 cent. 1/2,

12 Décembre. T. A. = 17 cent. le matin et 16 cent. le soir. Absence de fièvre. .

13 Décembre. Matin T. A. = 15 cent. 1/2. Encore un peu d'empâtement des culs-de-sac, surtout du cul-de-sac gauche, au niveau des annexes qu'on commence à sentir. Le palper seul ne permet plus de reconnaître la masse qui proéminait au-dessus de l'arcade de Fallope. M. Padilla la recherche inutilement. Cinquième transfusion de 60 grammes. Un quart d'heure après T. A. = 19 cent. Le soir T. A. = 19 cent.

14 Décembre. Matin T. A. = 19 cent. — Soir T. A. = 19 cent. La malade demande à se lever.

15 Décembre. Matin T. A. = 18 cent. 1/2. — Soir T. A. = 18 cent.

Pelvi-péritonite aiguë (Obs. XXII)

Elévation de la tension artérielle, diminution du nombre de pulsations.

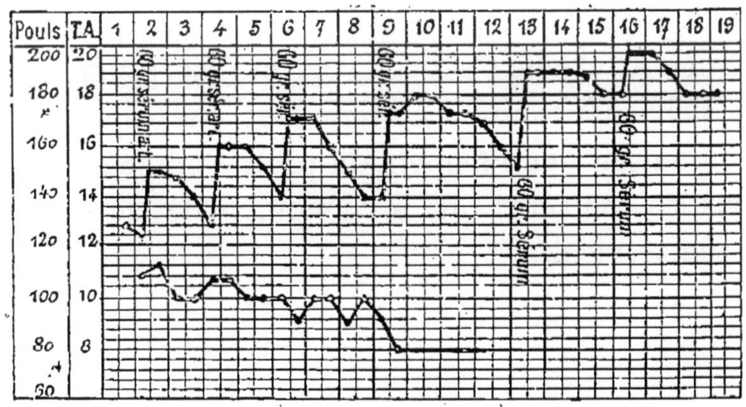

16 Décembre. Matin T. A. = 18 cent. L'utérus est mobile d'avant en arrière, peu mobile latéralement. On sent nettement les annexes gauches volumineuses et douloureuses. Le cul-de-sac postérieur est libre. Sixième transfusion de 60 grammes. Le soir T. A. 19 cent. 1/2.

Du 17 décembre au 23 décembre, l'amélioration continue. Le 23 décembre, l'utérus est complètement mobile et c'est à peine si les annexes ont conservé un volume supérieur à la normale ; l'ovaire seul est encore peu mobile et sensible au toucher.

La malade se lève et reprend le régime habituel.

Retour rapide des forces.

Exeat le 17 janvier 1891.

REMARQUES. — Cette observation est intéressante en ce que nous avons assisté à la formation rapide d'un exsudat séro-fibrineux développé autour des annexes gauches reconnues malades le jour de l'entrée, et dans le cul-de-sac de Douglas. Quelques transfusions hypodermiques à haute dose ont suffi à élever la tension artérielle successivement à 17 cent., 18 cent., 19 cent., et même 20 cent., et dès que la tension artérielle s'est relevée, la résorption de la pelvi-péritonite a eu lieu avec une rapidité qui faisait l'étonnement du prof. Padilla et de tous les confrères qui, à ce moment-là, suivaient le service.

Observations Cliniques.

2e groupe : Pelvi-péritonites chroniques séro-adhésives et paramétrites chroniques.

Le second groupe comprend les faits de pelvi-péritonite chronique séro-adhésive et de cellulite pelvienne chronique n'ayant pas abouti à la suppuration.

Les cas de ce genre sont très nombreux ; en réunissant tous ceux que j'ai traités jusqu'à ce jour par les transfusions hypodermiques de sérum artificiel, le plus ordinairement à la dose de 5 à 10 grammes tous les deux à quatre jours, j'arrive à un total de 182 cas, tous jusqu'ici suivis de guérison définitive quand les malades n'ont pas cessé trop rapidement le traitement, se trouvant tellement soulagées qu'elles se croyaient guéries.

Ceci n'est arrivé qu'à des malades qui, venant chercher des soins à ma clinique gynécologique, abandonnent le traitement aussitôt qu'elles sont améliorées. Ces malades ne reviennent que lorsque des accidents subaigus imputables à leur incurie seule, les contraignent à revenir.

Même dans de mauvaises conditions hygiéniques, chez des femmes exerçant des professions pénibles, et ne pouvant prendre qu'un repos relatif, la guérison complète peut être obtenue.

J'ai pu revoir quelques-uns de ces cas dans lesquels l'intégrité absolue des organes pelviens, du tissu cellulaire et du péritoine du petit bassin, était constatée plus de 2 ans après la cessation du traitement.

Il est bon de rappeler ici, comment j'en vins à employer de hautes doses de sérum dans un premier cas où j'aurais eu certainement un insuccès, si je m'en fusse tenu à la formule quotidienne (5 à 10 gr.).

Il s'agissait d'une malade profondément débilitée, ne mangeant presque rien, extrêmement amaigrie, ayant un pouls toujours très faible qui donnait à peine 10 centim. de pression au sphygmomanomètre et portant une grosse tuméfaction pelvienne et abdominale bi-latérale. On verra par l'observation soigneusement recueillie par M. Batuaud, alors interne du service, que les petites transfusions ne produisaient presque aucun effet tandis que la tumeur se résorba rapidement, et que les forces et la santé se rétablirent à partir du moment où nous eûmes recours à des transfusions de 15, 25, 40 et 50 grammes en une seule fois ; en moins d'un mois de ces transfusions abondantes, la guérison put être obtenue.

Ce serait donc une erreur de croire que les doses massives ne réussiront pas là où les petites doses ont échoué, et je ne saurais trop le redire : les transfusions doivent toujours être répétées comme nombre et augmentées comme dose jusqu'à ce que la tension de la radiale se maintienne au niveau normal et même légèrement au-dessus de celui-ci. Je n'ai donc à enregistrer, avec les réserves faites précédemment : traitement incomplet ou réinfections consécutives à la cessation du traitement, aucun insuccès dans le groupe de faits que nous étudions.

L'opinion des confrères qui m'ont fait l'honneur d'expérimenter les transfusions hypodermiques de sérum artificiel est, sur ce point, absolument confirmative de ce que j'ai moi-même observé.

C'est ainsi que le Dr Henri Hamon m'écrivait, il y a 2 ans déjà : « Le nombre de mes malades, qui présentaient de l'empâtement des culs-de-sac ou un degré moyen d'inflammation du péritoine pelvien, s'élève à 55 environ et presque toutes ont été complètement guéries dans un intervalle de un à 3 mois. »

Le Dr Aubeau dit avoir constamment obtenu d'excellents résultats des transfusions dans les vieilles pelvi-péritonites séro-adhésives chroniques ; l'amélioration est notable et rapide.

Le Dr Culan a employé, avec un succès constant, les transfusions de sérum artificiel dans un certain nombre de cas de pelvi-péritonite chronique.

Le Dr FAUQUEZ, médecin-adjoint de Saint-Lazare, dont on lira plus loin quelques observations très démonstratives, a traité lui-même un grand nombre de pelvi-péritonites et de paramétrites anciennes, aussi bien à ma clinique qu'à Saint-Lazare et dans sa clientèle privée. Il n'a eu que des guérisons toutes les fois que les malades ont suivi régulièrement le traitement et il n'a vu survenir aucune récidive quand celui-ci était suffisamment prolongé.

Le Dr BATUAUD n'a eu que des succès, sauf dans un cas dans lequel des réinfections continuelles ont obligé à recourir à l'hystérectomie vaginale qui a assuré la guérison, après échec de l'ablation des annexes.

Voici quelques-unes des observations de ce groupe de faits : *pelvi-péritonites séro-adhésives et paramétrites chroniques.*

Je reproduis l'observation suivante *in extenso* parce qu'elle présente un grand intérêt au point de vue de l'historique des transfusions hypodermiques de sérum artificiel appliquées au traitement des pelvi-péritonites. C'est en effet le premier cas dans lequel j'ai employé ce mode de traitement, dans les circonstances que l'on va lire :

Observation XXIII.

Pelvi-péritonite chronique prise pour une tumeur fibreuse. — Transfusions hypodermiques de sérum artificiel. — Guérison.

S... (Maria), 37 ans, entre le 26 novembre 1884, à Saint-Lazare, dans mon service, salle Saint-Vincent-de-Paul, pour une métrorrhagie grave. Réglée à 17 ans, toujours très régulièrement, pendant 5 à 6 jours par mois, abondamment, sans douleurs, elle a eu deux enfants, le premier à l'âge de 22 ans, et le second à l'âge de 28 ans.

Pendant la première grossesse, la malade a continué à perdre du sang, tous les mois, pendant 5 à 6 jours, comme avant d'être enceinte, mais moins abondamment ; elle avait constamment des nausées et des vomissements sans douleurs abdominales. L'accouchement a eu lieu avant terme, à huit mois environ, sans cause déterminante connue ; il a été naturel et facile, l'enfant n'a pas vécu et la mère est restée un mois sans pouvoir se lever, à cause de son état de faiblesse extrême, due, pense-t-elle, aux vomissements continuels qu'elle avait eus pendant sa grossesse. A partir de cette époque, ménorrhagies durant une quinzaine de jours chaque mois.

La seconde grossesse (1875) a été traversée par les mêmes accidents dyspeptiques : nausées et vomissements, mais il n'y a pas eu, cette fois, d'hémorrhagies. L'accouchement a eu lieu à terme, il a été naturel et facile, l'enfant n'a pas vécu. Repos au lit de 15 jours.

Retour de couches au bout de six semaines, et à partir de ce moment, les ménorrhagies et les métrorrhagies sont revenues pour ne plus la quitter. De temps en temps, des nausées.

En 1878, elle constate que son ventre est devenu beaucoup plus gros, surtout du côté gauche et qu'il est sensible à la pression. Court séjour à l'hôpital Lariboisière, dans le service de M. Maurice Raynaud, qui constate, avec un embarras de matières, l'existence d'une grosse tumeur fibreuse et ordonne des purgatifs répétés.

Revenue chez elle après quelques jours, elle ne fait aucun traitement autre que le repos au lit pendant les pertes. Souvent, au moment de ses hémorrhagies, elle avait de la fièvre, le ventre ne devenait pas cependant beaucoup plus sensible que le reste du temps ; nausées et vomissements pendant les périodes fébriles.

En 1880, séjour de 15 jours à l'hôpital Tenon, dans le service de M. Tenneson où on fait le diagnostic de tumeur fibreuse et où on traite ses hémorrhagies par des injections sous-cutanées d'ergotine.

Les métrorrhagies continuent jusqu'à l'entrée à Saint-Lazare, le 26 novembre 1884, dans l'état suivant :

Amaigrissement extrême, pâleur cadavérique, nausées et vomissements continuels, marche absolument impossible à moins d'avoir l'assistance de deux personnes, hémorrhagies abondantes.

Du mois de décembre au mois de février 1885, la malade est mise au régime lacté, le lait étant le seul aliment qu'elle pût supporter. Repos au lit. Injections sous-cutanées d'ergotine pour arrêter les pertes de sang.

Examen local. — L'abdomen est notablement augmenté de volume, comme si la malade était enceinte de 8 mois, et le ventre est complètement rempli par une tumeur d'une dureté fibreuse, lisse et régulière, non sensible à la palpation, impossible à mobiliser en raison de son volume, et semblant faire corps avec l'utérus.

Au toucher, le col de l'utérus est gros, le corps déborde le col dans tous les sens, surtout en arrière où on sent une tumeur dure, fibroïde, semblant appartenir au corps de l'utérus.

Le diagnostic de tumeur fibreuse, déjà porté par MM. Maurice Raynaud et Tenneson s'imposait, me semblait-il, et je n'hésitai pas à le porter à mon tour.

L'état général de la malade étant précaire, je me décidai, le 8 février 1885, à lui faire une première injection de 5 grammes de sérum artificiel (sulfate et phosphate de soude). Je voulais surtout lutter contre la perte des forces, les nausées et les vomissements et étudier l'action du traitement sur la composition du sang. Cette première injection est très bien supportée. A ce moment, la composition du sang est la suivante :

Nombre des globules......	2.263.000
Richesse globulaire.......	1.729.800

Deuxième transfusion de 5 grammes, le 20 février, à la demande de la malade qui se sent un peu plus forte et qui a moins de nausées.

Troisième transfusion, le 25 février. Depuis la deuxième transfusion, la malade éprouve un bien-être qu'elle ne connaissait pas depuis longtemps « il lui semble qu'on lui a ôté un poids de dessus l'estomac. » A ma grande surprise, je constate une diminution réelle de la tumeur abdominale, qui a baissé de deux travers de doigt et ne dépasse plus l'ombilic que de deux doigts. Il semble aussi que la masse est moins dure, et l'on commence à pouvoir mobiliser la peau, sur la tumeur, dans les flancs. Pour éviter toute erreur, je trace, avec le crayon de nitrate d'argent, une ligne limitant le contour supérieur de la tumeur. Je me demande pour la première fois si nous n'avons pas affaire à une pelvi-péritonite et, reprenant l'interrogatoire avec plus de détails, je trouve dans les accès de fièvre, les nausées, les vomissements, une forte présomption en faveur de cette deuxième hypothèse qui deviendrait la seule acceptable, si la diminution de volume continuait à se faire rapidement.

Le 30 février, 4e transfusion de 10 grammes.

La malade n'a plus ni douleurs, ni nausées, ni hémorrhagies. Elle accuse elle-même une notable diminution du volume du ventre ; elle commence à pouvoir marcher seule. La limite supérieure de la tumeur atteint à peine l'ombilic, il n'y a plus de doute à avoir maintenant et la résolution est indéniable. Ce n'est donc pas un fibrome.

Nous trouvons par l'hématimétrie :

Nombre des globules......	3.750.600
Valeur des globules.......	3.450.600
Valeur de chaque globule..	0.95

Cinquième transfusion le 5 mars. La station debout est devenue facile, la marche est encore un peu fatigante, mais l'appétit est excellent et les aliments solides sont bien digérés. La tumeur a diminué de 4 travers de doigt.

Au toucher vaginal, on sent un sillon très net entre l'utérus et la tumeur qui remplissait le cul-de-sac postérieur ; celle-ci est moins dure et moins régulière qu'à l'entrée de la malade dans le service.

Sixième transfusion de 20 grammes, le 12 mars ;

cette transfusion est bien supportée, peu douloureuse du reste. La malade a une confiance telle, en raison de la transformation rapide de son état, qu'elle est prête à se laisser faire des transfusions massives si je crois que la résolution sera plus rapide. A la palpation, le ventre est souple dans toute la région sus-ombilicale, les flancs sont à peu près complètement dégagés et on peut sentir le détroit supérieur du bassin. La tumeur est réduite au volume du poing et existe sur la ligne médiane. La marche est devenue facile depuis la dernière transfusion ; la figure est colorée, l'appétit est excellent et les digestions sont très bonnes.

A l'hématimétrie :

Nombre des globules.. ...	4.898.000
Richesse globulaire.......	3.045.155
Valeur de chaque globule..	0.70

Septième transfusion de 20 grammes, le 25 mars.

La tumeur n'est plus perceptible à la palpation par l'abdomen. Par l'examen bi-manuel on retrouve encore une masse péri-utérine, prédominant dans le cul-de-sac postérieur avec empâtement des deux ligaments larges.

Huitième transfusion de 5 gr., le 7 avril. La malade a demandé à être nommée fille de salle ; en arrivant dans le service, je la trouve en train de balayer. Elle est méconnaissable ; son teint est coloré ; elle a repris de l'embonpoint et les forces sont complètement revenues.

Neuvième transfusion de 5 gr. le 15 avril.

Dixième transfusion le 20 avril.

Onzième transfusion le 28 avril.

A cette date, il n'existe plus aucune trace de la tumeur qui remplissait l'abdomen et les culs-de-sac du vagin. L'utérus est mobile. L'état général est très satisfaisant.

La malade est restée comme fille de salle dans mon service et jusqu'à aujourd'hui (février 1893), la guérison ne s'est pas démentie un seul instant.

REMARQUES. — Cette observation est vraiment digne d'intérêt. Elle prouve que le diagnostic de tumeur fibreuse ne doit pas être uniquement porté d'après les caractères physiques reconnaissables par le palper abdominal. L'erreur avait été faite avant moi par MM. Raynaud et Tenneson, et elle était inévitable en s'en tenant seulement à l'examen physique. Le développement plus ou moins progressif de la tumeur, dans le cas de fibrome, plus ou moins rapide au contraire et par saccades dans le cas de pelvi-péritonite, ne pouvait pas nous être d'un grand secours ici à cause de l'ancienneté de la lésion et des souvenirs un peu confus de la malade. Les hémorrhagies et les métrorrhagies peuvent exister dans les deux affections et ne pouvaient servir à trancher le débat. Mais il est quelques symptômes qui auraient dû attirer davantage l'attention, je veux parler des fréquents accès de fièvre, avec nausées et vomissements, et de la faiblesse générale qui était hors de proportion avec l'abondance des hémorrhagies. Du reste, dans les cas douteux, nous possédons désormais un moyen de diagnostic d'une haute valeur; l'emploi des transfusions hypodermiques de sérum artificiel combiné avec les injections vaginales chaudes prolongées permettra en peu de temps de savoir si la tumeur est une pelvi-péritonite, car alors sa disparition sera rapide.

Nous retrouverons du reste cette question du rapport des fibromes avec la péritonite dans la seconde partie de ce chapitre.

Observation XXIV.

Paramétrite annulaire. Transfusions hypodermiques de sérum artificiel. — Guérison.

Mme P..., 39 ans, demeurant boulevard Bessières, à Paris, vient me consulter à ma clinique, le 20 juillet 1885.

Antécédents : Réglée à 14 ans, régulièrement et abondamment. Neuf enfants, le dernier, il y a 5 ans. Accouchements naturels mais longs et douloureux, et à la suite de chacun d'eux, grand état de faiblesse qui l'obligeait à garder le lit pendant cinq à six semaines. Depuis le dernier accouchement, douleurs dans la région lombaire, dans le bas-ventre et au-dessous du sein gauche (névralgie sous-mammaire réflexe), pesanteurs dans le bas-ventre, pertes blanches habituelles, envies fréquentes d'uriner, maux de tête fréquents. Appétit assez bon, digestions lentes et difficiles, constipation. Nausées quand les douleurs abdominales sont plus aiguës.

Examen local : Douleur à la palpation de la région sus-pubienne et au-dessus des aines, sans tumeur appréciable. Au toucher, ectropion double du col qui est œdémateux ; utérus immobile ; culs-de-sac latéraux et postérieur comblés par une masse dure, lisse, très sensible à la pression. Les annexes sont englobées dans le tissu inflammatoire et impossibles à reconnaître.

Diagnostic : Paramétrite annulaire consécutive à une endométrite. Salpingo-ovarite double ?

Dans un but d'expérimentation, le seul traitement appliqué consistera à faire des transfusions hypodermiques de sérum artificiel.

1re transfusion de 5 grammes, le 25 juillet.

2e transfusion de 5 grammes, le 10 août.

3e transfusion, le 27 août. La malade dit qu'elle n'a pas eu de nausées depuis la 1re transfusion ; elle a un bon appétit et digère facilement. La marche est facile ; les douleurs abdominales sont bien moindres.

4e transfusion, le 4 septembre. Les sensations de pesanteur, les envies fréquentes d'uriner, la migraine, la névralgie sous-mammaire ont disparu. Le col se dégage presque complètement de l'exsudat qui l'entourait, ce qui montre une résolution très nette.

5e transfusion, le 10 septembre. Les culs-de-sac ont repris leur profondeur normale ; brides vaginales fortes et courtes, limitant la mobilité partielle de l'utérus. On arrive pour la 1re fois à sentir les deux ovaires qui sont en position normale, reposant sur le ventre du muscle psoas ; ils sont un peu sensibles à la pression et un peu plus volumineux qu'à l'état normal.

La malade se croit complètement guérie et ne revient à la clinique que le 24 octobre. On trouve l'utérus à peu près complètement mobile ; les annexes sont faciles à sentir, l'empâtement des ligaments larges ayant complètement disparu. 6e transfusion.

7e transfusion, le 24 novembre.

8e transfusion, le 24 décembre. Utérus tout à fait mobile. Aucune trace d'exsudat péri-utérin. État général excellent. On soigne l'endométrite pour éviter une récidive.

Remarques. — L'existence de la paramétrite n'était pas douteuse dans le cas précédent, en raison de l'oblitération des culs-de-sac du vagin ; la salpingite et la pelvi-péritonite n'existaient que d'une façon accessoire. L'amélioration a été rapide, aussi bien au point de vue de l'état général qu'au point de vue de l'état local, et cette amélioration est d'autant plus démonstrative qu'on n'a fait aucun autre traitement que les transfusions hypodermiques de sérum artificiel.

Observation XXV.

Paramétrite annulaire traitée par les transfusions hypodermiques. (Obs. résumée).

R..., 30 ans, vient à ma clinique le 13 août 1885. Nullipare.

Paramétrite annulaire remplissant les culs-de-sac latéraux et le cul-de-sac postérieur. Utérus complètement immobile ; col effacé et entouré par l'exsudat paramétrique.

1re transfusion, le 13 août. — 10 grammes.

2e transfusion, le 21 août.

3e transfusion, le 28 août.

4e transfusion, le 5 septembre. Col dégagé à peu près complètement, les culs-de-sac ayant repris leur profondeur normale.

5e transfusion, le 24 septembre. L'utérus commence à devenir mobile. On reconnait les ovaires par la palpation bi-manuelle.

6e transfusion, le 5 octobre. Utérus complètement mobile. On constate de l'antéflexion et de l'endométrite cervicale pour laquelle on soigne la malade pendant le mois d'octobre. Guérison complète.

Remarques. — Cette observation, dont je n'ai reproduit que le résumé succinct donnerait lieu aux mêmes remarques que l'observation précédente.

Observation XXVI.

Paramétrite annulaire et métrorrhagies. — Transfusions hypodermiques.

Mme M..., 25 ans, habitant Paris, rue du faubourg Saint-Denis, vient à ma clinique le 20 juillet 1885.

Réglée à 13 ans 1/2. Avant le mariage, règles régulières, peu abondantes, durant 2 à 3 jours. Depuis six mois, les pertes sont devenues plus abondantes et ont une durée de 6 à 8 jours; puis il est survenu de petites hémorrhagies au milieu de la période intercalaire (règles doublées). Actuellement la malade ne sait plus quand elle est réglée, car elle reste rarement plus de huit jours sans perdre de sang; c'est ainsi qu'en six semaines, elle vient d'avoir quatre pertes abondantes qui, malgré le repos au lit, ont duré 4 à 5 jours chaque fois.

Deux grossesses terminées, la première par un accouchement à terme, il y a 2 ans, la seconde par un accouchement gémellaire à 7 mois environ, le 3 novembre dernier.

C'est depuis ce dernier accouchement que la santé s'est altérée et que les métrorrhagies ont débuté.

Douleurs prédominant dans le côté gauche du ventre, sensations de pesanteur et envies fréquentes d'uriner. Marche difficile.

Examen : Paramétrite occupant les deux culs-de-sac latéraux et surtout développée à gauche. Utérus enclavé et immobilisé.

1re transfusion, le 20 juillet. Dix grammes.

2e transfusion, le 27 juillet.

3e transfusion, le 5 août. Marche plus facile. Sensation de force. Appétit.

4e transfusion, le 16 août.

5e transfusion, le 24 août. L'utérus commence à se mobiliser ; les culs-de-sac latéraux ont repris leur profondeur normale ; on parvient à sentir les ovaires qui étaient englobées dans l'exsudat et méconnaissables, lors du dernier examen.

Règles, le 26 août, 29 jours après la dernière perte de sang ; elles ne durent que 3 jours.

6e transfusion, le 31 août. Utérus à peu près complètement mobile. On ne perçoit plus que deux noyaux de paramétrite à droite et trois noyaux à gauche ; la résolution est donc très nette.

7e transfusion, le 5 septembre.

8e transfusion, le 14 septembre.

Règles, le 25 septembre ; elles durent trois jours et sont plus abondantes. Etat général excellent. Marche facile. Peu de douleurs, même pendant la marche. Utérus tout à fait mobile. Culs-de-sac dépressibles. On ne perçoit plus aucune trace de la paramétrite.

On examine la cavité utérine avec la curette d'exploration. Pas d'altération appréciable de la muqueuse, ainsi du reste qu'on pouvait le penser, étant donné la disparition des métrorrhagies, sous la sèule influence des transfusions hypodermiques de sérum artificiel.

Observation XXVII.

Pelvi-péritonite ancienne consécutive à une paramétrite puerpérale suppurée. — Transfusions hypodermiques de sérum artificiel. — Grossesse.

Mme G..., 28 ans, décoratrice sur albâtre, vient à ma clinique le 8 juin 1885.

Réglée à 15 ans, régulièrement, sans douleurs, 4 à 5 jours par mois, assez abondamment.

Un accouchement à terme, il y a 10 ans. Accouchement naturel, facile ; le 9e jour, la malade s'étant levée, a été prise de fièvre, de frissons, de courbature et d'élancements dans le côté droit de l'abdomen ; elle a été obligée de garder le lit, la jambe droite fléchie sur la cuisse et celle-ci fléchie sur le bassin, seule position qui lui procurait un peu de soulagement. Malgré l'application de vésicatoires sur le ventre, de frictions à la pommade mercurielle, l'état est resté grave jusqu'au 25e jour après l'accouchement ; il se fit, à cette date, une grande évacuation de pus par le rectum. La malade, bien constituée et vigoureuse, put reprendre son travail au bout de quelques mois. D'après ce récit, il n'est pas douteux qu'elle ait eu un abcès du ligament large droit ouvert dans le rectum.

A partir de cette époque, la santé fut compromise et, il y a trois ans, à la suite d'un refroidissement au moment des règles, celles-ci se supprimèrent et il y eut une poussée de péritonite qui mit sa vie en péril pendant un mois. Le traitement consista surtout en applications de vésicatoires volants au niveau de la fosse iliaque droite.

Actuellement la malade se plaint de douleurs, surtout dans le côté droit du petit bassin, de pesanteur dans le bas-ventre et d'envies fréquentes d'uriner. L'appétit est faible, digestions lentes et difficiles, ballonnement du ventre après les repas, nausées habituelles mais suivies de vomissements seulement pendant les règles. Constipation opiniâtre. Névralgie sous-mammaire gauche. Marche et station debout pénibles. Perte de forces et amaigrissement.

Examen : Le ventre est tendu, très sonore à la percussion (tympanisme abdominal). Par une compression lente et soutenue, effectuée avec les deux mains posées à plat sur l'abdomen, on finit par l'affaisser suffisamment pour pouvoir continuer l'examen. Résistance mal délimitée au palper, dans la fosse iliaque droite. On ne sent pas le fond de l'utérus derrière le pubis. Rien dans la fosse iliaque gauche. Au toucher, col dans l'axe du vagin ; cul-de-sac antérieur libre ; dans le cul-de-sac postérieur, on sent le corps de l'utérus qui est placé presque horizontalement et adhère au rectum en arrière et sur le côté droit ; la mobilisation dans le sens antéro-postérieur est douloureuse. Rien d'anormal dans le cul-de-sac latéral gauche. Le cul-de-sac latéral droit a la profondeur normale, mais, par l'examen bi-manuel, on trouve un empâtement en forme de plaque épaississant le ligament large et se prolongeant un peu en arrière de l'utérus. Le spéculum ne donne aucun renseignement à noter.

Diagnostic : Vestiges de phlegmon du ligament large droit, avec pelvi-péritonite bénigne. Rétroversion avec adhérences.

Pendant un mois, repos, applications de teinture d'iode sur le ventre, injections chaudes. Peu de modifications.

1re transfusion hypodermique de 5 gr., le 20 juillet 1886.

2e transfusion, le 27 juillet. Un peu plus de force et d'appétit ; pas de nausées ; la névralgie sous-mammaire a disparu ; la marche et la défécation sont un peu moins douloureuses.

3e transfusion, le 5 août.

4e transfusion, le 8 août.

27 août. La malade a vu reparaître le tympanisme abdominal et la névralgie sous-mammaire, le tout ramené par ses règles qui ont duré 4 jours et pendant lesquelles elle n'a pas gardé le repos conseillé ; cependant il n'y a pas eu de vomissements. 5e transfusion de 10 grammes. L'utérus commence à se mobiliser sans douleur; l'empâtement du ligament large droit a diminué d'une façon appréciable et n'est pas douloureux. On recommande à la malade de faire, tous les soirs, une séance de quelques minutes en position génu-pectorale, la vulve entr'ouverte avec deux doigts, de façon à allonger les adhérences postérieures.

Règles non douloureuses, sans vomissements, du 8 au 12 septembre.

14 septembre, 6e transfusion.

24 septembre, 7e transfusion.

Etat général excellent. Il n'existe plus aucun exsudat pelvien et l'utérus, bien mobile, est réduit facilement en position normale. Application d'un pessaire de Hodge, qui est bien supporté.

Quatre mois plus tard, la malade revient pour savoir si elle n'est pas enceinte, car, bien que son état général soit excellent, elle n'a pas eu ses règles depuis trois mois. La grossesse est probable, mais on laisse encore le pessaire en place un mois, de peur que la rétroversion ne se reproduise. L'anneau est enlevé au 6e mois de la grossesse. La malade n'a pas été revue depuis.

Observation XXVIII.

Salpingo-ovarite et pelvi-péritonite étendue. — Effets comparatifs des transfusions à petite dose et à dose massive, des transfusions de sérum complet et de solution phéniquée. — Résolution complète. (J. Batuaud, interne du service.)

S... (Victorine), entre dans le service de M. le docteur Chéron, salle Saint-Vincent-de-Paul, le 27 février 1888.

La malade, âgée actuellement de 24 ans, est une petite femme chétive, maigre et pâle, les traits tirés, les muqueuses décolorées, souffreteuse et sans force. Elle marche courbée en deux, très lentement, et, dès le premier jour, demande à garder le lit. Elle n'a aucun appétit et rien ne lui fait envie, ses digestions sont lentes et difficiles, elle a souvent des nausées et quelquefois des vomissements alimentaires ou bilieux survenant sans régularité ; alternatives de constipation et de diarrhée. Sommeil irrégulier. La marche est difficile et pénible ; lorsque la malade est couchée, elle fléchit les membres inférieurs sur le bassin. Douleurs dans le ventre et dans les reins, sensation de pesanteur dans le bas-ventre ; irradiations douloureuses le long du sciatique droit.

Les antécédents sont les suivants :

Gourmes, maux d'yeux, engorgements ganglionnaires et rougeole dans l'enfance. Réglée à 14 ans, régulièrement dès le début, quatre à cinq jours chaque mois, sans douleurs. Accouchement à terme, il y a deux ans et demi ; accouchement naturel, facile. Il y a deux ans, a fait un séjour à Saint-Lazare pour endométrite purulente, probablement blennorrhagique. A cette époque, il n'y avait aucune trace d'inflammation péri-utérine et la santé était bien meilleure qu'actuellement.

C'est surtout depuis six mois qu'elle souffre et qu'elle a perdu ses forces ; elle attribue son mal actuel à une injection d'eau froide prise le second jour de ses règles qui se supprimèrent sur le coup.

Il est impossible de savoir si elle eut de la fièvre à ce moment ; elle raconte que ses forces et son appétit ont diminué progressivement et qu'elle ne fit que de rares interruptions dans l'exercice de sa profession, sauf pendant les époques qui devinrent très douloureuses et plus abondantes qu'autrefois. Entre les époques, elle a des pertes blanches à peu près continues, augmentant à certains jours, diminuant à d'autres, mais on ne peut arriver à déterminer s'il existe parfois un écoulement abondant précédé de coliques (coliques salpingiennes), la malade répondant « oui, non, je n'ai pas bien remarqué », suivant les jours.

1er examen, le 29 février : Les parois abdominales sont tendues, douloureuses à la pression, même légère, dans toute la région sous-ombilicale ; à droite, on sent un empâtement dur, une tuméfaction mal délimitée, mais dépassant le pli de l'aine d'au moins cinq travers de doigt ; la tumeur remonte un peu moins haut sur la ligne médiane ; elle est beaucoup moins étendue dans la fosse iliaque gauche.

Au toucher vaginal, utérus complètement immobilisé et entouré d'une masse dure, séparée du col par un sillon très net, obturant complètement les culs-de-sac. Le col est légèrement porté à gauche ; il est volumineux ; ses lèvres sont renversées en dehors et il y a un double ectropion peu étendu. Impossibilité absolue de mobiliser l'utérus ou de le soulever ; la pression des culs-de-sac est très douloureuse.

Par l'examen bi-manuel, on voit que la tumeur sentie par le palper abdominal et celle qui existe dans les culs-de-sac forment une seule et même masse, dans laquelle sont englobées les annexes à droite comme à gauche ; le corps de l'utérus est derrière le pubis. La tuméfaction droite est grosse comme une tête de fœtus à terme et celle du côté gauche, grosse comme une orange environ. A la suite du palper, qui est très douloureux, il ne se fait aucun écoulement par l'utérus.

Au spéculum, col gros, congestionné, ectropion double ; l'hystérométrie n'est pas pratiquée.

Du 2 au 12 mars, règles très douloureuses et assez abondantes. Pendant ce temps, repos au lit, cataplasmes laudanisés en permanence sur le ventre. Trois cachets d'antipyrine par jour (1 gram. l'un).

2e examen, le 13 mars. Pas de modification à l'examen bi-manuel. Hystérométrie : isthme béant, cavité utérine agrandie dans tous les sens, douleur vive à la pression du fond de l'organe, surtout au voisinage des orifices tubaires, corps de l'utérus en avant ; longueur totale, 8 cent.

Diagnostic : Endométrite cervico-utérine, salpingo-ovarite double, pelvi-péritonite consécutive.

Pendant la fin du mois de mars, la malade est soumise au repos absolu, aux injections vaginales chaudes phéniquées, matin et soir ; pansements glycérinés deux fois par semaine ; cataplasmes laudanisés sur le ventre. Aucune modification de l'état local ni de l'état général, les douleurs seules ont légèrement diminué.

Diarrhée du 27 mars au 3 avril ; il n'y a pas de pus dans les selles.

Du 1er au 8 avril, les règles reviennent un peu moins abondantes, mais aussi douloureuses que le mois précédent. Transfusion de 5 gr. de sérum complet deux fois par semaine. A la 3e transfusion, les douleurs s'atténuent notablement, mais il n'y a pas de modification de la tumeur. La malade est toujours sans appétit et sans force. Etat stationnaire jusqu'à la fin du mois d'avril.

Du 28 avril au 4 mai, règles beaucoup moins douloureuses et moins abondantes. On continue les transfusions de 5 grammes, deux fois par semaine ; la malade n'a plus de douleurs, elle digère mieux, mais a encore peu d'appétit. Localement pas de modifications appréciables à l'examen bi-manuel.

15 mai 1888. La malade est un peu plus forte. La pression artérielle, prise au niveau de la radiale, avec le sphygmomanomètre de M. Potain est de 13 cent. 3/4. Elle est donc très inférieure à la pression normale. M. Chéron fait une transfusion hypodermique de 15 grammes de sérum complet. Un quart d'heure après cette transfusion, la pression monte à 15 cent. 1/2.

16 mai. Sensation de force et de bien-être, un peu d'appétit.

18 mai. La malade se trouve très bien, et pour la

première fois, demande à ne plus rester au lit. Elle demande un supplément de nourriture; on lui accorde, en plus de la portion habituelle, une côtelette et un litre de lait par jour. Au toucher, le sillon qui existe entre l'utérus et la masse qui obstrue les culs-de-sac se creuse beaucoup plus qu'il ne l'avait fait jusque-là ; à l'examen bi-manuel, l'exsudat a certainement diminué depuis la dernière transfusion. On a supprimé les injections vaginales d'eau chaude pour apprécier uniquement les effets de la transfusion. La tuméfaction est moins volumineuse et moins sensible à la pression. On permet à la malade de se lever pendant l'après-midi. Tension artérielle = 16 c. 1/2. Transfusion de 25 grammes de sérum complet. Dans la soirée, la tension est de 18 cent. P. = 96. T. = 37°,4.

A partir du 4 mai, l'appétit est formidable, au point que la malade ne peut se contenter de ce qu'on lui donne et achète du pain à ses camarades de salle. Les digestions sont excellentes.

22 mai. Même état général. Localement, les culs-de-sac arrivent à être à peu près dégagés ; la limite supérieure de la masse abdominale a diminué de deux travers de doigt depuis la dernière transfusion, ce qu'on note facilement, grâce au tracé fait sur le ventre avec un crayon dermographique, le 18. Tension artérielle = 17 cent. P. = 76. Transfusion de 25 grammes. Une heure après, tension artérielle = 18 cent.; P. = 84 ; à 6 heures du soir, tension artérielle = 18 cent. 1/2.

23 mai. La malade sort dans les cours pour la première fois ; elle se croit guérie, tellement elle est exempte de tout malaise. Tension artérielle = 18 cent.; P. = 84.

24 mai. Facies coloré comme celui d'une personne

bien portante. La malade vient de faire une course dans l'infirmerie et cependant la tension artérielle est de 18 cent. Transfusion de 40 grammes. Une heure après la tension atteint 19 cent. 1/2 ; P. = 84. Aucun malaise. Au toucher, on trouve le col tout à fait dégagé, les culs-de-sac ont repris leur profondeur normale.

25 mai. Tension artérielle = 17 cent. le matin et 16 cent. 1/2 le soir.

26 mai. Tension artérielle = 16 cent. 1/2 ; P. = 80.

27 mai. Id.

28 mai. L'utérus commence à être mobilisable, sans douleur ; par l'examen bi-manuel on estime que la masse latérale droite n'a plus guère que le volume d'une orange et que la masse gauche a presque complètement disparu ; l'ovaire gauche se distingue nettement et il est à peine plus gros qu'à l'état physiologique. Etat général excellent, reprise complète des forces, commencement d'embonpoint.

29 mai. Tension = 16 cent. 1/2 P. = 88. Transfusion de 50 grammes de la solution phéniquée à 2 %. Un gramme d'acide phénique est ainsi introduit sous la peau en 1/4 d'heure, l'injection étant poussée très lentement pour éviter toute douleur. Le soir, la tension est à 19 cent., P. = 84 ; mais contrairement à ce qui arrive avec le sérum complet, dès le lendemain la pression tombe à 16 cent. L'effet hypertenseur est donc inférieur, malgré l'augmentation de la masse du liquide injecté, et surtout moins soutenu que dans les transfusions précédentes. L'injection est du reste bien supportée. L'appétit se maintient excellent, plus qu'ordinaire, le sommeil est parfait, les forces sont complètement revenues et la malade reste debout toute la journée, descendant dans la cour pendant les promenades réglementaires, en un mot, vivant comme toutes ses compagnes.

31 mai. Les règles sont venues dans la nuit, sans aucun malaise. Tension = 18 cent.; P. = 84.

1er juin. Les règles continuent sans douleur. Tension = 19 cent. P. = 84.

2 juin. Tension = 16 cent. 1/2 le matin et 16 cent. le soir. P. = 76.

3 juin. Tension = 16 cent. P. = 76.

4 juin. Les règles sont terminées. On trouve l'utérus tout à fait mobile, comme à l'état physiologique ; l'ovaire gauche semble absolument normal ; à droite, on sent encore une masse grosse comme une petite mandarine, mobile et complètement indépendante de l'utérus : nous pensons que c'est l'ovaire droit encore englobé par des exsudats et peut-être aussi confondu avec le pavillon de la trompe.

5 juin. Tension = 16 cent. P. = 76. Deuxième transfusion hypodermique de 50 grammes de la solution phéniquée.

Le soir, la tension monte à 18 cent. et le nombre des pulsations à 104, mais il n'y a eu ni fièvre ni aucun malaise.

6 juin. Tension artérielle = 16 cent. P. = 84. L'ovaire droit (ou la masse mobile que nous avons prise pour lui) a le volume d'une grosse noix, tout le reste est normal. Scarification du col. Résorcine. Pansement glycériné. Etat général aussi parfait que possible ; la malade réclame son exeat.

9 juin. Tension artérielle = 17 cent. P. = 84. Il ne reste plus qu'un léger degré de péri-ovarite droite à peine appréciable à l'examen bi-manuel. Scarification du col. Résorcine. Pansement glycériné.

12 juin. La malade peut être considérée comme tout à fait guérie et son exeat est signé par M. Chéron.

Cette malade est revenue, dans le service, au mois de décembre 1890 ; la guérison de la pelvi-péritonite et des lésions des annexes ne s'était pas démentie un seul instant.

REMARQUES. — Le fait le plus saillant de cette observation, c'est, d'une part, l'absence de résorption bien nette du volumineux exsudat péritonéal, constaté lors de l'entrée de la malade à l'hôpital, tant que la tension artérielle est restée inférieure à la normale, malgré l'emploi des transfusions hypodermiques à petite dose. Dès que nous avons eu recours, au contraire, à des transfusions abondantes qui ont surélevé la tension artérielle, nous avons vu la résorption commencer, et s'effectuer avec une grande rapidité. En même temps il y avait un réveil notable de l'appétit qui devint même de la véritable boulimie après quelques grandes transfusions, et les digestions devenaient excellentes, les forces revenaient et l'embonpoint commençait bientôt. Nous n'insisterons pas ici sur les différences observées, dans l'élévation de la tension artérielle et surtout dans la durée de l'hypertension, suivant qu'on avait recours aux transfusions de sérum complet ou aux transfusions de solution phéniquée ; le fait a été noté dans le cours de l'observation, et nous l'avons signalé plusieurs fois dans le cours de ce travail.

OBSERVATION XXIX.

Endométrite traitée par l'électrolyse intra-utérine. — Pelvi-péritonite chronique remontant jusqu'à l'ombilic. — Transfusions hypodermiques. — Guérison en six mois. (Dr FAUQUEZ.)

Mme B..., 27 ans, m'appelle en consultation le 17 juin 1886. Réglée à 15 ans et demi. Règles irrégulières et peu abondantes. Leucorrhée intense.

Ni enfants ni fausses couches.

La malade a souffert, dès les premiers jours du mariage, dans les rapports sexuels très fréquents malgré la douleur qu'ils lui causaient.

A la suite de fatigues exagérées, voyages, parties de plaisir, danse, etc., elle est obligée de consulter un médecin. Reconnue atteinte d'endométrite totale, elle subit l'application intra-utérine de hautes intensités électriques. Après quelques applications péniblement supportées, elle est prise tout à coup de frissons, de douleurs violentes dans le bas-ventre, avec accélération du pouls et élévation de la température, et une pelvi-péritonite aiguë se déclare.

Depuis cette époque, la malade a toujours souffert du ventre.

Soignée sans persévérance, reprenant sa vie de fatigues et de plaisirs dès qu'elle se sentait mieux, elle en est arrivée à ne plus pouvoir marcher et à passer presque tout son temps au lit.

La palpation abdominale est douloureuse. En déprimant les parois de l'abdomen, on sent une tumeur dure et volumineuse qui remonte jusqu'au niveau de l'ombilic et s'étend dans la fosse iliaque droite.

Au toucher, on sent, en arrière de l'utérus, immobile et repoussé en avant, une masse dure et ronde qui occupe le cul-de-sac latéral droit.

Ces symptômes permettent de porter le diagnostic de pelvi-péritonite plus ou moins enkystée.

Je soumets la malade aux pansements glycérinés et aux injections hypodermiques de sérum artificiel deux fois par semaine, à la dose de 5 grammes par injection.

Après chaque transfusion, le pouls, qui d'ordinaire, est très dépressible, devient plus plein et plus fort.

Diminution progressive de la tumeur et des douleurs. La marche devient possible au bout d'un mois et demi.

Au bout de six mois de traitement, toute trace de pelvi-péritonite a disparu.

Un éminent professeur de la Faculté appelé en consultation pour un trouble des voies digestives, déclare ne trouver aucune trace de l'ancienne affection.

Depuis cette époque « décembre 1886 », la guérison s'est maintenue.

REMARQUES. — Ce qui est intéressant, dans cette observation, au point de vue étiologique, c'est la relation qui semble exister, dans ce cas, entre les applications intra-utérines de hautes intensités électriques et l'énorme pelvi-péritonite qu'a eu à soigner le Dr Fauquez.

Il est difficile de ne pas voir ici un rapport de cause à effet entre le mode de traitement primitivement employé et le développement de la pelvi-péritonite qui l'a suivi.

Remarquons également que l'amélioration a été rapide, puisqu'au bout de six semaines, la malade, condamnée à garder presque constamment le lit, pouvait se lever et marcher sans douleur. Enfin, s'il a fallu six mois de soins persévérants et réguliers avant que la guérison fût parfaite, on ne saurait s'en étonner en raison de l'ancienneté de la pelvi-péritonite, de son enkystement, et de son étendue considérable.

Observation XXX.

Pelvi-péritonite chronique consécutive à une fausse couche. (Dr Fauquez.)

Mme P..., 37 ans, vient me consulter le 27 septembre 1887.

Depuis une fausse couche, faite il y a 4 ans, elle souffre de violentes douleurs dans le bas-ventre, douleurs revenant par crises, à la suite de fatigues ou de refroidissements, s'accompagnant de fièvre, avec nausées et vomissements, l'obligeant à garder le lit pendant dix à douze et même quinze jours.

Les rapports sexuels sont très douloureux.

Appelé pendant une de ces crises, l'examen me permet de constater, à la palpation abdominale, l'existence d'une tumeur dure et sensible qui remplit presque toute la fosse iliaque gauche et s'avance sur la ligne médiane de l'abdomen.

Au toucher, il existe un empâtement très manifeste du cul-de-sac latéral gauche et de la partie gauche des culs-de-sac antérieur et postérieur. Cette masse d'empâtement entoure la partie gauche de l'utérus qui est refoulé à droite.

Injections hypodermiques de sérum artificiel, à la dose de 5 grammes tous les cinq jours. Pansements glycéro-boriqués. Injections vaginales chaudes de 40 minutes environ tous les jours.

L'amélioration est rapide, et pendant les trois premiers mois du traitement, les douleurs sont insignifiantes et de peu de durée ; enfin, les crises douloureuses disparaissent complètement. Pendant ce temps, la résorption se fait avec rapidité, ce qu'on constate par la diminution de la masse latérale gauche et par le retour progressif de l'utérus à sa position normale, et la possibilité d'imprimer à l'organe tous ses mouvements physiologiques.

Depuis le mois de mai 1888, la guérison est complète et ne s'est pas démentie.

Observation XXXI.

Paramétrite chronique consécutive à une fausse couche. — Guérison au bout de trois mois. (Dr Faucuez.)

Mme A...,27 ans, vient me consulter le 26 mai 1888. Réglée à 12 ans et demi, régulièrement, pertes normales comme abondance et comme durée, douloureuses au début.

Deux enfants, le dernier il y a 4 ans.

Une fausse couche de trois mois et demi, il y a 6 mois.

Repos presque nul. Aussitôt levée, elle s'expose au froid. Elle éprouve des frissons, a une forte fièvre et de violentes douleurs dans le bas-ventre, mais elle ne s'alite pas pour cela.

Au bout de quelque temps, douleurs de plus en

plus vives dans le petit bassin, perte de l'appétit, nausées, vomissements.

Plusieurs mois se passent au milieu de crises fréquentes et sans amélioration.

Lorsque la malade vint me consulter, je constatai : Par le toucher vaginal, en arrière et à droite, une masse remplissant les culs-de-sac postérieur et latéral droit et repoussant l'utérus à gauche.

Traitement par les transfusions hypodermiques de sérum artificiel, 10 grammes tous les trois jours.

Amélioration rapide.

Guérison en trois mois.

Remarques. — Cette observation ressemble beaucoup à la précédente par l'étiologie, les symptômes et l'étendue des lésions, aussi me suis-je permis de la donner seulement en résumé.

Ce sont, dans les deux cas, des empâtements englobant la moitié latérale de l'utérus, s'étendant plus ou moins haut dans une des fosses iliaques. On dénommait cette lésion, il y a quelques années encore, phlegmon du ligament large ; on l'appelle maintenant salpingo-ovarite unilatérale. Le nom importe peu pour le praticien ; ce qui est important pour lui, c'est de savoir que cette affection est susceptible de guérir complètement par des moyens autres que la laparotomie et l'ablation des annexes.

Les mêmes remarques s'appliquent aux deux cas suivants :

Observation XXXII (résumée).

Paramétrite chronique infectieuse. (Dr Favquez.)

Mme R..., 29 ans, réglée à 14 ans, très régulièrement, sans douleurs ; pertes peu abondantes.

Jamais d'enfants, ni de fausses couches.

Pertes leucorrhéiques abondantes. Le mari a une blennorrhée ancienne. 1re consultation le 17 juillet 1888.

A la suite d'une suppression brusque de la menstruation, il y a deux ans, les règles sont devenues très irrégulières.

La malade est sujette à de fréquentes crises de douleurs, dans le petit bassin, qui rendent la marche très difficile et parfois même impossible.

Au moment où je suis appelé, elle souffre de violentes douleurs dans le bas-ventre. Les règles sont en retard de 18 jours. Elle attribue à un refroidissement, au sortir du bain, les douleurs qu'elle éprouve.

Je constate, au toucher, que les culs-de-sac sont absolument remplis par un anneau d'empâtement dur et résistant qui fixe, d'une façon absolue, l'utérus auquel il est impossible d'imprimer le moindre mouvement.

Le toucher, ainsi que le palper abdominal, sont très douloureux.

Traitement : Repos absolu au lit. Pansements glycérinés. Irrigations vaginales. Transfusions hypodermiques trois fois par semaine.

Au bout de six semaines de traitement, réapparition du flux menstruel qui, depuis, est redevenu régulier.

Disparition complète de l'exsudat et retour de la mobilité de l'utérus en trois mois environ.

Observation XXXIII (résumée).

Paramétrite chronique consécutive à une fausse couche. — Transfusions hypodermiques de sérum artificiel. — Guérison. (Dr Fauquez.)

Mme A..., 28 ans. Réglée à 17 ans, irrégulièrement, tantôt avec des avances, tantôt avec des retards.

Peu sujette aux pertes blanches.

Me consulte au mois d'août 1888.

Une fausse couche il y a cinq ans.

Depuis, elle est toujours souffrante; crises fréquentes de douleurs, à la suite de fatigues, d'excès, qui se présentent fréquemment, avec élévation de la température, nausées, vomissements.

Peu d'appétit, constipation, marche impossible, sous peine de réveiller des douleurs dans le bas-ventre.

Au palper abdominal : sensibilité très accusée à droite.

Au toucher, masse dure et très sensible, occupant tout le cul-de-sac latéral droit et le postérieur. Col immobile et rejeté à gauche.

Traitement : Pansements glycérinés. Irrigations vaginales.

Transfusions hypodermiques de sérum artificiel, trois fois par semaine, de cinq grammes chaque.

Amélioration très rapide.

Voyage de 15 jours à la fin de septembre, excursions, marche facile.

Au retour, reprise du traitement.

Le 20 octobre, à la suite d'un refroidissement, après

une marche un peu prolongée, crise douloureuse très légère et très courte, sans vomissements et presque sans fièvre.

Aujourd'hui, l'utérus est mobile, la masse qui obstruait les culs-de-sac est réduite à un petit noyau très limité, presque indolore.

REMARQUES. — Dans ce cas, le traitement a été interrompu à plusieurs reprises, par suite de l'indocilité de la malade. Une première récidive, du reste facilement réprimée, a été la conséquence de cette faute thérapeutique, qui n'est imputable, ni au médecin ni à la méthode.

D'autres récidives pourraient également survenir comme cela a eu lieu dans une de nos précédentes observations, dans des conditions identiques. Aussi ne saurais-je trop insister pour que le médecin use de toute son influence auprès de ses malades pour continuer les injections hypodermiques, jusqu'à retour complet des tissus péri-utérins à leur état normal.

OBSERVATION XXXIV (résumée).

Pelvi-péritonite chronique. (Dr Henri HAMON.)

Mme Ell..., 34 ans, réglée à 14 ans, a eu 7 enfants, le dernier, il y a 9 ans. Elle a fait une fausse couche depuis. Le 6 janvier 1887, à la suite de ses règles, cette dame est prise de pelvi-péritonite très caractérisée.

Cette maladie évolue et va empirant jusqu'au 22 janvier, puis le mieux survient. Je lui fais appliquer du collodion, pendant cette période dont les symptômes furent peu menaçants.

Quand le météorisme abdominal disparut, dans le courant de février, on sentit facilement une tumeur débordant au-dessus des pubis, de la grosseur du poing.

Je fis alors les transfusions hypodermiques dans l'ordre suivant, par seringue de cinq grammes :

Mars : 1, 3, 5, 8, 12, 15, 25, 30.

Avril : 5, 10, 15, 20.

En tout, 12 piqûres.

Le 1er mai, la disparition de la tumeur était complète et l'état général très satisfaisant.

Observation XXXV (résumée).

Phlegmon rétro-utérin consécutif à un accouchement (enfant mort-né). — Guérison par les transfusions.
(Dr Henri Hamon.)

Mme Co..., 33 ans, réglée à 18 ans, mariée à 19 ans. A eu 4 enfants, le dernier, il y a 8 mois, était mort-né. L'accouchement fut très laborieux. Depuis lors, élancements dans le côté gauche, marche pénible.

On sent, en arrière de l'utérus, une grosse masse phlegmoneuse très sensible.

Du 23 juillet au 5 août 1887, je lui fis 4 piqûres.

A la troisième, elle put se remettre à ses occupations de ménage.

Après la cinquième piqûre, « 10 août », la douleur ne paraissait plus que le soir.

Après la sixième, 13 août, elle avait complètement disparu et les couleurs revenaient à la malade.

Je fis encore 5 piqûres jusqu'au 22 août (en tout 11) et à ce moment, on ne sentait plus en arrière de l'utérus, qu'un noyau dur, indolore, au lieu de la masse volumineuse et dolore qui y était un mois auparavant.

Observation XXXVI.

Pelvi-péritonite chronique consécutive à un accouchement. (Dr Hamon.)

Mme Ver.., 27 ans, réglée à 15 ans, mariée à 20 ans, a 2 enfants âgés de 7 ans et de 6 mois.

Depuis le premier accouchement, elle est restée nerveuse, chlorotique, et, 8 jours après le second, elle a eu une péritonite qui l'a fait rester trois mois au lit.

Je la vois pour la première fois, le 17 novembre 1886.

Elle présente, à ce moment, une masse énorme résistante, sensible, occupant le flanc droit jusqu'à l'ombilic.

Première transfusion de 5 piqûres le 17 novembre 1886.

Deuxième transfusion le 8 décembre.

Troisième transfusion le 10 décembre.

Quatrième, le 13 décembre.

Cinquième, le 15.

Sixième, le 17.

Septième, le 20.

La malade se trouve beaucoup mieux, marche très facilement.

Huitième, le 24, la tumeur diminue.

Dixième, le 29.

Le 31 décembre, les règles reviennent, la tumeur devient plus sensible.

Les piqûres sont reprises dans l'ordre suivant :

Onzième, le 7 janvier ; la 12e le 10 ; la 13e le 12 ; la 14e le 15 ; la 15e le 18. La douleur diminue et la tumeur s'affaisse un peu. La 16e, le 21 ; la 17e, le 24 ; la 18e, le 26. Les règles sont normales et sans douleurs. La 19e, le 28, la 20e le 11 février. La malade marche très longtemps sans fatigue. La 21e, le 13 ; la 22e, le 15 ; la 23e, le 18 ; la 24e, le 21 ; la 25e, le 25 ; la 26e, le 2 mars, la 27e, le 7 ; la 29e, le 9. Règles peu abondantes mais avec un peu de retard, la 30e, le 14; la 31e, le 17 ; le 32e, le 21; la 33e le 25.

A ce moment, la tumeur a diminué de moitié environ ; la malade, se trouvant dans un état de santé très satisfaisant, cesse le traitement.

REMARQUES. — Dans un cas de ce genre, étant donné la diminution relativement lente de la pelvi-péritonite, il y aurait intérêt à employer les doses massives de 20 à 60 grammes, ainsi que je l'ai fait, pour la malade qui fait le sujet de l'observation XXVIII.

Il est très probable qu'en agissant ainsi, on aurait pu, en un mois, obtenir une guérison complète et se mettre sûrement à l'abri d'une récidive.

Observations cliniques.

—

3e groupe : Suppurations pelviennes.

Dans le troisième groupe, je rangerai les observations de suppurations pelviennes, quelle qu'en soit l'origine : pyo-salpingites, abcès ovariens et tubo-ovariens, pelvi-péritonites suppurées, cellulites pelviennes terminées par suppuration.

Le traitement des suppurations pelviennes a été dernièrement l'objet de discussions passionnées à la Société de chirurgie; laparotomistes et hystérectomistes ont préconisé, tour à tour, l'ablation des annexes après ouverture du ventre et l'ablation de l'utérus par la voie vaginale, mais tous ont accepté comme démontrée la nécessité d'une opération qui n'est pas sans une certaine gravité, dans les cas de ce genre.

Les observations qui vont suivre présentent donc une réelle importance, puisqu'elles établissent la possibilité d'une guérison complète par un mode de traitement exempt de tout danger, dans des cas pour lesquels l'existence de la suppuration pelvienne était prouvée soit par la ponction aspiratrice, soit par l'évacuation spontanée de la collection purulente.

Observation XXXVII.

Suppuration pelvienne droite d'origine puerpérale. — Evacuation par l'aspirateur de deux litres de pus (novembre 1886). — Transfusions à petites doses. — Reformation du pus ; aspiration d'un litre de pus en mars 1887.—Reprise des transfusions. — Guérison définitive. (Dr H. Hamon.)

Mme Berb.., 33 ans, réglée à 15 ans, mariée à 23. Un enfant à 24 ans; accouchement très difficile, présentation de la face. Séjour de deux mois au lit après l'accouchement. Depuis lors, douleurs dans les reins et dans le ventre, surtout à droite. Difficulté pour se relever.

Etat en novembre 1886 : Masse énorme dans le flanc droit, fluctuante, remontant jusqu'à une ligne qui unirait l'épine iliaque antérieure et supérieure et l'ombilic. Pas de saillie dans le vagin. L'utérus est bien à sa place, mais immobilisé. Le 20 novembre, je fais une ponction avec un trocart fin de l'appareil aspirateur de Dieulafoy et je retire deux litres de pus inodore, bien lié.

Les transfusions hypodermiques de sérum artificiel furent commencées dès le lendemain.

21 novembre, première transfusion de 5 grammes.

25 novembre, deuxième transfusion de 5 grammes.

27 novembre, troisième transfusion.

30 novembre, quatrième transfusion.

4 décembre, cinquième transfusion.

8 décembre, sixième transfusion. Les points douloureux lombaires persistent.

14 déc., 17 déc. et 25 déc., 7e, 8e et 9e transfusions.

30 décembre, 10e transfusion. A partir de ce jour, je fais les piqûres dans les masses musculaires lombaires et les névralgies s'en trouvent très atténuées. Mais le traitement est abandonné trop tôt et au mois de mars, on perçoit de la fluctuation dans la fosse iliaque droite.

Le 5 mai, deuxième ponction capillaire du phlegmon qui fournit un litre de pus analogue au premier, puis je recommence les transfusions qui sont facilement supportées.

Ces injections sous-cutanées sont faites dans l'ordre suivant :

9, 11, 14, 17, 23, 25, 27 et 30 mai 1887.

4, 7, 11, 15, 20, 25 juin 1887.

A cette date, les douleurs lombaires ont absolument disparu, ainsi que tous les symptômes pénibles. La malade, qui avait un teint cachectique, a très bonne mine, et aujourd'hui, janvier 1889, son état est toujours excellent ; il n'y a pas eu récidive de suppuration. Aucune trace de l'ancien phlegmon.

REMARQUES. — S'agissait-il, dans ce cas, d'un vrai phlegmon du ligament large ou d'une pyo-salpingite ? On ne peut que poser la question, avec une préférence pour l'idée de pyo-salpingite d'après les travaux les plus récents.

L'abcès pelvien semble avoir été d'origine puerpérale, d'après le mode de début des accidents.

La suppuration était prouvée non seulement par l'état cachectique, la fièvre et la fluctuation, mais encore par la ponction opératoire ; on a retiré deux litres de pus en novembre 1886 et un litre en mars 1887. Malgré la suppuration, la guérison a été complète et semble bien définitive, puisque, depuis un an et demi, il n'y a pas eu la moindre récidive.

Encore faut-il remarquer que M. Hamon n'a fait que des transfusions de 5 grammes répétées tous les 4 à 5 jours ; le résultat eût été plus rapide s'il avait eu à sa disposition le sérum phéniqué que je n'employais pas encore d'une façon systématique en 1886, et s'il avait fait des transfusions plus abondantes. Sous l'influence de ces transfusions massives, (20 gr., 40 gr., 60 gr.) il est probable que le pus ne se serait pas collecté de nouveau, qu'une seconde ponction se serait dès lors trouvée inutile et que la guérison aurait été plus rapide. L'adjonction de l'acide phénique aux sels de soude est en effet tout particulièrement indiquée dans les cas où la suppuration existe ; elle permet d'effectuer une antisepsie générale de l'économie; elle rend possible, par l'action analgésique de l'acide phénique, l'emploi de doses massives, proportionnées à l'épuisement de la malade.

Quoiqu'il en soit, on voit que, même employées d'une façon restreinte, les transfusions sous-cutanées peuvent rendre de grands services dans le traitement des abcès pelviens, et que la guérison peut être obtenue complètement sans grosse intervention chirurgicale.

Observation XXXVIII.

Suppuration pelvienne gauche. — Evacuation spontanée du pus dans le rectum et dans le vagin. — Transfusions. — Guérison définitive. (Dr Hamon.)

Mme Br.., 31 ans, réglée à 14 ans, mariée à 18 ans. A eu 5 enfants à des dates très rapprochées. Le dernier accouchement remonte à dix mois. Deux mois après, elle fut atteinte de péritonite qui la tint au lit pendant deux mois et demi.

Depuis six mois (avril 1887), elle se traîne, souffrant toujours et étant mal réglée. Au moment de la péritonite, elle eut une évacuation subite de pus par l'intestin et le vagin. Il y a six semaines, c'est-à-dire le premier mars, elle a encore perdu un flot de pus par le vagin. Tous les 2 ou 3 jours elle en perd encore.

On sent actuellement la tumeur inflammatoire qui fournit ce pus dans le cul-de-sac gauche. Le col présente de l'œdème seulement.

Je lui fais en avril et en mai 1887, 13 piqûres qui relèvent complètement l'état général et font disparaître la tuméfaction constatée dans le cul-de-sac gauche.

En janvier 1892, il n'y a pas eu de récidive du phlegmon, il n'y a plus eu de suppuration.

Remarques. — Dans ce second cas, qui prêterait au point de vue de l'étiologie et du siège de la suppuration aux mêmes considérations que le précédent, l'affection moins ancienne et moins étendue a guéri rapidement. Là encore, notre confrère a pu éviter à sa malade une intervention chirurgicale grave, et il y a tout lieu de croire que la guérison est définitive, puisqu'elle s'est maintenue depuis plusieurs années.

Les deux mois de traitement qui ont été nécessaires sont bien peu de chose en comparaison du danger que font courir la laparotomie ou l'hystérectomie ; du reste, les fistules rectale et vaginale spontanées, se sont fermées dans ce cas, plus vite que beaucoup de ces fistules abdominales qui s'établissent à la suite de l'intervention chirurgicale et qui persistent pendant 5 et 6 mois et souvent pendant un temps beaucoup plus long.

Observation XXXIX.

Abcès pelvien ouvert dans le rectum, consécutivement à une pelvi-péritonite aiguë. — Transfusions hypodermiques. — Guérison. (Dr Fauquez.)

Mme D.., 35 ans, vient me consulter le 16 mai 1887. Réglée très régulièrement, sans douleurs, pertes normales ; pertes blanches abondantes. Deux enfants, le dernier il y a 3 ans.

A la suite de ce dernier accouchement, repos insuffisant, fatigues prématurées. Trois mois après, à la suite d'un excès de fatigue, pelvi-péritonite aiguë qui se termine par suppuration. Ouverture de l'abcès dans le rectum.

Depuis ce moment, après chaque période des règles, il se fait une évacuation de pus par le rectum. La malade marche difficilement, éprouve de vives douleurs dans le bas-ventre, et se trouve très affaiblie.

Au toucher, on sent les culs-de-sac empâtés ; l'utérus est très peu mobile. Dans le cul-de-sac postérieur, une masse volumineuse dure qui remonte en arrière de l'utérus et qu'on sent par la palpation abdominale.

Cette malade a été traitée sans résultat par les pointes de feu sur le ventre, l'application de révulsifs en pommades ou en suppositoires, par les irrigations rectales antiseptiques.

Je pratique les transfusions de sérum artificiel, d'abord trois fois par semaine, puis deux fois, à la dose de 5 grammes, chaque fois.

Dès le premier mois de ce traitement, la suppuration est sensiblement diminuée ; avant la fin du second mois, elle est complètement tarie.

La malade a reçu 14 transfusions de 5 grammes.

REMARQUES. — Cette observation ressemble beaucoup à la précédente et donnerait lieu aux mêmes considérations au point de vue thérapeutique. Je crois donc inutile d'insister davantage, de même que sur le cas suivant :

OBSERVATION XL.

Suppuration pelvienne consécutive à un accouchement. Ouverture spontanée par le rectum. Transfusions hypodermiques. — Guérison. (Dr FAUQUEZ).

Mme G..., 42 ans, réglée à 12 ans, toujours très régulièrement. Cinq enfants, le dernier le 29 mai 1886.

Après cet accouchement long et douloureux, la sage-femme appelée ne fait pratiquer ni injection, ni lavage vaginal, ne s'occupe en aucune façon d'une absence complète de lochies et au cinquième jour de l'accouchement, la malade est prise de frissons, de fièvre intense ; élévation de la température (40°2), douleurs aiguës dans le petit bassin ; nausées, vomissements.

Appelé le 21 juin, je constate, à la palpation, une douleur très vive dans la portion inférieure de l'abdomen.

Température du vagin 40°,6 ; au toucher, sensibilité

extrême des culs-de-sac dans lesquels on perçoit des battements artériels. Les culs-de-sac sont remplis par une masse dure, qui proémine surtout en arrière de l'utérus et le refoule en avant. Le col est immobilisé.

Traitement : Potion de Rivière, sulfate de quinine, cataplasmes sur l'abdomen. Transfusions hypodermiques de sérum artificiel ; 5 grammes tous les deux jours. Ouverture de l'abcès dans le rectum. La suppuration se tarit en 5 jours. On continue les transfusions.

La masse décroit sensiblement. La malade peut se lever le 27 juillet. Au mois d'octobre, toute trace de pelvi-péritonite a disparu.

Observation XLI.

Suppuration pelvienne. Ouverture de l'abcès dans le rectum. (Dr Fauquez).

Mme B.., 24 ans, réglée à 13 ans et demi très régulièrement, normalement et sans douleur, n'ayant jamais eu ni enfant ni fausse couche, me consulte le 15 novembre 1888.

Mariée il y a 18 mois, elle a commencé à souffrir, dès les premiers jours du mariage, du bas ventre et de la région des reins. Elle a eu d'abondantes pertes blanches.

Les douleurs se sont aggravées et, cinq mois après, elle a consulté un médecin qui l'a traitée par des cautérisations au nitrate d'argent.

A la suite d'une de ces cautérisations, plus énergique que d'habitude, elle a dû garder le lit, pendant plusieurs jours, avec de vives douleurs dans le ventre, de la fièvre, une grande sensibilité de l'abdomen.

Depuis, elle a toujours souffert et n'en a pas moins continué à marcher et à s'occuper des soins du ménage.

Après une vive fatigue causée par son déménagement et très probablement à la suite d'un refroidissement pris à ce moment, elle a été obligée de s'aliter.

Lorsque je la vois, pour la première fois, elle a une forte fièvre, une température de 39°et souffre d'élancements dans le ventre et dans la région des reins. Le ventre est légèrement ballonné. Constipation opiniâtre, que ne peuvent vaincre les lavements répétés. Douleurs atroces pour uriner qui arrachent des cris à la malade. Perte complète de l'appétit, nausées et vomissements. Douleurs des plus vives à la palpation abdominale.

Au toucher, le col est presque effacé et le doigt perçoit deux masses volumineuses et dures, l'une dans le cul-de-sac antérieur, l'autre dans le cul-de-sac postérieur, proéminant dans le vagin et reliées entre elles par une masse moins dure, moins volumineuse qui occupe le cul-de-sac latéral droit.

Le toucher est extrêmement douloureux et doit être pratiqué avec la plus grande douceur.

Traitement: Potion codéine, sulfate de quinine, cataplasmes laudanisés sur l'abdomen. Transfusions hypodermiques de sérum artificiel, une injection de 5 grammes tous les deux jours.

Ouverture de l'abcès par le rectum, le 26 novembre.

Suppuration rapidement tarie.

Diminution notable de l'exsudat inflammatoire.

Aujourd'hui, la masse qui occupait le cul-de-sac antérieur a disparu, celle du cul-de-sac postérieur est très réduite.

Plus de fièvre, plus de constipation, plus de douleurs en urinant.

Continuation du traitement. Guérison complète un mois plus tard.

Remarques. — Ce qu'il y a de spécial dans cette observation, c'est le mode de début de la pelvi-péritonite, survenue à la suite d'une cautérisation du col par le crayon de nitrate d'argent. Les accidents péri-utérins, à la suite de ce mode de traitement, étaient autrefois assez fréquents. C'est que la desquamation produite, ouvrait la porte à l'infection.

Remarquons aussi que les transfusions hypodermiques de sels de soude n'ont pas empêché l'ouverture de l'abcès dans le rectum mais, il faut tenir compte de ce fait, que les injections n'ont été employées que 13 jours avant cet accident, alors que, vraisemblablement, la rupture de la poche était sur le point de s'effectuer. L'abcès de la région utéro-vésicale, qui était moins ancien, s'est résorbé complètement sans s'ouvrir dans la vessie. Pourquoi n'en aurait-il pas été ainsi pour l'abcès utéro-rectal, si le traitement avait été commencé plus tôt ?

Je suis persuadé, pour ma part, que dans une vingtaine de cas environ, j'ai eu affaire à des collections purulentes enkystées, soit dans les trompes de Fallope, soit dans les culs-de-sac de Douglas, soit dans les ligaments larges et que l'ouverture de l'abcès n'a été évitée que grâce aux injections hypodermiques de sérum artificiel. Mais, je le répète, je n'ai voulu donner, dans ce troisième groupe d'observations, que les cas où la suppuration était indéniable. L'efficacité des transfusions hypodermiques n'en est que mieux démontrée.

Observation XLII.

Abcès pelvien ouvert dans le rectum. — Coque dure et volumineuse.

Au mois d'avril 1886, je fus appelé auprès d'une actrice âgée de 28 ans, qui était au lit depuis 11 mois, et que son médecin craignait de laisser lever parce qu'il trouvait, au toucher, une masse qui refoulait l'utérus en avant et qui enfermait celui-ci sur les côtés en l'immobilisant. Des signes non équivoques de suppuration justifiaient les appréhensions du confrère. En effet, peu de jours avant ma venue, la rupture de l'abcès pelvien s'était faite dans le rectum, et la malade rendait du pus tous les jours avec coliques et ténesme, la valeur d'un verre à Bordeaux.

L'examen ne nous apprit pas autre chose que l'existence d'une pelvi-péritonite suppurée occupant tout le petit bassin, avec abcès ouvert dans le rectum.

La malade, à la suite de grandes fatigues, attribuées à l'exercice de sa profession (elle venait de faire une tournée en province), avait été prise de fièvre, avec douleurs dans le ventre, ballonnements, vomissements, etc. Tous les moyens classiques avaient été mis en œuvre depuis 11 mois; on avait obtenu quelques rémissions dans les douleurs, au point que la malade avait cru pouvoir se lever, à plusieurs reprises, et de rechute en rechute, elle en était arrivée à la suppuration de sa pelvi-péritonite. La malade me fut confiée, et je commençai le traitement par les transfusions de sérum artificiel.

Le traitement fut commencé le 11 avril; je débutai par des doses de 10 grammes.

La transfusion hypodermique fut pratiquée, à la dose de 10 grammes, tous les trois jours, sauf pendant les règles, et le toucher ne fut pratiqué que 26 jours après, alors que l'époque menstruelle était terminée.

Sous l'influence des six premières injections, la malade accusa un bien-être remarquable ; elle disait sentir revenir ses forces, elle demandait à se lever et son appétit était notablement augmenté.

L'analyse du sang, faite le jour où fut pratiquée la première transfusion, avait donné 2.300.000 globules rouges, une valeur vraie de 1.640.000 et 5 globules blancs par champ, c'est-à-dire un globule blanc pour 21 globules rouges.

Après 25 jours de traitement, c'est-à-dire 6 transfusions de 10 grammes, le nombre des globules rouges avait augmenté de 500.000, la valeur vraie était montée de 200.000 et on ne trouvait plus que 4 globules blancs par champ. La quantité de pus rendu par le rectum était sensiblement la même, mais la malade n'éprouvait plus que des coliques et des épreintes peu douloureuses. Au toucher, on trouvait la masse moins immobile, l'utérus moins serré dans sa cuirasse inflammatoire, et celle-ci légèrement diminuée de hauteur.

Encouragé par ces débuts, nous continuâmes le traitement en portant la dose de sérum artificiel à 15 grammes, en pratiquant la transfusion, tous les trois jours comme précédemment.

Douze injections furent pratiquées de la sorte, d'une époque à l'autre, attendu qu'il y eut un retard de 12 jours.

C'est après cette période menstruelle qu'il nous fut possible de constater à nouveau les bons résultats obtenus. La malade demandait instamment qu'on continuât les transfusions, malgré le malaise local qu'elle en éprouvait (à cette époque nous n'avions pas introduit, dans le sérum artificiel, l'acide phénique qui joue un rôle analgésique non douteux).

Le sang s'était encore modifié d'une façon favorable, et nous pûmes constater que les globules rouges n'étaient plus tous égaux et tous petits, mais qu'il y en avait au contraire de moyens et de gros, indice certain de la régénération périodique du sang ; quant aux globules blancs, ils étaient encore en même quantité.

La matrice commençait à se libérer un peu, la coque moins dure était devenue moins épaisse, et la masse postérieure était plus difficile à atteindre, par le toucher.

La malade rendait, par le rectum, à peu près la même quantité de pus, mais celui-ci était devenu beaucoup plus séreux, beaucoup plus clair.

Le traitement, à partir de ce moment, (juin 1886), fut réduit à une transfusion hypodermique tous les cinq jours, à la dose de 10 grammes. Il fut permis à la malade de se lever et de s'étendre, au soleil, sur une chaise longue, une partie de la journée.

Les forces de la malade continuèrent à s'améliorer et l'analyse du sang, faite à la fin du mois de juillet, fit reconnaître le retour de celui-ci à une composition sensiblement normale, sauf encore quelques globules blancs en excès. A ce moment, le liquide rendu par le rectum était devenu complètement séreux et sa quantité s'était réduite au contenu d'un verre à liqueur. Quant à l'exploration directe, elle faisait reconnaître que l'utérus était redevenu très libre, du côté gauche et que, du côté droit, il n'existait plus qu'une lame mince, fragmentée en deux parties. Quant à la masse postérieure, elle était tellement réduite, qu'il devenait difficile de l'atteindre avec le doigt. Depuis une semaine à peu près, à ce moment, la malade commençait à sortir en voiture et à pied, l'appétit était beaucoup augmenté et une notable réparation s'était faite dans l'amaigrissement.

Le traitement est continué, avec des transfusions hypodermiques de 5 grammes toutes les semaines, pendant les mois d'août et de septembre. A la fin de ce dernier mois, l'utérus n'était plus retenu que par une petite bride latérale droite, qui semblait s'insérer à la base du col, en arrière de l'insertion vaginale; l'utérus était mobile, la malade ne rendait plus de liquide depuis 45 jours.

Elle partit vers le milieu d'octobre pour les bords de la Méditerranée.

Lorsqu'elle revint, au mois de mars 1887, son état de santé était des meilleurs, quant à l'état local, c'est à peine si on retrouvait trace de la bride droite dont la présence s'accusait aujourd'hui par un simple tractus fibreux.

J'ai revu la malade depuis lors, à plusieurs reprises. Aucune modification fâcheuse n'est survenue dans son état.

Remarques. — Voilà une malade qui n'a pris absolument aucun médicament pendant toute la durée du traitement, où elle absorbait, par la voie hypodermique, du sulfate de soude et du phosphate de soude. Elle n'a pris aucune préparation ferrugineuse et cependant le sang s'est reconstitué et l'hémoglobine est arrivée sensiblement à la normale. Elle a pris de l'embonpoint, l'appétit s'est accru, les forces sont revenues, sans autre secours, en dehors de la transfusion hypodermique de sérum artificiel, que celui d'une bonne alimentation.

Une masse énorme de pelvi-péritonite a subi la délitescence aussi bien que la coque de l'abcès pelvien, en même temps que, progressivement la sécrétion purulente de cet abcès se transformait pour arriver à se tarir. Il est permis de supposer, que si nous avions ajouté l'acide phénique à notre sérum artificiel, ainsi que nous l'avons fait depuis, nous serions venu plus rapidement à bout de la suppuration.

Il n'est pas douteux, enfin, que si dans ce cas là, le traitement n'eût pas été réduit au minimum, c'est-à-dire aux transfusions hypodermiques, on ne fût arrivé à un résultat plus rapide ; mais, dans ce cas, comme dans un grand nombre d'autres, il y avait intérêt à démontrer la puissance de ce moyen thérapeutique, en dehors de tout autre concours.

Deuxième partie. — **Péritonites développées autour de tumeurs pelviennes.**

Certaines tumeurs pelviennes s'accompagnent souvent de péritonite, à une période plus ou moins avancée de leur développement, je veux parler des tumeurs fibreuses de l'utérus, du cancer utérin et des kystes de l'ovaire. Elles sont alors justiciables des transfusions hypodermiques de sérum artificiel, qui améliorent notablement l'état des malades, en faisant disparaître une complication dont l'importance mérite d'être mise en relief.

Si tous les traités spéciaux insistent sur le diagnostic différentiel de la pelvi-péritonite chronique et des fibromes utérins, c'est sans doute que le diagnostic entre ces deux affections n'est pas toujours aussi facile qu'on le croirait *à priori* : témoin notre observation XXIII, témoins les cas rapportés par Emmet (observation XXV de son ouvrage), témoins les cas plus récents de Price (1), et bien d'autres qu'il serait facile de recueillir en feuilletant les journaux spéciaux. Mais il faut bien savoir aussi que les fibromes

(1) *Revue méd. chir. des mal. des femmes*, 1888.

utérins s'accompagnent souvent de péritonite, et pour ma part, ce que j'ai observé confirme les recherches statistiques d'Emmet (1) qui trouve que les fibromes et la péritonite coïncident dans 11 °/₀ des cas environ.

Les tumeurs fibreuses sans complication restent très souvent latentes, ainsi que le démontre le contraste éloquent qui existe entre le nombre considérable de ces tumeurs trouvées dans les autopsies, et le nombre relativement beaucoup plus faible des fibromes reconnus pendant la vie. Or, parmi ces complications des fibromes, la péritonite occupe une place importante par les troubles fonctionnels qu'elle entraîne à sa suite.

C'est la formation de la péritonite autour des tumeurs fibreuses qui détermine les troubles digestifs : anorexie, nausées, vomissements, qu'on observe dans un certain nombre de cas. C'est la péritonite qui, en immobilisant les fibromes sous-péritonéaux, occasionne la difficulté de la marche, les tiraillements douloureux dans le ventre, etc. On a même constaté, dans ces derniers temps, que la complication la plus sérieuse des fibro-myomes utérins, c'est-à-dire l'obstruction intestinale, est liée bien plus rarement au volume de la tumeur, qu'à la formation de brides péritonéales autour de l'intestin.

(1) Emmet, *loc. cit.*, p. 225.

En faisant disparaître rapidement la péritonite péri-fibromateuse, les transfusions hypodermiques de sérum artificiel peuvent donc rendre des services considérables aux malades atteintes de fibrome utérin. L'amélioration est telle, dans bien des cas, que ces malades se croient guéries et ne peuvent pas admettre qu'il n'y ait eu aucune modification dans le volume de leur tumeur, tellement la marche est devenue plus facile, tellement les digestions se sont améliorées, et tellement les douleurs se sont atténuées...

Il convient également de rappeler ici que l'anémie consécutive aux hémorrhagies symptomatiques des tumeurs fibreuses est, elle-même, promptement améliorée par l'usage des transfusions hypodermiques de sérum artificiel.

Nous allons d'abord rapporter quelques observations de péritonite péri-fibromateuse, nous donnerons ensuite une observation, la seule que nous ayons par devers nous, de pelvi-péritonite compliquant le cancer utérin. Enfin, nous aurons à présenter quelques considérations sur l'utilité qu'il peut y avoir à préparer l'ablation des kystes de l'ovaire, par une série de transfusions hypodermiques, lorsqu'on a constaté l'existence d'une péritonite développée au voisinage de la tumeur ovarienne.

OBSERVATION XLIII.

Inflammation pelvienne développée à la périphérie d'une tumeur fibreuse de l'utérus. — Transfusions hypodermiques de sérum artificiel. — Disparition de la pelvi-péritonite. — Expulsion de deux polypes fibreux. (Dr HENRI HAMON).

Mme Mic.., 42 ans, mariée à 23 ans. A eu 9 enfants dont 5 sont mort-nés. Plusieurs accouchements ont dû être faits au forceps.

Au mois de septembre 1886, les règles ont commencé à être très abondantes, puis ont augmenté tous les mois jusqu'à rendre la malade absolument exsangue. Les envies d'uriner sont continuelles, les selles très difficiles, les douleurs du ventre intolérables.

A l'examen, on trouve une tumeur occupant le petit bassin, semblant lobulée, très dure, faisant corps avec l'utérus dont le col, très abaissé, est blanc et dur. L'hystéromètre ne peut être introduit à cause des irrégularités du canal cervical.

L'ensemble des symptômes et l'examen indiquent clairement que plusieurs corps fibreux sont inclus dans une masse de pelvi-péritonite.

Les transfusions sont faites dans l'ordre suivant :

Le 27 septembre 1836, 1re transfusion.

Le 29, 2e transfusion. — Accès de fièvre le soir.

Le 2 octobre, 3e transfusion. — Soulagement.

Le 11, 4e transfusion. — Règles moins abondantes pendant 4 jours.

Le 15, 5e transfusion. — Envies d'uriner moins fréquentes.

Le 18, 6e transfusion.

Le 20, 7e transfusion. — Petite perte de sang.

Le 24, 8e transfusion.

Le 8 novembre, 9e transfusion. — Règles d'abondance moyenne pendant deux jours.

Le 15, 10e transfusion. — La miction se fait sans souffrances, les selles sont faciles.

Le 1er décembre, 11e transfusion. — Suintement sanguinolent presque continuel depuis les règles.

Le 3, 12e transfusion.

Le 6, 13e transfusion.

Le 8, 14e transfusion. — Le suintement sanguin est arrêté. Grand soulagement général.

Le 10, 15e transfusion. — Ventre beaucoup moins dur.

Le 13, 16e transfusion. — La malade rend une masse rougeâtre, avec sensation d'accouchement, c'est un corps fibreux intra-utérin.

Le 17, 17e transfusion.

Le 11 janvier 1887, 18e transfusion. — Hémorrhagie légère.

Le 31, 19e transfusion. — Expulsion d'un nouveau polype plus volumineux que le précédent.

Le 8 février, 20e transfusion. — Depuis lors, il est fait encore 10 piqûres jusqu'à la fin de mars. En résumé, 30 piqûres en 7 mois. L'état général est bon malgré la persistance d'une tumeur siégeant au-dessus du pubis, mais bien diminuée de ce qu'elle était au début.

REMARQUES. — Il est inutile de faire remarquer que la diminution de volume de la tumeur, sous l'influence des transfusions hypodermiques de sérum artificiel, ne doit pas être considérée, à notre avis, comme ayant porté sur les fibromes inclus dans les parois utérines; nous sommes persuadés que cette diminution de volume est due à la disparition d'exsudats péritonéaux chroniques développés à la périphérie de la tumeur fibreuse. De là le relèvement des forces et l'amélioration de l'état général noté par M. le Dr Hamon.

Ce qui est encore digne d'attirer l'attention, c'est *l'expulsion de deux polypes fibreux à la suite d'un certain nombre de transfusions*. Il ne s'agit pas vraisemblablement d'une simple coïncidence, car j'ai moi-même observé deux fois le même phénomène. Je me contente pour le moment, de signaler le fait, n'ayant en vue, dans ce travail, que le traitement des inflammations pelviennes.

Observation XLIV.

Cellulite pelvienne développée autour d'un corps fibreux de l'utérus. — Injections hypodermiques de sérum artificiel. — Grande amélioration. (Dr H. Hamon).

Mme Weil, 41 ans, réglée à 18 ans, mariée à 20 ans. Pas d'enfant ni de fausse couche. Dans son enfance, anémie et fièvre typhoïde à 14 ans. Elle a toujours été bien réglée et n'est pas sujette aux flueurs blanches.

En novembre 1885, elle fut prise brusquement de douleurs dans le ventre avec élancements dans le bas ventre, l'obligeant à marcher courbée en deux. Pas de douleurs de reins, pas de gêne de la miction ni de la défécation. Je la vois pour la première fois en octobre 1886.

Elle présente un fibrome très volumineux, remplissant le petit bassin, le cul-de-sac droit est comblé par une masse moins dure (cellulite pelvienne).

Les transfusions sont faites dans l'ordre suivant, à la dose de 5 grammes chaque fois.

Le 14 novembre 1886, 1re transfusion. — Un peu de fièvre le soir.

Le 16, 2e transfusion. — Règles normales.

Le 19, 3e transfusion.

Le 23, 4e transfusion. — La malade se trouve très soulagée et marche plus facilement.

Le 26, 5e transfusion.

Le 1er décembre, 6e transfusion.

Le 3, 7e transfusion.

Le 8, 8e transfusion. — Elle peut faire une grande course sans fatigue.

Le 10, 9e transfusion.

Le 13, 10e transfusion.

Le 17, 11e transfusion.

Le 10 janvier, 12e transfusion. — Elle ne sent pas la plus petite douleur.

Le 14, 13e transfusion.

Le 19, 14e transfusion.

Ainsi les 22, 24 et 31 janvier.

Les 7, 11, 14, 18 et 21 février.

Les 5 et 14 mars.

Les 1, 4, 10 et 14 avril. A ce moment la malade se trouve très bien ; elle peut mettre son corset, ce qu'elle n'avait pu faire depuis un an. La tumeur est un peu moins volumineuse ; elle est devenue mobile et plus ronde. Celle du cul-de-sac droit a disparu.

REMARQUES. — Les douleurs vives signalées dans l'observation précédente, douleurs avec élancements, obligeant la malade à marcher courbée en deux, en l'absence de tout autre phénomène de compression sur la vessie et le rectum, et la disparition de la masse latérale droite, prouvent l'existence d'une complication inflammatoire péri-utérine. C'est ce qui explique la disparition rapide des douleurs et le retour des forces, la possibilité de la marche au bout de quelques transfusions bien que le volume de la tumeur n'ait pas subi de notables modifications.

OBSERVATION XLV.

Fibrome utérin et vestiges de pelvi-péritonite ancienne. — Transfusions hypodermiques. — Grande amélioration. (Dr H. HAMON).

Mme Bar..., 35 ans. Mariée à 25 ans, n'a jamais eu d'enfant, mais a fait une fausse couche à l'âge de 27 ans ; après quoi, elle fut malade pendant 5 mois. Mal réglée. Depuis un an, elle a des pertes abondantes, pendant 10 à 15 jours par mois. Chaleurs dans le bas-ventre, pesanteurs ; fréquents besoins d'uriner ; troubles digestifs, constipation ; palpitations, essoufflement.

Les transfusions hypodermiques furent commencées

le 25 juin 1886. Il en fut fait 3 en juin, après lesquelles il y avait eu un accès de fièvre assez marqué.

En juillet, on en fit 10.

Elle s'absente pendant le mois d'août, et il ne lui est pas fait de piqûre.

En septembre, 9 transfusions. Les règles sont moins abondantes.

En octobre, 7 transfusions. La malade accuse une bien plus grande facilité à la marche.

En novembre, 4 transfusions.

En décembre, 14 transfusions. Les douleurs ont complètement disparu ; règles normales.

En janvier 1887, 6 transfusions.

En février, 5 transfusions.

En mars, 6 transfusions.

En avril, 10 transfusions.

Jusqu'en novembre, 16 transfusions. En tout 90 transfusions. La tumeur est toujours là ; elle semble diminuée ; la malade ne s'aperçoit plus de sa présence.

REMARQUES. — C'est assurément, comme dans ce cas, en agissant sur des complications inflammatoires péri-fibromateuses, que l'on a pu croire à la diminution du volume des fibromes sous l'influence du galvanisme.

OBSERVATION XLVI.

Pelvi-péritonite développée autour d'un fibrome utérin. — Transfusions hypodermiques de sérum artificiel. Guérison de la pelvi-péritonite secondaire. (Dr AUBEAU).

Mme D..., 38 ans, se sait atteinte depuis 20 ans, (elle a consulté un grand nombre de médecins), d'un fibrome utérin qui s'est développé graduellement, et remplit à peu près l'abdomen.

Je la vois en juin 1888, parce que, en six semaines, la tumeur s'est augmentée brusquement d'un cinquième. En même temps, il y a eu de la fièvre, des nausées, des vomissements.

J'admets que cette augmentation brusque est due soit à une poussée inflammatoire d'un lobe du fibrome, qui a provoqué la congestion et l'infiltration œdémateuse d'une partie de la tumeur, soit à une péritonite développée par contiguïté au niveau des points de la tumeur enflammés, sous l'influence d'une cause que je n'ai pu élucider.

Dans les deux hypothèses, je crois que les transfusions hypodermiques de sérum artificiel peuvent rendre des services, ne serait-ce que comme tonique, comme moyen de faire cesser les vomissements, etc.

La malade les accepte volontiers.

Une injection hypodermique de 10 grammes est pratiquée tous les jours pendant deux semaines.

Les douleurs, le mouvement fébrile, les vomissements cessent au bout de quelques jours, les nausées disparaissent aussi, les forces se relèvent bientôt.

Au bout de 15 jours, la tumeur a repris son volume ordinaire, celui qu'elle a depuis bien des années, et la malade cesse tout traitement.

Remarques. — L'existence de la fièvre, des nausées, des vomissements, coïncidant avec une augmentation brusque de volume de la tumeur semble bien se rapporter, dans cette observation, à une poussée de péritonite péri-fibromateuse. En tout cas, la disparition rapide des symptômes et le retour de la tumeur à son volume primitif, le relèvement des forces, se sont produits, sous l'influence des transfusions hypodermiques comme nous l'observons habituellement, dans les pelvi-péritonites sub-aiguës. Aussi est-ce cette hypothèse que nous devons considérer comme la plus vraisemblable, dans le cas qui précède. Nous pouvons encore répéter la remarque que nous avons faite à la fin de l'observation XLV.

Observation XLVII.

Pelvi-péritonite développée autour d'un cancer utérin. — Injections hypodermiques de sérum artificiel. — Disparition de la pelvi-péritonite. (Dr Aubeau.)

Mme B..., âgée de 39 ans, encore bien réglée, vient me consulter pour la première fois le 19 août 1887.

Depuis deux ans, elle porte une tumeur pelvienne qui a augmenté progressivement de volume, mais qui, depuis deux mois, a pris des proportions énormes. En même temps se sont éveillées de vives douleurs dans la région lombo-sacrée et dans le ventre, avec irradiations à la partie interne des cuisses. Elle a été obligée dès lors de garder le lit. Depuis cette époque, ménorrhagies abondantes et répétées, la malade, épuisée par ses pertes, a été prise de nausées, de vomissements, elle ne peut plus garder aucun aliment solide et elle est désespérée. Amaigrissement notable.

A l'examen, je trouve une tumeur dure, solide, bosselée, irrégulière, occupant tout le bassin, remplissant les deux fosses iliaques, remontant jusqu'à l'ombilic et envoyant des prolongements lobés dans la région épigastrique et la région hépatique. Aucun point n'est fluctuant. On pourrait croire à une énorme tumeur solide utérine, fibrome ou sarcome. L'examen vaginal démontre l'existence d'un épithélioma ulcéré du col, ayant détruit presque toute la lèvre postérieure et une partie seulement de la lèvre antérieure. La tumeur intra-abdominale a refoulé les culs de-sac et la portion vaginale du col qui a disparu.

Pas de sommeil, anémie profonde, teinte jaune paille, cachexie.

Un régime tonique et reconstituant, des préparations eupeptiques, des pansements glycéro-cocaïnés ne produisent aucune amélioration, pas même de diminution de la douleur.

Le 2 septembre 1887, en désespoir de cause, je dois le dire, et en considération de ce fait, que toute opération radicale était impossible d'une part, et que d'autre part, la tumeur abdominale ne semblait pas devoir être de nature cancéreuse « autrement la malade serait déjà morte, selon toute probabilité », je pratique une injection sous-cutanée de 10 grammes de sérum artificiel.

Ces injections hypodermiques sont renouvelées tous les 2 jours, à la même dose.

Au bout de quelques jours, diminution des douleurs, période de calme complet, les douleurs lancinantes du côté du col sont bien moins fortes, les vomissements cessent, l'appétit se réveille. Les limites de la tumeur sont marquées avec le crayon de nitrate d'argent, sur la paroi abdominale.

A la fin de septembre 1887, les prolongements les

plus élevés de cette tumeur n'arrivent plus qu'à l'ombilic.

Pendant le mois d'octobre, il existe une amélioration notable dans l'état général. Les métrorrhagies sont devenues très rares, l'odeur fétide des écoulements a disparu, la malade mange un peu sans vomir et le facies se recolore.

A la fin du mois d'octobre, la tumeur a disparu dans les fosses iliaques et on arrive à toucher facilement le détroit supérieur du bassin. Les injections sous-cutanées sont continuées.

Le cancer marche très lentement. A la fin de décembre 1887, la tumeur péri-utérine a disparu, on sent l'utérus, gros comme une tête de fœtus à terme, de forme bosselée, adhérent aux organes du bassin.

En janvier 1888, les injections hypodermiques sont supprimées, en raison de cet état qui semble ne plus pouvoir être amélioré.

Depuis cette époque, l'épithélioma continue à se développer très lentement. Il n'y a plus à songer à une opération même maintenant qu'il n'y a plus que l'élément cancer en cause, car il y a tout lieu de croire à l'existence de prolongements cancéreux dans les ligaments larges et les ganglions pelviens.

Remarques. — La tumeur existant dans les fosses iliaques était de nature inflammatoire certainement, et non de nature cancéreuse puisqu'elle a disparu à la suite de deux mois de traitement. L'état général a bénéficié, autant que cela était possible, en raison de la persistance d'un cancer très étendu et inopérable.

L'extirpation des *kystes de l'ovaire*, lorsque l'état général de la malade est satisfaisant et lorsque le kyste est bien mobile ou n'a contracté que de faibles adhérences avec les organes voisins, est une opération facile, de courte durée et dont le pronostic est essentiellement bénin. Il n'en est plus de même si l'épuisement de la malade la prédispose au shock opératoire, si l'existence d'adhérences étendues et solides rend l'intervention longue et laborieuse. Le développement de la péritonite à la périphérie d'un kyste de l'ovaire est donc toujours une complication sérieuse, qui aggrave le pronostic et qui augmente beaucoup le taux de la mortalité.

L'extirpation totale du kyste ovarique est même rendue impossible, dans certains cas d'adhérences trop résistantes et trop étendues ; on est alors obligé de faire la marsupialisation, c'est-à-dire de fixer aux lèvres de la plaie abdominale les bords de la poche kystique dont le fond est resté en place, et de drainer cette poche, en laissant à la nature le soin de l'oblitérer ou de l'éliminer. « Cette conduite, préconisée dans ses grandes lignes par Clay, Spencer Wells, Péan, dit M. Pozzi (1), et adoptée ensuite par tous les autres opérateurs, n'est évidemment

(1) Pozzi. *Traité de gynécologie*. Paris, 1890, p. 773.

qu'un pis-aller. Elle peut donner d'excellents résultats avec les kystes uniloculaires à parois minces, comme les kystes hyalins parovariens, quand ils ont été rendus adhérents par l'inflammation ; mais on a rarement l'occasion de l'appliquer en pareil cas. C'est presque toujours pour les kystes prolifères qu'on est dans l'obligation d'y recourir. Alors, surtout quand les parois kystiques présentent des végétations papillaires, les résultats sont très médiocres. La tumeur tend incessamment à récidiver, la fistule abdominale persiste indéfiniment, et la suppuration interminable expose à la septicémie chronique et à l'épuisement. On a vu une dégénérescence maligne se montrer au niveau de la plaie... »

Sauf le cas d'urgence absolue, il sera donc fort utile au chirurgien de préparer sa malade à l'ablation du kyste ovarique, en poursuivant ce double but : 1° relever le taux de la vitalité de l'opérée autant que cela sera possible, pour la mettre à l'abri du shock opératoire ; 2° faire disparaître autant qu'il sera en son pouvoir la péritonite péri-ovarique, de façon à permettre une extirpation complète, facile et rapide de la poche kystique.

Nous avons vu, dans un des chapitres précédents, que les transfusions hypodermiques de sérum artificiel, en relevant la tension artérielle, en ramenant l'appétit et les forces, représentent le moyen le plus actif que nous ayons à notre disposition pour remplir la première indication. (Voir chapitre V : Hypotension et transfusion).

D'après les observations qui précèdent, on comprend que ces mêmes transfusions puissent agir efficacement contre la péritonite péri-ovarique, comme elles agissent sur toutes les autres variétés de péritonite.

Le fait suivant établit nettement, à mon avis, que ces conclusions sont bien réelles et légitimes.

Observation XLVIII.

Péritonite développée autour d'un kyste de l'ovaire. — Transfusions hypodermiques. — Ablation facile du kyste.

Mme X..., âgée de 25 ans, mère de deux enfants nés à terme, le premier, il y a 3 ans, le second, il y a 17 mois, est venue me consulter, le 20 décembre 1891. Santé excellente jusqu'au dernier accouchement. Depuis lors, elle a eu, à plusieurs reprises, des crises de douleurs dans le ventre, avec une fièvre légère et quelques nausées. C'est depuis deux ou trois mois qu'elle s'est aperçue qu'elle avait une tumeur au-dessus des pubis. Un médecin consulté a diagnostiqué une tumeur fibreuse. Ces derniers temps, la santé de la malade s'est altérée : affaiblissement, manque d'appétit, digestions lentes et difficiles, tympanisme abdominal, douleurs lancinantes dans le ventre.

A l'examen, je trouve une tumeur dure, immobile,

dépassant les pubis d'un travers de main. Le toucher permet de reconnaître que toute la partie supérieure du vagin est remplie par la même masse qu'on retrouve à la palpation abdominale, mais cette masse descend bas dans le cul-de-sac de Douglas en bombant dans le vagin, et la partie vaginale de la tumeur est diffuse, dure, très sensible à la pression. Le corps de l'utérus ne peut pas être reconnu.

Je pensai d'abord qu'il s'agissait d'une tumeur fibreuse enclavée dans le petit bassin, refoulant en haut l'utérus, mais s'accompagnant d'adhérences de péritonite chronique avec exsudat manifestement de nature inflammatoire, dans le cul-de-sac de Douglas.

La tension artérielle était de 6 centimètres de mercure seulement, l'état général était mauvais, c'est pourquoi je proposai à la malade, tout en réservant pour plus tard le diagnostic de la tumeur proprement dite, de pratiquer une série de transfusions hypodermiques, de façon à relever l'appétit et les forces et à faire résorber la péritonite, après quoi, pensais-je, la nature de la tumeur serait facile à reconnaître.

Pendant tout le mois de janvier 1892, nous avons fait, chaque jour, une transfusion de 5 grammes de sérum artificiel. Résultat: la tension s'est élevée à 17 centimètres, le météorisme abdominal a disparu, l'appétit est revenu et les digestions sont devenues faciles. En même temps la masse qui occupait la partie supérieure du vagin se résorbait, si bien qu'au bout de 25 transfusions il n'en restait plus trace. A la fin du mois de janvier, on put commencer à sentir l'utérus refoulé contre le pubis par une tumeur arrondie, bien délimitée, encore un peu adhérente, présentant une sensation de résistance qu'on n'avait pu reconnaître au premier examen.

M. Léon Labbé consulté dans les premiers jours de février, porta le diagnostic de tumeur fibro-kystique de la paroi postérieure de l'utérus.

La fluctuation de la masse devint de plus en plus évidente, elle proémina davantage au-dessus du pubis, le corps de l'utérus devenu de plus en plus perceptible, si bien que deux autres chirurgiens consultés, à 15 jours d'intervalle, dans le cours du mois de février, firent le diagnostic de kyste ovarique, le premier avec quelques réserves, le second d'une façon ferme.

M. Labbé revit la malade dans les premiers jours de mars et n'hésita pas, non plus, à réformer son diagnostic, et à affirmer qu'il s'agissait d'un kyste de l'ovaire.

En raison de l'amélioration de l'état général et de la résorption de la plus grande partie des adhérences sous l'influence de la première série de transfusions, la malade désira avoir encore quinze transfusions, de 10 gr. cette fois, avant l'opération. L'état général devint excellent, la tension artérielle s'éleva à 19 centimètres de mercure et, le 21 mars, M. Labbé procéda à l'extirpation du kyste.

D'après les résultats des examens antérieurs, M. Labbé craignait d'être forcé de faire la marsupialisation du kyste, les adhérences avec le petit bassin et le rectum devant rendre l'extirpation complète trop dangereuse, pensait-il. Il n'en fut rien cependant et la tumeur qui était bien un kyste uniloculaire de l'ovaire, à contenu hématique, put être facilement énucléée, sans adhérences pour ainsi dire, comme s'il n'y avait pas eu de péritonite auparavant. L'opération fut donc des plus simples et la malade se rétablit complètement.

Remarques. — Je crois inutile d'insister longuement sur l'intérêt de l'observation qui précède. La péritonite péri-ovarique fut ici manifeste ; c'est elle qui fit faire une erreur de diagnostic lors des premiers examens. Lorsque les exsudats eurent disparu et lorsque les rapports de la tumeur avec l'utérus devinrent reconnaissables, on constata nettement que cette tumeur était indépendante de l'utérus ; en même temps, le kyste ayant grossi, et la fluctuation étant apparue, le diagnostic de kyste ovarique s'imposait.

Je tiens seulement à faire remarquer que la disparition des adhérences, due à l'emploi des transfusions hypodermiques, a eu pour résultat de transformer une intervention longue, laborieuse, incomplète même, (puisque l'opérateur craignait d'être obligé de laisser en place le fond du kyste et de le drainer, après l'avoir suturé à la partie inférieure de la plaie abdominale), en une opération courte et facile, dont les résultats immédiats et éloignés ont été aussi parfaits que possible.

Conclusion

D'après les faits qui précèdent, je crois être en droit de conclure que, les transfusions hypodermiques de sérum artificiel représentent un moyen thérapeutique d'une haute importance dans le traitement médical des inflammations pelviennes, chez la femme. Elles améliorent rapidement l'état général et possèdent un pouvoir résolutif très remarquable, dans tous les exsudats pelviens.

C'est une ressource nouvelle à ajouter à celles que nous possédons déjà : injections vaginales chaudes, pansements glycéro-ichthyolés, révulsions sur les parois abdominales, badigeonnage des culs-de-sac du vagin avec la teinture d'iode, etc., et enfin traitement indirect par la dilatation de l'utérus, le curettage et le drainage de la cavité utérine, moyens thérapeutiques dont aucun ne doit être négligé et qui, lorsqu'ils sont judicieusement employés, permettent dans la très grande majorité des cas, d'arriver à la guérison complète sans sortir du cadre de la gynécologie conservatrice.

Les transfusions hypodermiques de sérum artificiel constituent une ressource précieuse dans le traitement des diverses variétés d'exsudats pelviens, soit primitifs, soit développés à la périphérie des tumeurs de l'utérus ou des annexes (fibro-myomes, cancer utérin, kystes de l'ovaire).

Nous insisterons encore une fois sur les nombreux arguments cliniques établissant la relation qui existe entre l'absence de résorption des péritonites et l'hypotension artérielle.

C'est, croyons-nous, en relevant la tension sanguine, en améliorant l'état des fonctions digestives, en faisant disparaître l'anémie symptomatique, en un mot en réveillant la vitalité des malades que les transfusions hypodermiques de sérum artificiel font disparaître, si rapidement, les péritonites localisées les plus anciennes et les plus rebelles.

Les résultats brillants que nous avons obtenus par l'emploi de ces transfusions, dans toutes les variétés de péritonite que nous avons passées en revue dans ce chapitre, nous permettent de penser que c'est là une des applications les plus importantes, du moyen thérapeutique dont nous avons entrepris l'étude, dans cet ouvrage.

CHAPITRE XI

Mode d'action des Transfusions hypodermiques.

SOMMAIRE. — Les transfusions hypodermiques et la thérapeutique générale. — La loi générale de l'hypodermie établit que l'action des transfusions n'est pas chimique, mais dynamique.

Action dynamique de la transfusion. — Frôlement des houppes nerveuses des parois vasculaires. Relèvement consécutif de la tonicité générale.

Conception de la tonicité normale. — Les périphéries sensitives : 1° Organes des sens ; 2° Tissu cellulaire et aponévroses ; 3° Tégument externe ; 4° Muqueuse de l'appareil digestif ; 5° Surface des bronches et des alvéoles pulmonaires ; 6° Surface endothéliale des vaisseaux. — La périphérie respiratoire et la périphérie circulatoire sont de beaucoup les plus considérables.

Conception de la thérapeutique dynamique.

Supériorité de la cure d'air et des transfusions sur les autres moyens dynamiques. —

Les transfusions de sérum artificiel en particulier. — L'action chimique directe sur le plasma sanguin est probable, mais secondaire.

Nous nous sommes volontairement abstenus, au cours de cet ouvrage, de toute dissertation théorique. Notre unique préoccupation a été jusqu'ici, d'enregistrer des faits physiologiques et thérapeutiques avec autant de soin, avec autant d'impartialité scientifique que possible, et nous avons tenu à éloigner de nous toute tentation d'interprétation doctrinale, susceptible d'entacher de quelque parti-pris nos observations.

Mais précisément parce que les faits recueillis sont nombreux et divers, et parce que l'action thérapeutique des transfusions hypodermiques s'exerce sur des états morbides qui, récemment encore, semblaient n'avoir entre eux rien de commun, nous courons le danger de paraître prôner une manière de traitement à tout faire, dont on ne tarderait point à dire « propre à tout, propre à rien, » selon le mot, toujours profond, du moraliste.

Il était donc rationnel et nécessaire, en même temps, de rechercher le lien commun à tous ces différents états pathologiques susceptibles de s'améliorer sous l'influence de notre méthode, et de montrer que l'action des transfusions est une, quel que soit l'état morbide auquel elles s'adressent.

Action dynamique de la transfusion

En établissant, dans la première partie de cet ouvrage, ce que nous avons appelé la *Loi gé-*

nérale de l'hypodermie, nous avons déjà fait beaucoup pour l'interprétation du phénomène. Cette loi, que j'enseigne à mes élèves depuis tantôt quatre ans, et qui n'a pas cessé de se confirmer d'elle-même, prouve, en effet, que, théoriquement, l'action chimique d'une transfusion est quantité négligeable. Puisque tous les liquides injectés donnent, à des degrés plus ou moins énergiques, les mêmes effets physiologiques, c'est, bien évidemment, qu'il ne saurait être question d'autre chose que d'une action d'ordre physique, ou, pour mieux dire, d'ordre *dynamique*.

Au demeurant, que faisons-nous en pareil cas, sinon introduire par irruption, dans l'organisme, un corps étranger aseptique ?

Mais quel est au juste le mécanisme de cette action, et quels éléments trouvons-nous dans la physiologie générale, qui soient de nature à nous éclairer ?... voilà ce qu'il importe de rechercher maintenant pour répondre, avec quelque précision, à cette question qu'il est tout indiqué de poser avant d'aller plus loin.

« Savons-nous ce qui se passe, lorsque nous pratiquons une transfusion quelconque, et notamment une transfusion de sérum artificiel ? »

Nous sommes en mesure de répondre, sans qu'il me paraisse possible de nous opposer de sérieuses objections.

Pour cela énumérons à nouveau les effets physiologiques déterminés par les transfusions :

Les voici :

L'accroissement de la puissance musculaire, l'augmentation de la capacité vitale du poumon et de l'appareil digestif, l'amélioration de la nutrition, la régularisation de la température et des circulations locales, l'augmentation de la puissance de contraction du cœur, le relèvement de la tension artérielle, l'activité plus grande de tous les centres médullaires (ano-spinal, vésico-spinal, génito-spinal).

Il faut y ajouter encore l'incontestable accroissement des fonctions cérébrales : de la volonté, de l'attention, de la mémoire, de la lucidité intellectuelle.

Si l'on veut bien examiner de près ces phénomènes provoqués par nos transfusions, qu'ils aient pour siège le bulbe, la moelle épinière ou le cerveau, on ne tarde pas à reconnaître ce que voici :

1° Les transfusions ne déterminent jamais ni une convulsion, ni une contracture, ni même une simple contraction musculaire ; elles ne déterminent pas d'hyperexcitabilités momentanées, mais, au contraire, elles agissent d'une manière continue, que ne révèle jamais aucun phénomène de secousse.

2° Contrairement à ce que pense faire Monsieur Brown-Séquard, nous n'apportons pas à nos malades, des forces nouvelles, au sens propre du mot. Sans doute, quand nous avons profondément modifié leur nutrition, leurs fibres musculaires sont beaucoup plus valides et beaucoup plus puissantes qu'autrefois ; mais ce n'est là qu'un résultat assez éloigné. Ce que nous obtenons immédiatement, c'est le pouvoir d'utiliser à leur maximum, en vue de l'effort physique ou intellectuel, un ensemble de forces diminuées par l'amoindrissement de certaines conditions physiologiques, dont l'intégrité est indispensable à la complète utilisation de ces forces.

D'après cela, l'activité produite par les transfusions n'est pas, à proprement parler, un phénomène de *dynamogénie*, mais bien plutôt un phénomène *d'hypertonicité*.

Et c'est cette notion d'*hypertonus*, qui va nous donner la clef du problème que nous voulons résoudre. Tout de suite, cette première conclusion s'impose : quand nous transfusons du sérum à un déprimé ou à un ralenti de la nutrition, le mécanisme que nous mettons en action pour accroître sa vitalité, pour rehausser sa tonicité générale, est justement celui dont se sert la nature pour entretenir, d'une manière permanente, la tonicité nécessaire aux tissus vivants.

La nature fait de la physiologie, et nous, nous faisons de la thérapeutique, mais il se trouve que cette thérapeutique est rigoureusement conforme à la physiologie de la nature.

Conception de la tonicité normale.

M. Charles Richet, dans la *Physiologie générale des Muscles et des Nerfs*, s'exprime de la façon suivante : « Tous les muscles de l'orga-« nisme, aussi bien les muscles striés que les « muscles à fibres lisses, sont constamment dans « un état intermédiaire entre le relâchement et « le tétanos : c'est le tonus musculaire. »

Ce phénomène permanent et universel tient donc sous sa dépendance toutes les fonctions de la vie végétative et de la vie de relation.

C'est l'état de repos animé, de repos vital, pour ainsi dire, repos perpétuellement prêt à se transformer en action. Le tonus est le phénomène essentiel de toutes nos fonctions : il est la base de l'activité circulatoire, de l'activité respiratoire, de l'activité digestive, de l'activité glandulaire, comme il est la base de l'activité des fibres striées.

Quelle est la nature de ce phénomène ? c'est partout et toujours un réflexe.

Pour ce qui est du tonus musculaire dans la vie de relation, on connaît l'expérience classique de Brondgeest, complétée par Cyon, par

Tchirjef et par Anref. Elle consiste à sectionner isolément au ras de la moelle, la racine sensitive d'un nerf mixte allant à un muscle donné, (gastro-cnémien de grenouille, par exemple) ; aussitôt le muscle s'affaisse, et perd sa tonicité, aussi parfaitement que si on sectionnait sa racine motrice.

Une excitation sensitive légère et *permanente* est donc indispensable à cet état de demi-contraction *permanente*, et le tonus est un phénomène réflexe, soumis aux mêmes lois que les autres réflexes.

Il en est de même pour la tonicité des muscles à fibres lisses de l'appareil circulatoire, de l'appareil digestif, de l'appareil respiratoire ou de l'appareil glandulaire. C'est là une vérité physiologique, devenue banale tant elle est démontrée, que le manuel classique de Kuss et Mathias Duval exprime en ces termes : (1) « *L'acte réflexe est le fait fondamental dans le* « *fonctionnement de tout acte nerveux.* »

Ce mot « réflexe » ne doit pas seulement éveiller dans notre esprit, l'idée d'un phénomène brusque, dont le centre de réflexion est nécessairement dans la moelle. Le réflexe tendineux rotulien est l'exemple le plus frappant de ce réflexe immédiat ; *illico retorquitur*, selon la

(1) Kuss et Duval : *Psychologie.*

vieille définition latine. « *Pendant la vie*, écrit « M. Charles Richet, (1) *une série d'excitations* « *sensitives, faibles, incessantes, remontent vers* « *les cellules nerveuses centrales et les main-* « *tiennent constamment dans une demi-activité* « *réflexe* ».

Des excitations violentes et brusques portant sur les extrémités sensitives de ces arcs réflexes, déterminent des mouvements immédiats de défense, et un appel subit de force dans le muscle ; mais ces excitations faibles et incessantes dont parle le professeur de physiologie, *c'est la tonicité générale de notre organisme, c'est notre vitalité qu'elles entretiennent.*

Il y a des centres de réflexion dans la moelle épinière et dans le bulbe, il y en a dans le cerveau, qui ne saurait penser sans sollicitations venues du monde extérieur.

M. Ch. Richet écrit encore, comme conclusion dernière de son livre :

« L'apparente spontanéité des animaux supé- « rieurs n'est qu'un des modes de l'irritabilité. « Car, quoique la machine vivante paraisse pro- « duire de la force, elle ne la produit pas spon- « tanément et ne fait jamais que répondre à « l'excitation du dehors. Son activité n'est qu'une « activité de réponse. »

(1) M. Ch. Richet. *Les muscles et les nerfs* (Baillière, 82.)

C'est qu'en effet, le cerveau lui-même ne peut créer de mouvements et ne peut engendrer d'idées que par un mécanisme analogue à celui des réflexes. D'accord avec Herbert Spencer et l'école philosophique anglaise, M. Th. Ribot paraît avoir définitivement démontré que l'acte psychique appelé Volonté, n'est rien autre que la seconde moitié d'un réflexe dont notre Sensibilité constitue la première moitié. Nous n'aurions point de mémoire, ni par conséquent de langage, si nos sens n'étaient perpétuellement occupés à porter vers le centre des impressions extérieures. Tout revient au cerveau : sensibilité générale pour se transformer en motricité volontaire ; sensibilités spéciales pour se transformer en idéation ; et le cerveau peut être défini : le centre réflexe pour les actes psycho-moteurs.

Du reste, ainsi que le fait observer M. Laborde, ce réflexe psychique n'est pas toujours immédiat : « L'excitation sensitive ou senso-« rielle qui arrive au cerveau y séjourne, reste « en réserve dans le centre d'élucubration, et ne « se manifeste qu'ultérieurement sous la forme « d'idées. »

Si maintenant nous voulons synthétiser en quelques mots ces citations nécessaires à notre démonstration, nous dirons : La tonicité gé-

(1) Laborde. *Traité de physiologie*, (Soc. édit. scientif.) 1892.

nérale, ou mieux, pour employer le mot qui nous est habituel, la vitalité, se réduit, en fin de compte, à un vaste ensemble de phénomènes réflexes incessants, dont le centre de réflexion est en même temps dans la moelle épinière, dans le bulbe rachidien et dans le cerveau.

L'aboutissant de ce grand réflexe c'est le tonus; le centre de réflexion l'axe cérébro-spinal et la chaîne du sympathique. Nous verrons tout à l'heure quel en est le point de départ (les périphéries sensitives).

Revenons maintenant à nos transfusions et rappelons-nous ce que nous disions tout à l'heure de leur action physiologique. Elles provoquent un accroissement de vitalité, autrement dit, de l'hypertonicité: dans la moelle (tonus musculaire, tonicité des centres vésico-spinal, ano-spinal, génito-spinal, etc.); dans le bulbe (accélération de la nutrition, circulation plus vive, respiration plus ample, etc.); dans le cerveau (suractivité psycho-motrice, etc.)

Nous ne faisons donc rien que restituer sa plénitude vitale à une fonction physiologique amoindrie. Nous pratiquons une puissante hygiène thérapeutique.

Le but atteint est tout à fait conforme à celui que veut la nature : voyons si les moyens sont aussi du même ordre. Mais il nous faut rechercher tout d'abord comment procède la nature pour entretenir en nous la tonicité permanente, la vitalité organique.

Les périphéries sensitives.

A propos de ce réflexe « fondamental dans le fonctionnement de tout acte nerveux », M. Mathias Duval ajoute : « C'est sur les extrémités « sensitives des nerfs que les excitants exté- « rieurs portent leur action. »

Voilà qui est bien évident : mais il semble, jusqu'à présent, que personne ne se soit donné la peine de jeter un coup d'œil d'ensemble sur ces extrémités sensitives et sur la manière dont les agents extérieurs les impressionnent incessamment. L'anatomie et la physiologie générales de cette question ne sont pas faites. M. Ch. Féré paraît être, entre tous, celui qui s'est le plus approché de cette idée d'ensemble, de cette généralisation nécessaire. Çà et là, dans son récent ouvrage, très documenté, sur la *Pathologie des émotions*, j'ai pu noter quelques observations incidentes, quelques aperçus toujours très justes, mais partiels, sur le rôle du tégument externe et des organes des sens dans la production de la force nerveuse. Et c'est tout.

Il faut donc nous fier à nos propres forces, et nous contenter de notre opinion personnelle. Elle est suffisamment étayée par les faits pour que nous n'hésitions pas à la mettre en avant.

Nous sommes en présence d'un vaste phénomène réflexe dominant la tonicité de l'économie tout entière.

Où est le point de départ de ce réflexe ?

Où sont les extrémités sensitives dont l'irritation incessante entretient la vitalité de nos organes ?

En d'autres termes, combien connaissons-nous de périphéries sensitives à notre système nerveux ?

Il est facile de les compter :

1° Les terminaisons nerveuses des sensibilités spéciales :

a) Corpuscules tactiles de Meissnert et de Pacini ;
b) Papilles caliciformes gustatives ;
c) Terminaisons nerveuses dans la muqueuse olfactive ;
d) Branches terminales du nerf acoustique.
e) Cônes et bâtonnets de la rétine.

2° Le riche réseau nerveux du tégument externe, les nerfs de la peau.

3° Le réseau nerveux qui tapisse la muqueuse de l'appareil digestif.

4° Le réseau nerveux des bronches et des alvéoles pulmonaires.

5° Le réseau nerveux sous-jacent à l'endothélium vasculaire.

6° Les terminaisons nerveuses du tissu conjonctif, aponévroses, tendons, tissu cellulaire, (on sait qu'on trouve des corpuscules de Pacini à l'extrémité des nerfs qui se terminent dans le mésentère, les tendons, les muscles, etc.)

Organes des sens. — Sur les organes des sens agissent, sans autre interruption que celle du sommeil, les impressions visuelles, auditives, tactiles, gustatives, olfactives, qui font l'éducation perpétuelle de notre cerveau ; elles s'y réfléchissent, au bout d'un temps plus ou moins long, pour se transformer en idées, dont le langage est l'acte.

Nerfs de la peau. — Sur les nerfs de la peau agissent incessamment les impressions de température, d'état barométrique, électrique et hygrométrique de l'air, auxquelles les névropathes sont si spécialement sensibles.

Surface digestive. — Sur le réseau nerveux des muqueuses œsophagienne, stomacale et intestinale porte l'action du bol alimentaire. Cette action est double : lointaine, grâce aux phénomènes intimes mais tardifs de la nutrition ; immédiate, en ce sens que, les aliments, par le fait de leur seule présence, en tant que simples corps étrangers dans l'appareil intestinal, suffisent à tonifier l'organisme.

En voici un exemple :

Au moment où leur digestion est achevée, presque tous les neurasthéniques sont extrêmement faibles, tristes, mornes ou irritables. Il leur suffit de prendre quelques bouchées à peine, pour que leur équilibre cérébral se rétablisse immédiatement, pour qu'ils redeviennent d'une minute à l'autre gais, bavards, animés. Et le temps nécessaire à cette métamorphose a été si bref qu'il a suffi, évidemment, du simple frôlement du bol alimentaire sur les parois œsophagiennes ou stomacales, pour que fonctionne le grand réflexe de tonicité générale.

Surface respiratoire. — On trouve, dans tous les livres d'anatomie, le renseignement que voici : les alvéoles pulmonaires, si on les étalait, occuperaient une surface totale de 200 mètres carrés. Le réseau vasculaire qui les enlace de ses mailles occupe à lui tout seul les 3/4 de cette surface, soit 150 mètres carrés. Cette surface est en même temps couverte par les terminaisons du pneumo-gastrique que l'air extérieur impressionne, à chaque inspiration, sur une étendue vraiment énorme.

Il n'y a donc pas lieu d'être surpris, si tant de débiles, si tant de déprimés, si les phtisiques eux-mêmes, voient leur nutrition tripler d'intensité, et leur vitalité se refaire sous l'influence de l'air vif et sec des hauts plateaux. En aucun point de l'organisme, en effet, la surface d'irritation n'est si vaste que dans le poumon, si ce n'est cependant, dans nos vaisseaux sanguins et lymphatiques.

Surface vasculaire. — Si l'on veut bien réfléchir à ce fait que, dans le même temps (l'espace entre deux systoles) la même quantité de sang passe par la petite et par la grande circulation, il faut admettre que les surfaces des deux circulations s'équivalent et que, conséquemment, la périphérie nerveuse de l'appareil circulatoire est sensiblement égale à la périphérie nerveuse de l'appareil respiratoire, soit environ 150 m. q.

Ici encore, c'est sur une surface extrêmement considérable, que les houppes nerveuses sensitives sont incessamment irritées par le frôlement de l'ondée sanguine sur l'endothélium vasculaire.

Tissu conjonctif. — On est beaucoup moins exactement renseigné sur les terminaisons nerveuses sensitives dans le tissu cellulaire, les aponévroses et les muscles. Elles sont, à coup sûr, en nombre fort considérable, et puisent bien probablement l'irritation qui leur est nécessaire dans le frottement ou le glissement provoqués par les muscles, quand ils se contractent.

On admet, en général, que cette périphérie sensitive est le point de départ du réflexe aboutissant plus spécialement au tonus des muscles striés. Le sens musculaire serait aussi sous leur dépendance.

Pour résumer en quelques mots l'énumération qui précède, nous dirons : la tonicité générale de l'économic cst un phénomène réflexe dont il faut chercher les origines à la périphérie, ou pour mieux dire, aux six principales périphéries de l'organisme. Il en résulte six principaux arcs réflexes, partant des organes des sens, de la peau, de la muqueuse digestive, des alvéoles pulmonaires, de l'endothélium vasculaire, du tissu conjonctif, arcs dont les points de réflexion sont au cerveau, au bulbe et à la moelle et qui aboutissent à deux activités : l'une, immédiate et directe, le tonus général de l'organisme; l'autre, secondaire et plus tardive, la nutrition des tissus.

Quand un agent extérieur irrite l'une quelconque de ces périphéries, quand, par exemple, un neurasthénique épuisé prend quelque nourriture, il en éprouve un bénéfice mécanique immédiat, un apport de force instantané, l'action secondaire représentée par l'assimilation ne se fait que beaucoup plus tard.

Ce grand réflexe vital a pour caractéristique :

1° d'être en fonctionnement permanent ;

2° d'être maintenu à l'état d'équilibre normal par les excitations périphériques *modérées*.

Les irritations périphériques trop faibles, ou trop violentes amènent de l'épuisement, provoquent la fatigue.

Un exemple banal me fera mieux comprendre :

Un homme a l'habitude, pour équilibrer sa force et sa fatigue, de se nourrir solidement, mais modérément. Si, à l'un de ses repas, vous le réduisez à ne manger qu'une très petite quantité d'aliments, il en sera très troublé, il se sentira très faible, il sera pris de vertiges et de pâleur et ne pourra déployer qu'une activité médiocre. Si, au contraire, il mange au point d'avoir une indigestion, l'excès même de l'irritation amènera, en plus intense, la même soustraction de forces, la pâleur et les sueurs froides. On sait que rien ne se rapproche des phénomènes dépressifs du shock, comme les symptômes d'une vulgaire indigestion.

Un autre exemple. — Après un massage énergique il survient de la fatigue, il y a hypotension artérielle, et c'est le contraire qui a lieu si le massage est réduit à un simple effleurage.

Lorsque l'irritation périphérique est trop faible ou trop forte, il y a donc *hypotonicité* générale.

Cet état d'hypotonicité se traduit par une foule de sensations subjectives : malaises, fatigue, tristesse, etc., mais, dans la grande majorité des cas, il se traduit d'une manière objective et facile à mesurer par l'abaissement de la tension artérielle. On pourrait, d'après ce que nous venons de voir nommer *maladies à hypotonus*, les maladies que nous avons désignées, au cours de cet ouvrage, sous la dénomination moins théorique et plus symptomatique, de *maladies à hypotension.*

Conception de la thérapeutique dynamique.

Ainsi qu'il arrive souvent, la thérapeutique empirique a devancé la physiologie, et, bien antérieurement à l'explication que nous en donnons, les médecins et les hygiénistes se sont efforcés de réveiller la tonicité générale par des moyens purement mécaniques. Sans doute, ils agissaient un peu aveuglément, mais leurs moyens n'en étaient pas moins efficaces.

Après ce que nous venons de dire, il suffit de réfléchir un peu pour comprendre que les méthodes thérapeutiques dites dynamiques, ne sont pas autre chose que *l'intervention médicale s'efforçant de remédier à l'insuffisance ou à l'excès de l'irritation périphérique.*

Les frictions sèches, l'hydrothérapie, l'électricité statique, agissent sur les terminaisons nerveuses de la peau ; le régime alimentaire, sur les houppes sensitives de l'estomac et de l'intestin ; les cures d'air, sur les terminaisons du pneumogastrique autour des alvéoles pulmonaires ; le massage et les exercices physiques sur les nerfs à sensibilité obtuse des tendons, des aponévroses et du tissu cellulaire.

Une seule, des six périphéries que nous avons énumérées, échappait encore à l'intervention médicale, je veux dire : *les houppes nerveuses de la tunique des vaisseaux.*

Par quel moyen peut-on accroître le frôlement de l'ondée sanguine sur les parois ?... Nos transfusions hypodermiques, et toutes les transfusions en général, du reste, représentent, dans l'ordre dynamique, l'unique moyen d'accroître cette action stimulatrice sur les parois des vaisseaux.

Ne nous dissimulons aucune objection possible.

Au premier abord, l'esprit semble moins absolument satisfait par cette hypothèse que par les précédentes. On admet aisément que la friction de la peau par un gant de crin, le glissement du bol alimentaire le long des voies digestives, le frôlement des alvéoles pulmonaires par l'air inspiré, constituent des irritations efficaces. Mais les 4 ou 5 grammes d'eau salée injectés sous la peau tous les deux jours, suffisent-ils à provoquer aussi vite et aussi énergiquement de l'hypertonus général ? Que peuvent faire quatre-vingts ou cent gouttes d'eau dans la masse du torrent circulatoire ?...

Il n'y aura pourtant pas de doute à conserver à cet égard, si l'on veut bien considérer ceci :

D'abord, nous provoquons un relèvement immédiat de la tension artérielle.

Ensuite, que nous pratiquions cette transfusion dans le tissu cellulaire ou que nous pratiquions la transfusion intra-veineuse, les effets produits sont absolument de même ordre. Or, on a depuis longtemps démontré qu'il est fort inutile d'injecter dans les veines une grande quantité de sang ou de sérum. Quand on pratique une transfusion copieuse, le surplus de ce qui était utile s'évacue aussitôt par le rein sans bénéfice pour le malade. La transfusion intra-veineuse ne peut donc agir autrement que par stimulation plus vive des parois, stimulation provoquée par la seule présence d'un peu d'eau, c'est-à-dire par un corps étranger aseptique.

Nous l'avons démontré dans notre premier chapitre, notre transfusion hypodermique est, en plus pratique, l'équivalent parfait d'une transfusion intra-veineuse.

Pour que l'explication soit tout à fait plausible, il suffit donc d'admettre que le liquide injecté par nous ne se fusionne pas absolument avec le sang, et ne s'identifie pas immédiatement à lui, mais demeure, au moins pendant quelque temps, à l'état de corps étranger aseptique, légèrement irritant.

Aucune autre interprétation plausible ne se présente, du reste, et je ne pense pas qu'il soit possible d'opposer à notre doctrine, une doctrine plus scientifique, plus conforme à la réalité des effets obtenus.

Le petit tableau ci-après permettra d'embrasser d'un seul coup d'œil, tout ce que nous venons de dire du grand réflexe de tonicité générale et de la thérapeutique dynamique qui en est la conséquence logique. Chacune des périphéries sensitives y figure, avec son point de départ, son point de réflexion, son aboutissant moteur et la méthode thérapeutique correspondante.

POINT DE DÉPART DU RÉFLEXE	CENTRE DE RÉFLEXION	ABOUTISSANT MOTEUR	CONSÉQUENCES THÉRAPEUTIQUES.
1° Organe des sens.	Cerveau.	Idéation et motricité volontaire.	Traitement moral. Thérapeutique par la suggestion.
2° Tissu conjonctif et aponévroses.	Moelle épinière.	Tonus musculaire.	Exercices physiques, massage.
3° Tégument externe.	Moelle et bulbe.	Tonus musculaire, respiration pulmonaire.	Hydrothérapie, frictions, électricité statique, etc.
4° Muqueuse de l'appareil digestif.	Moelle et bulbe.	Nutrition, action légère sur la tonicité générale.	Régime alimentaire. Amers, purgatifs, etc.
5° Surface des bronches et des alvéoles pulmonaires (150 m. q.)	Cerveau, bulbe, moelle épinière.	Nutrition, action très intense sur la tonicité générale.	Cures d'air, inhalations d'oxygène, d'acide fluorhydrique, etc., etc.
6° Surface endothéliale des vaisseaux (150 m. q.)	Cerveau, bulbe, moelle épinière.	Nutrition action très intense sur la tonicité générale	Transfusions.

Supériorité de la cure d'air et de la transfusion sur les autres moyens dynamiques.

Tous ces moyens similaires agissent-ils avec la même intensité ?.... Bien certainement non. Il suffit de comparer les effets extrêmement énergiques de la cure d'air et des transfusions, aux effets beaucoup moindres de la douche et des frictions cutanées, pour admettre une hiérarchie dans l'efficacité de ces différents genres de thérapeutique dynamique.

Jusqu'à présent, le plus puissant moyen connu était incontestablement la cure d'air sur les hauts plateaux. Après avoir longtemps attribué à quelque agent chimique — oxygène ou ozone surabondant — l'amélioration constatée, il a bien fallu admettre que ce qui guérit les malades à Davos, au Canigou ou à Ormesson, c'est purement et simplement le fait de respirer un air vif et sec : il ne peut donc être question que d'hygiène dynamique, au maximum de son pouvoir tonifiant.

Sans rivales hier, les cures d'air ont aujourd'hui comme équivalent thérapeutique, la méthode des transfusions. Les résultats obtenus par les deux procédés sont parfaitement comparables : le sérum artificiel agit avec la même intensité que l'air vif ; il relève la pression artérielle aussi vite, et refait la vitalité d'une manière aussi durable. Un phtisique, par exemple, peut être avantageusement traité selon l'une ou l'autre manière, selon l'une et l'autre manière.

Pour parler le langage physiologique que nous employions tout à l'heure, il faut dire que *le réflexe à point de départ vasculaire, et le réflexe à point de départ pulmonaire sont de beaucoup les plus puissants, et s'équivalent sensiblement.* Nos observations nous démontrent cette loi utile à connaître. Théoriquement, du reste, il en devait être ainsi; n'avons-nous pas démontré tout à l'heure que l'une et l'autre de ces périphéries représentaient une surface d'irritation d'environ 150 mètres carrés. Ni la surface intestinale, ni la surface cutanée, ne peuvent rivaliser avec une pareille superficie de houppes nerveuses sensitives.

On peut donc adopter une classification ainsi conçue, des moyens dont dispose la thérapeutique dynamique.

Au premier rang, les cures d'air et les transfusions ;

Immédiatement après, le massage, dont le pouvoir est considérable sur la tonicité de tels ou tels groupes musculaires ;

Viennent en dernier lieu les excitants sur la surface cutanée : l'électricité statique, la douche et la friction.

Inutile de dire qu'il y a souvent lieu de combiner simultanément ou d'employer successivement tous ces moyens.

Fait important à signaler, aucun de ces procédés ne devient une habitude asservissante, comparable à l'esclavage qu'implique l'usage de la morphine, par exemple. Le réflexe de vitalité ne se fatigue pas à la longue, et l'organisme ne se blase pas plus sur l'effet des transfusions, qu'il ne se blase sur l'effet de l'air pur ou d'une bonne alimentation.

Nous avons dit quelques mots, tout à l'heure, d'une loi qui régit les phénomènes consécutifs à l'irritation périphérique. Il nous faut y revenir ici, pour en tirer une application pratique.

Les irritations périphériques modérées sont seules hypersthénisantes, avons-nous dit : les irritations insuffisantes et les irritations excessives sont déprimantes. Cette loi, déjà constatée en maintes circonstances par M. Ch. Féré, est absolument applicable à l'emploi de nos transfusions chez les névropathes, chez les épuisés du système nerveux. C'est ainsi qu'un de mes élèves, appelé à soigner un cas, déjà ancien, de maladie de Parkinson, a remarquablement amélioré son malade, tant qu'il s'est borné à lui injecter cinq grammes tous les deux jours, tandis que le malade s'est senti plus fatigué à partir du moment où on lui a injecté dix grammes tous les matins.

C'est là du reste un fait qu'il est bon de connaître, mais que l'on a très rarement occasion d'observer, si ce n'est chez les malades épuisés de longue date.

Les transfusions hypodermiques de sérum artificiel en particulier.

Si maintenant on nous demande pourquoi nous préférons l'emploi du sérum artificiel concentré à l'emploi de l'eau, nous répondrons par les raisons suivantes :

L'injection d'eau pure, par exemple, est douloureuse : l'injection de sérum phéniqué est indolore. Au demeurant, le sérum n'est pas autre chose que l'eau normale de notre organisme.

Les effets du sérum artificiel comparés à ceux de l'eau stérilisée, tout en étant absolument de même ordre, sont cependant beaucoup plus intenses. Il est probable que la densité du liquide n'est pas sans importance dans l'espèce, ou, pour mieux dire, qu'une solution concentrée de sels neutres fait mieux corps étranger sur l'endothélium des vaisseaux.

Enfin ce sérum artificiel possède, en outre de ses effets physiques, une propriété chimique incontestablement précieuse. Au congrès de Rome, au mois d'octobre 1892, le Dr Maragliano (de Gènes) a démontré que le sérum sanguin était globulicide, dès que la quantité de chlorure de sodium était au-dessous de la normale. Le Dr Castellino a confirmé cette observation en ajoutant qu'il suffisait d'introduire dans l'organisme une petite quantité de sel marin pour rendre les globules à l'état de santé parfaite.

A chaque transfusion de cinq grammes, nous injectons 0,10 centigr. de chlorure de sodium, et cela suffit, d'après les expériences, pour faire cesser l'action globulicide d'un sérum sanguin altéré.

Ce fut même là notre première manière d'interpréter l'action des transfusions de sérum, et tout d'abord notre principale espérance était de refaire aux globules une atmosphère favorable. Cette espérance n'était pas erronée, et la puissance inattendue de la transfusion, en tant qu'agent dynamique, ne doit pas nous faire oublier l'action chimique bienfaisante du sérum artificiel sur le plasma sanguin. Mais c'est là une question qui ne trouve pas sa place ici, et sur laquelle il y aura à revenir.

En somme, quand nous injectons à un anémique, à un déprimé, ou à un ralenti de la nutrition, la quantité nécessaire de sérum artificiel concentré, nous provoquons dans son organisme :

1° une action *dynamique*, qui est commune à

toutes les transfusions de liquides inoffensifs.

2° probablement aussi une action *chimique*, modificatrice de l'état parfois globulicide du sérum sanguin.

L'action dynamique est double :

Immédiate, elle n'est autre chose que l'irritation plus vive du réflexe de tonicité générale, dont nous atteignons le point de départ sensitif sur la surface énorme de l'appareil circulatoire.

Secondaire, c'est l'accumulation sans cesse surajoutée de l'effet de chaque piqûre. Ces irritations subintrantes d'un réflexe qui constitue l'état de vitalité, équivalent, au bout de peu de jours à une accélération puissante et soutenue de la nutrition.

Etudiez, comme nous l'avons fait, l'état de la nutrition chez les anémiques, chez les névropathes épuisés, chez les déprimés de toutes sortes, chez les phtisiques, chez les malades dont la plèvre ou le péritoine ont laissé se former des exsudats, et vous jugerez que la première indication qui s'impose est celle-ci : refaire la nutrition de ces malades. Or, aucun autre moyen thérapeutique, ne saurait aussi bien que ces transfusions, dans les conditions données, stimuler le tonus, relever la vitalité, refaire la nutrition.

La thérapeutique dynamique lutte victorieusement contre l'élément bacillaire lui-même ! En effet, la guérison de la phtisie par les cures d'air n'est plus niable ; après la lecture de ce livre, j'espère que la curabilité par les transfusions sera sérieusement étudiée par les cliniciens. La thérapeutique dynamique arrive à réaliser ce que n'avaient pu faire ni la chimie thérapeutique, ni la bactériologie. C'est la vitalité humaine reconquise assez puissamment pour que le bacille pathogène puisse être réduit à l'impuissance. Ce fait, ce grand fait qu'il est si facile de vérifier, me semblerait devoir suffire, à lui seul, à assurer, à notre méthode, une grande place dans la thérapeutique générale.

De même qu'il existe une chimie biologique dont les lois président, ou du moins devraient présider, à la chimie thérapeutique, de même il existe une dynamique biologique, dont nous venons d'ébaucher à grands traits les principes. C'est, je crois bien, la première fois que l'on tente de dégager de l'empirisme cette thérapeutique dynamique qui compte, parmi ses titres de gloire, la curabilité de la phtisie.

Il était temps de lui faire une place dans la science médicale rationnelle.

La doctrine que nous venons d'émettre me paraît conforme aux faits et rigoureusement déduite. Je serais surpris si elle ne contribuait pas à rendre, à l'hygiène et à la thérapeutique dynamiques, la grande part qui leur revient dans le traitement des maladies. Elles sont nécessairement très nombreuses celles dont l'élément principal est l'hypotonus ou le ralentissement de la nutrition, qui n'en est que la conséquence nécessaire. On n'a fait que trop de chimie avec la cellule vivante : la physique, aussi puissante qu'inoffensive, aura sa part désormais.

Mais n'oublions pas que ce livre est consacré aux lois de l'hypodermie, et non aux lois de la dynamique biologique.

Ce que nous venons de dire a dû prouver que les transfusions ne peuvent être considérées ni comme une panacée, ni comme un spécifique. C'est toute une médication puissante, d'une pratique aisée, qui s'ajoute aux médications de même ordre, que, de nos jours, on tend à employer de plus en plus : cures d'air, hydrothérapie, frictions sèches, électricité statique, etc.

Et je ne regretterai pas d'avoir ajouté, à l'accumulation de faits, qui constitue ce livre, un chapitre de conclusions doctrinales, si, comme il est probable, cette doctrine, née de l'observation des résultats thérapeutiques, engendre à son tour des procédés nouveaux, des moyens encore inusités ou insuffisamment usités de fortifier la cellule vivante contre ses deux principaux ennemis : le surmenage et l'infection.

Résumons en quelques mots, ce que nous venons de dire.

L'organisme humain entretient sa vitalité grâce à un ensemble de phénomènes permanents, que les physiologistes n'ont encore étudiés qu'au point de vue chimique (phénomènes chimiques de la respiration, de la digestion, de la calorification, etc.), mais dont le rôle physique ou dynamique a été méconnu jusqu'ici.

L'air que nous respirons ; la lumière et la chaleur qui nous baignent ; le frôlement des vêtements sur notre tégument externe ; la présence, en tant que simples corps étrangers, des aliments sur la muqueuse digestive, du sang et de la lymphe sur les parois vasculaires, de l'air sur les parois des alvéoles pulmonaires ; les excitations perçues par nos sens ; en un mot, tout ce qui impressionne — que nous en ayons ou non conscience — les extrémités périphériques de nos nerfs sensitifs, représente la cause initiale de l'entretien de la tonicité générale, c'est-à-dire de la vie.

Ce phénomène d'entretien de la tonicité est un phénomène réflexe (expérience classique de Brondgeest).

L'aboutissant de ce réflexe est à toutes les extrémités motrices ou trophiques des nerfs de la vie végétative et de la vie de relation.

Son centre de réflexion est constitué par l'axe cérébro-spinal et la chaîne du sympathique.

Son point de départ est partout où se trouvent des terminaisons périphériques sensitives :

Ces périphéries se répartissent en six principaux groupes :

1° Organes des sens;
2° Tissu cellulaire et aponévroses ;
3° Tégument externe ;
4° Muqueuse de l'appareil digestif ;
5° Surface des bronches et des alvéoles pulmonaires ;
6° Surface endothéliale des vaisseaux.

A chacune de ces périphéries correspond un des modes de la thérapeutique dynamique ; les périphéries sensorielles servent de point de départ à cette thérapeutique encore mal définie, mais de jour en jour plus importante, qui procède par la suggestion et s'efforce de refaire l'énergie morale du malade.

Nos transfusions ne sont rien autre chose qu'une action thérapeutique dynamique à point de départ vasculaire.

L'action thérapeutique à point de départ vasculaire (transfusions) et l'action thérapeutique à point de départ pulmonaire (cures d'air), sont de beaucoup les plus puissantes, et s'équivalent sensiblement. Elles portent, l'une et l'autre, sur une surface extrêmement vaste de terminaisons sensitives. La cure d'air et les transfusions sont les points culminants de la thérapeutique dynamique.

RÉSUMÉ

ET

CONCLUSIONS

RÉSUMÉ ET CONCLUSIONS

A. — Historique des transfusions.

A. Transfusion sanguine.

- a) *intra-veineuse.* — Denys (de Montpellier) (1667), James Blundell (1815), Dieffenbach (1828), Bischoff, Magendie (1838), Oré (1868), Moncoq (1862-1874), Roussel, Jullien (1875), Hayem (1882).
- b) *péritonéale.* — Ponfick (1879).
- c) *hypodermique.* — Kalt (1873).

B. Transfusion de sérum sanguin (Voir chap. II).

C. Transfusion de sérum artificiel.

- a) *intra-veineuse.* — Latta, Crégie, Christison, Colson, Hérard, Jennings, Hayem.
- b) *péritonéale.*
- c) *hypodermique.* — Hypodermoclysis de Cantani (1865), Luton (de Reims) (1884). Injection hypodermique de solution physiologique de chlorure de sodium : Prégaldino (1887), Munchmeyer, Weiss, Wiercinsky, Chazan, Korn, etc., Sahli, Dastre et Loye.

1. — Le fait d'introduire sous la peau, un sérum artificiel qui n'ait aucun pouvoir toxique et qui n'exerce aucune action locale nocive, donne

des résultats de tout point comparables à ceux qu'on obtient avec les différentes sortes de transfusions, y compris même la transfusion du sang, comme il résulte de l'étude historique de la question. C'est pourquoi nous désignons cette méthode thérapeutique, dans les conditions que nous venons d'énoncer, par le terme de *transfusion* hypodermique et non d'*injection* hypodermique.

2. — Faire une injection hypodermique, au sens habituel du mot, c'est choisir la voie sous-cutanée pour administrer un médicament ; faire une transfusion hypodermique, c'est provoquer un ensemble de phénomènes physiologiques toujours les mêmes, à la production desquels la nature du liquide reste étrangère.

3. — La transfusion hypodermique de sérum artificiel poursuit le même but que la transfusion du sang, telle que l'imagina Denys (de Montpellier), en 1667, alors qu'il croyait avoir découvert une méthode de rénovation de l'organisme.

4. — Un bon sérum artificiel doit contenir les principaux sels minéraux qui se trouvent dans le plasma sanguin, mais il doit les contenir à un degré de concentration supérieur à celui qu'ils ont dans le sérum du sang humain. Il est bon d'y ajouter une substance analgésique.

5. — L'emploi d'un sérum artificiel complexe et concentré, comme celui qui nous a paru donner les meilleurs résultats (chlorure de sodium, 2 ; phosphate de soude, 4 ; sulfate de soude, 8 ; acide phénique, 1 ; eau distillée, 100) a pour conséquence de rendre pratique l'usage des transfusions hypodermiques, en permettant d'obtenir tous les effets thérapeutiques de la transfusion, avec des doses facilement maniables : de 5 gr. à 60 gr. par exemple.

B. — Loi générale de l'hypodermie.

6. — En relevant la nomenclature de tous les effets physiologiques et thérapeutiques notés par les expérimentateurs qui ont injecté, sous la peau, les liquides organiques préconisés dans ces derniers temps, on constate que tous ces effets sont identiques, quel que soit le liquide organique employé (suc testiculaire, suc nerveux, suc musculaire, etc.) Voir les tracés, pag. 175 et suivantes.

7. — Les injections de liquides organiques n'ont aucune propriété spéciale ; elles peuvent se montrer utiles dans des cas très variables, mais elles produisent toujours les mêmes effets : ac-

célération de la nutrition, relèvement de la tension artérielle, stimulation des centres nerveux cérébro-spinaux, etc.

8. — Avec les injections de sang ou de sérum de sang d'animaux, on a cherché également des effets spécifiques, mais l'action antibacillaire, qu'on voulait utiliser, s'est montrée nulle ou peu accentuée, et ce qu'on a obtenu, c'est l'accélération de la nutrition, le relèvement de la tension artérielle, etc., absolument comme avec les injections de suc testiculaire ou de suc nerveux.

9. — Les injections sous-cutanées d'huiles médicamenteuses, (huile créosotée, gaïacol iodoformé, huile camphrée gaïacolée) produisent, comme les injections précédentes, le sentiment de bien-être et de force, le réveil de l'appétit, l'amélioration des fonctions digestives, etc.

10. — Les injections sous-cutanées de solution de chlorure de sodium à 6 0/00 ont la même action que les diverses injections que nous venons de passer en revue ; elles présentent seulement sur le sérum artificiel complet et concentré, l'inconvénient de nécessiter, à effet égal, l'emploi de doses beaucoup plus élevées.

11. — De cet ensemble de faits, il résulte que des liquides de composition très différente

produisent à peu près toujours les mêmes effets, lorsqu'on les injecte sous la peau; il n'y a rien de spécifique dans les résultats obtenus.

12. — Ces effets toujours semblables, quelle que soit la composition du liquide auquel on a recours, pour faire des injections sous-cutanées, représentent, par leur réunion, l'ensemble des réactions physiologiques et thérapeutiques qui caractérisent la transfusion hypodermique en général.

13. — En résumé (*Loi générale de l'hypodermie*), toutes les injections hypodermiques produisent une série d'effets physiologiques et thérapeutiques identiques, quel que soit le liquide introduit sous la peau, à cette double condition qu'il ne possède aucun pouvoir toxique et qu'il n'exerce aucune action locale nocive.

14. — Il est donc rationnel, au lieu de recourir à des substances animales telles que le suc testiculaire ou la décoction de substance médullaire, de suc musculaire, etc., au lieu d'employer des sérums naturels qui peuvent être dangereux, qui sont en tout cas plus ou moins difficiles à trouver et à conserver, il est rationnel, dis-je, de donner la préférence à un sérum artificiel chimiquement pur, toujours identique à lui-même, pouvant être préparé sans difficulté et sus-

ceptible de se conserver, sans altération, pendant longtemps.

15. — C'est par l'étude des effets physiologiques des diverses sortes de sérums artificiels qu'on peut déterminer scientifiquement la formule à laquelle il convient de donner la préférence. Toutes les différences se borneront, bien entendu, à une action plus ou moins rapide, plus ou moins intense, plus ou moins durable, suivant que le sérum expérimenté se rapprochera plus ou moins du sérum le plus parfait.

C. — Technique des transfusions hypodermiques.

16. — Pour préparer convenablement le sérum artificiel qui nous semble le meilleur (chlorure de sodium, 2 ; phosphate de soude, 4 ; sulfate de soude, 8 ; acide phénique, 1 ; eau distillée, 100), on doit se servir de sels chimiquement purs et obtenus par cristallisations successives ; ces sels doivent être dissous dans de l'eau distillée chimiquement pure ; enfin, le sérum doit être stérilisé à l'étuve à 123°.

17. — Le sérum doit être porté à une tem-

pérature voisine de 38°, au moment de la transfusion.

18. — La quantité de sérum à injecter, sous la peau, varie de 5 gr. à 60 gr. à chaque transfusion, et tout à fait exceptionnellement de 100 à 120 gr. ; les transfusions sont répétées habituellement tous les jours ou tous les deux jours, pour les petites doses.

19. — Pour que la transfusion soit complètement indolore, quelle que soit la quantité de sérum injectée sous la peau, il suffit de faire pénétrer très lentement le liquide : 2 à 5 grammes par minute.

20. — Les transfuseurs auxquels je donne la préférence sont ceux dans lesquels le sérum n'est jamais en contact avec les matières grasses du piston ; j'ai fait construire des modèles différents pour les transfusions à petite dose (5 gr. à 10 gr.) et pour les transfusions à dose massive (60 gr. à 120 gr.).

21. — Avec un sérum bien préparé, si on prend soin de faire une antiseptie rigoureuse des instruments et de la région (on choisira de préférence la région rétro-trochantérienne), on n'a à craindre aucun accident local.

22. — Pour se rendre compte de l'action physiologique des transfusions hypodermiques, il

faut suivre un plan d'études dont j'ai donné la description sous le titre de : technique physiologique (voir p. 82).

23. — L'étude de la tension artérielle est la plus importante ; on la fait soit avec le sphygmomanomètre de M. Potain, soit avec le sphygmomètre de Verdin. Une formule simple permet de rendre comparables entre eux les résultats obtenus avec ces deux instruments, dont l'un est gradué en centimètres de mercure, l'autre en grammes (voir p. 89).

D. — Effets physiologiques des transfusions hypodermiques.

24. — Les transfusions hypodermiques sont un moyen remarquable de stimulation et de régularisation des fonctions de l'économie.

25. — Leur influence sur le cerveau se fait sentir par l'augmentation de la puissance du travail intellectuel, la transformation du caractère, la disparition de l'insomnie d'origine nerveuse.

26. — Leur action sur le bulbe se caractérise par l'augmentation de la capacité vitale du poumon, par la régularisation des circulations locales et par celle de la température. (Voir les tracés pages 103, 105, 107).

27.— Du côté de la moëlle épinière, la stimulation produite par les transfusions se manifeste par l'augmentation de la puissance musculaire, la régularisation des mouvements dans la pseudo-ataxie, la disparition de l'impuissance, parfois la cessation de la constipation, la contractilité plus grande de la vessie.

28. — Les effets produits par la transfusion hypodermique sur le système circulatoire, consistent en une augmentation de la puissance contractile du cœur et le relèvement de la tension artérielle.

29. — Loin d'être nocives pour les globules du sang, les transfusions de sérum artificiel sont un excellent moyen de rénovation globulaire.

30. — L'augmentation de l'appétit, la facilité plus grande des digestions, malgré la véritable boulimie qu'on observe souvent, sont les phénomènes les plus importants à noter du côté du système digestif.

31. — Il est intéressant, aussi, de rappeler l'action des transfusions hypodermiques sur la diurèse.

32. — On obtient avec des doses minimes et répétées une diurèse abondante, surtout au début du traitement, diurèse qui entraîne parfois,

pendant plusieurs jours, une notable quantité d'acide urique.

33. — La diurèse ne s'établit pas mieux, souvent même, moins facilement, en injectant sous la peau une grande quantité de solution physiologique de chlorure de sodium (2 à 4 litres) comme le propose Sahli, de Berne, qu'en transfusant sous la peau des doses minimes et répétées de sérum artificiel.

34. — Les modifications qu'on observe dans la composition des urines, et notamment l'augmentation du chlore et des chlorures, de l'urée et de l'acide urique, sont la preuve que les transfusions hypodermiques accélèrent, d'une façon remarquable, les phénomènes intimes de la nutrition.

E. — Hypotension artérielle et transfusions hypodermiques.

35. — L'étude des lois physiologiques de la tension artérielle et des conditions multiples qui concourent à maintenir l'équilibre constant de la pression sanguine, démontre la fréquence des variations pathologiques de la tension artérielle.

36. — L'hypertension artérielle (artério-sclé-

rose, néphrite interstitielle, angine de poitrine, insuffisance aortique, colique saturnine, etc.) ne présente aucun intérêt au point de vue qui nous occupe ici.

37. — Les principales maladies à hypotension artérielle sont : les maladies du cœur non compensées ; les hémorrhagies graves ; l'anémie ; la péritonite ; les pelvi-péritonites aiguës ou chroniques ; les fièvres graves à forme adynamique ; la phtisie pulmonaire ; le surmenage ; la neurasthénie ; la dépression nerveuse par maladie chronique ; le shock opératoire, etc.

38. — Les transfusions hypodermiques ont pour effet constant de relever la pression sanguine, et de l'amener au chiffre physiologique après un certain nombre de transfusions.

39. — Si on étudie comparativement les effets, sur la tension artérielle, du suc testiculaire, du suc nerveux, du sang et du sérum sanguin, de l'huile créosotée, de l'aristol, du gaïacol iodoformé, de l'eau stérilisée et du sérum artificiel, on voit, ainsi que le démontrent nos tracés, que, à dose égale, c'est avec le sérum complet et concentré qu'on obtient les effets maxima. (Voir les tracés p. 175 à 187.)

40. — Les transfusions hypodermiques élèvent la pression sanguine, principalement en

augmentant la puissance contractile du cœur et accessoirement, en diminuant le calibre des capillaires.

41. — Il peut y avoir avantage, dans certains cas, à remplacer la digitale ou la digitaline, le strophantus, le muguet, etc., l'ergot de seigle, la caféine, la strychnine, par les transfusions hypodermiques de sérum artificiel.

42. — L'action de la caféine sur la tension artérielle est très nette, mais aussi de très courte durée ; la digitaline produit des ascensions un peu moins brusques, mais dont l'effet est plus durable ; les transfusions de sérum artificiel, à dose efficace, donnent une élévation aussi marquée que la caféine et aussi durable, sinon plus, que la digitaline. (Voir tracé p. 187).

F. — Altérations du sang et transfusions hypodermiques.

43. — Dans les anémies aiguës par hémorrhagie grave, les transfusions hypodermiques permettent de sauver la vie des malades, pourvu que les pertes de sang n'aient pas dépassé un certain chiffre, qu'on peut évaluer à la moitié

de la masse totale du sang, d'après M. Prégaldino.

44. — Dans les diverses variétés d'anémie chronique, ainsi que le démontrent nos recherches, pourvu que l'hypoglobulie ne soit pas portée à un degré extrême, les transfusions de sérum artificiel, répétées trois fois par semaine, ramènent, en peu de temps, le sang à son type normal ou très près de celui-ci.

45. — Il est logique de croire que c'est en ramenant à sa composition normale le milieu dans lequel se développent, vivent et meurent les globules sanguins qu'on obtient ainsi, en peu de temps, une véritable rénovation globulaire.

46. — Dans la leucémie et la leucocytose les transfusions hypodermiques méritent d'être expérimentées à nouveau, malgré les résultats incomplets que nous avons obtenus.

G. — Neurasthéniques et transfusions hypodermiques.

47. — Qu'il provienne d'une fatigue physique ou d'une fatigue psychique, le surmenage est un phénomène primitivement cérébral (v.

p. 217); la neurasthénie, dont la cause habituelle est le surmenage, doit être considérée comme un épuisement du système nerveux central, épuisement qui a pour conséquence immédiate le ralentissement de la nutrition.

48. — Chez la plupart des neurasthéniques, la pression artérielle est sujette à de fortes oscillations : très basse, quand l'estomac est à l'état de vacuité, elle remonte habituellement très haut, après les repas (v. le tracé p. 225) ; chez les neurasthéniques très déprimés, la tension est constamment basse.

49. — Le maximum de dépression des forces physiques et cérébrales coïncide, d'une façon constante, avec la pression artérielle minima.

50. — L'épuisement nerveux, l'atonie gastrique, le ralentissement de la nutrition commandent l'emploi des transfusions.

51. — Sous peine d'insuccès, il importe de pratiquer les transfusions avec une certaine méthode, chez les neurasthéniques (v. obs. p. 231 et 233) ; chez ces malades, il convient d'employer les petites doses fréquemment répétées, 4 à 5 gr. tous les jours ou tous les deux jours.

52. — La transfusion doit être pratiquée autant que possible au moment où l'hypotension est à son maximum.

53. — Sous l'influence du traitement méthodique par les transfusions, on assiste très promptement : à l'amélioration de l'état gastrique ; à la disparition de l'amyosthénie, de la paresse intellectuelle et de l'asthénie génitale ; à la disparition de l'insomnie et de l'irritabilité du caractère ; enfin, à la cessation des phénomènes douloureux (plaque sacrée, céphalée en casque, etc.).

54. — L'effet des transfusions sur les facultés intellectuelles est assez net, et assez précis, pour fournir des documents précieux à la psychologie expérimentale.

55. — Sous l'influence du traitement par les transfusions, l'intelligence devient incontestablement plus lucide, la mémoire se rajeunit, l'attention devient plus facile, la volonté se raffermit, en même temps que diminue l'irritabilité du caractère.

56. — Chez les neurasthéniques à hérédité peu chargée, la guérison survient avec une très grande promptitude, sous l'influence des transfusions méthodiquement employées. Quand la nutrition d'un neurasthénique est rétablie dans son intégrité, on peut considérer sa guérison comme prochaine.

57. — Chez les héréditaires, on obtient très

rapidement une amélioration si marquée, qu'elle permet aux malades, les plus gravement atteints, de reprendre leurs travaux et de vivre de la vie commune. Les rechutes sont toujours possibles, mais quelques transfusions suffisent alors à rétablir l'équilibre mental. (V. obs. p. 236 et suiv.).

H. — Les déprimés et les transfusions hypodermiques.

58. — L'hypotension artérielle est aussi le symptôme le plus constant de cet état de fatigue permanente de l'organisme, de cet état d'épuisement continu de l'esprit et du corps, qui ne constitue pas une maladie confirmée, et que désigne habituellement le mot *dépression*.

59. — On peut être un déprimé : par insuffisance, congénitale ou acquise, de la vitalité ; par usure de l'organisme (vieillesse) ; par épuisement consécutif à une maladie (convalescence) ; par surmenage physique, intellectuel ou émotionnel.

60. — Chez les *déprimés par vitalité insuffisante* (v. p. 273), chez ces atténués, souvent intelligents, mais toujours inactifs, qui perdent,

à un moment donné, la plupart de leurs facultés de lutte pour l'existence, les transfusions à raison de 5 gr. tous les deux jours, puis tous les jours, nous ont donné des résultats extrêmement marqués.

61. — Chez les *vieillards*, l'hypertension plus apparente que réelle, due à l'artério-sclérose, n'est pas une contre-indication à l'emploi des transfusions. Les transfusions, chez les personnes âgées, augmentent l'appétit et accélèrent les digestions ; elles facilitent la fonction rénale, et relèvent la température.

62. — Les *hémiplégiques* (hémiplégie flasque ou contracture secondaire) peuvent bénéficier, dans une certaine mesure, de ce moyen thérapeutique.

63. — La *convalescence des maladies aiguës* s'accompagne constamment d'hypotension artérielle ; nous avons pratiqué, mes élèves et moi, les transfusions de sérum artificiel chez des convalescents de scarlatine, de rougeole, de pneumonie, de diphtérie, de fièvre typhoïde : la convalescence a été sensiblement plus courte et moins pénible (v. p. 282).

64. — Il n'est guère de *maladie chronique* qui n'épuise la vitalité. Au point de vue du traitement par les transfusions, nous en avons

étudié plusieurs et particulièrement : la PHTISIE PULMONAIRE.

65. —Tous les liquides non toxiques injectés chez les tuberculeux, dans un but thérapeutique, ont produit des effets similaires. (V. p. 234.)

66. — Ces substances diverses ne déterminent d'amélioration vraie dans l'état général, de relèvement de la vitalité, que si on les administre par la voie hypodermique. Elles perdent, à peu près, toute leur efficacité, si le malade les absorbe par les voies digestives.

67. — On ne constate point d'amélioration si l'on ne prend soin d'injecter, chaque fois, une certaine quantité de liquide inerte servant de véhicule à la substance médicamenteuse. Il faut injecter 4 à 5 c. m. c. de liquide, pour obtenir des effets bien marqués.

68. — L'amélioration de l'état général qui en résulte n'est jamais en proportion avec la dose de médicament employé, mais seulement en proportion avec la dose de véhicule injecté.

69. — Pourvu qu'il y ait injection sous-cutanée à la dose de 4 à 5 c. m. c., l'amélioration d'ensemble est constante, quelle que soit la substance employée. Il n'y a d'insuccès réel que quand la substance médicamenteuse est toxique (subst. de Koch, etc.)

70. — Quelle que soit la nature du liquide employé, les phénomènes d'amélioration sont toujours les mêmes : ce sont les symptômes qui accompagnent constamment le relèvement de la pression artérielle.

71. — Certains liquides, cependant, agissent avec plus d'activité et de persistance que d'autres. La série de nos expériences comparatives démontre que les substances minérales sont, à la fois, les plus actives et les plus inoffensives.

72. — Il faut donc admettre, en définitive, que ce que chaque auteur attribuait aux vertus thérapeutiques de la substance médicamenteuse introduite dans l'organisme, revenait, en réalité, au simple fait d'injecter sous la peau une certaine quantité de liquide inoffensif.

73. — Les transfusions hypodermiques amènent constamment chez les tuberculeux les modifications suivantes :

Relèvement de l'appétit ;
Suppression des vomissements après les repas ;
Augmentation de poids ;
Cessation des sueurs nocturnes ;
Retour des forces ;
Facilité plus grande à respirer et à expectorer.

74. — Pas plus que les autres substances injectées jusqu'ici sous la peau des tuberculeux,

les sérums artificiels n'ont de propriétés antibacillaires vis-à-vis du microbe de la tuberculose.

75. — L'amélioration obtenue est uniquement due au surcroîtde résistance et de vitalité que la transfusion donne au malade.

76. — Nous avons mesuré avec précision tous les phénomènes objectifs :

Accroissement des forces (dynamomètre);
Augmentation de poids du corps ;
Suractivité des échanges nutritifs (analyse de l'urine);
Accroissement de force du myocarde (sphygmomètre) ;
Augmentation de la capacité respiratoire (spiromètre);
Poids des aliments ingérés en 24 heures.

En trois mois de traitement, l'amélioration est considérable. (V. p. 297.)

77. — Or, il est actuellement démontré Debove, Bouchard, Daremberg, v. pages 304 et suiv.) que le fait capital, dans le traitement de la phtisie est le relèvement de la nutrition : « Le « phtisique qui s'alimente ou se suralimente, « qui digère et assimile convenablement, est un « phtisique sauvé... »

78. — L'action vivifiante de la transfusion chez les phtisiques est parfaitement comparable à l'action de la cure d'air. (V. p. 313.)

79.— A l'aide des seules transfusions et d'une bonne alimentation, nous avons pu obtenir :

Chez les phtisiques avancés, une amélioration notable de l'état général ;

Chez les tuberculeux au 2e degré, l'arrêt, voire même la rétrocession des lésions ;

Chez les tuberculeux au début, la disparition des signes révélés par l'auscultation.

80. — Ces résultats absolument précis chez les phtisiques apyrétiques, sont beaucoup moins caractérisés chez les phtisiques avec fièvre.

81.— On sait, aujourd'hui, qu'on peut enrayer les lésions de la tuberculose pulmonaire, à l'aide d'un ensemble de moyens hygiéniques et thérapeutiques précisés par Ch. Bouchard (v. page 306) ; à n'en pas douter, on placera désormais au premier rang de ces moyens, les transfusions hypodermiques.

82.— Les transfusions de sérum, et la sphygmométrie, donnent les renseignements les plus précieux sur l'état de réceptivité d'un déprimé vis-à-vis du microbe de la tuberculose, (tuberculose et hypotension artérielle, Marfan).

83. — En physiologie et en pathologie générales, l'usage du sphygmomètre et du sérum artificiel, permettront d'élucider toute une partie, jusqu'ici négligée, de l'histoire de l'infec-

tion : la résistance du terrain à l'agent pathogène.

84.— Chez les *opérés* ou chez les malades qui doivent subir bientôt une opération grave, les transfusions sont d'un très grand secours : de même que l'antisepsie les protège de l'infection, la transfusion les sauvegarde du shock opératoire. (Note du Dr Segond, v. p. 321.)

I. — Les ralentis de la nutrition et les transfusions hypodermiques.

85. — L'action des transfusions hypodermiques est, principalement, d'accélérer la nutrition.

86. — Relever d'une façon durable la pression artérielle, équivaut à rétablir le taux normal des échanges organiques ; théoriquement, cela suffit à la guérison des maladies par nutrition retardante.

87. — L'expérience justifie, dans une large mesure, cette conception théorique.

88. — Avant l'accès aigu de *goutte*, il y a dépression générale et hypotension artérielle ; pendant l'accès de fièvre goutteuse, il y a hypertension, et l'amélioration consécutive à l'accès est toujours très marquée.

Une transfusion hypodermique équivaut, physiologiquement, à un accès de fièvre goutteuse : même relèvement de la pression artérielle, même décharge de matériaux dans l'urine ; même amélioration consécutive.

89. — L'observation clinique (v. p. 341) prouve que la substitution des transfusions à l'accès est, la plupart du temps, facile à réaliser, et qu'elle donne les meilleurs résultats.

90. — Une transfusion peut suffire à dissiper un accès de *migraine*, une série de transfusions méthodiques peut arriver à modifier voire même à vaincre cette douloureuse affection.

91. — Chez les *obèses*, les transfusions, en améliorant la nutrition, déterminent le relèvement de la tension artérielle et de la force dynamométrique, en même temps que la disparition de la surcharge graisseuse. (V. obs. p. 350.)

92. — Dans deux cas de *rhumatisme noueux*, il m'a été possible d'enrayer l'évolution progressive des lésions, et de reconstituer la vitalité, extrêmement compromise, des malades.

J. — Inflammations pelviennes et transfusions hypodermiques.

93. — Les transfusions hypodermiques de sérum artificiel constituent une ressource théra-

peutique nouvelle, et des plus puissantes, dans le traitement des diverses variétés d'inflammations pelviennes (salpingo-ovarites, pelvi-péritonites, pelvi-cellulites).

94. — Les transfusions hypodermiques sont utiles en relevant la tension sanguine, en améliorant l'état des fonctions digestives, en faisant disparaître l'anémie symptomatique, en un mot, en réveillant la vitalité des malades, toujours compromise en pareil cas.

95. — L'hypotension artérielle est la cause réelle de l'absence de résolution des exsudats pelviens. Toutes les fois que, spontanément ou consécutivement à l'emploi des transfusions hypodermiques, la tension artérielle s'élève à la normale, et se maintient à la normale, pendant un certain temps, les exsudats pelviens se résorbent avec rapidité ; si la tension s'abaisse spontanément, ou par suite de la cessation trop rapide du traitement, la résorption des exsudats s'arrête aussitôt.

96. — Il en résulte que c'est l'étude journalière de la tension artérielle qui doit servir de guide pour déterminer, dans chaque cas particulier, la quantité de sérum à transfuser et la fréquence des transfusions.

97. — La péritonite péri-fibromateuse et la

péritonite développée autour de cancers utérins inopérables, sont rapidement améliorées par l'emploi des transfusions hypodermiques.

98. — Les transfusions hypodermiques sont un excellent moyen de préparation à l'ablation des kystes de l'ovaire accompagnés de péritonite ; l'opération est ainsi rendue plus facile, et les malades sont en état de résistance suffisante pour éviter le shock opératoire.

99. — Les résultats brillants que nous avons obtenus par l'emploi de ces transfusions, dans toutes les variétés de péritonite que nous avons passées en revue, nous permettent de penser que c'est là une des applications, les plus importantes, du moyen thérapeutique dont nous avons entrepris l'étude, dans cet ouvrage.

K. — **Mode d'action des transfusions hypodermiques.**

100. — La loi générale de l'hypodermie démontre que l'action des transfusions n'est pas d'ordre chimique, mais d'ordre physique ou, pour mieux dire, d'ordre dynamique.

101. — A priori, l'action dynamique de la transfusion paraît résulter de la stimulation des

houppes nerveuses des parois vasculaires, par un corps étranger aseptique (le liquide transfusé).

102. — L'organisme humain entretient sa vitalité, grâce à l'utilisation plus ou moins parfaite de forces permanentes dont le mode d'action, purement dynamique, a été jusqu'ici peu étudié, pour ne pas dire méconnu.

104. — L'air que nous respirons; la lumière et la chaleur qui nous baignent ; le frôlement des vêtements sur notre tégument externe; la présence, en tant que simples corps étrangers, des aliments sur la muqueuse digestive, du sang et de la lymphe sur les parois vasculaires, de l'air sur les parois des alvéoles pulmonaires; les excitations perçues par nos sens; en un mot, tout ce qui impressionne, que nous en ayons ou non conscience, les extrémités périphériques de nos nerfs sensitifs, représente la cause initiale de la tonicité générale, c'est-à-dire de la vitalité.

105. — Ce phénomène d'entretien de la tonicité est un phénomène réflexe (expérience classique de Brondgeest, v. p. 487).

106. — *L'aboutissant* de ce réflexe est à toutes les extrémités motrices, ou trophiques, des nerfs de la vie végétative et de la vie de relation.

107. — *Son centre de réflexion* est constitué

par l'axe cérébro-spinal et la chaîne du sympathique.

108.—Son point de départ est partout où se trouvent des terminaisons périphériques sensitives.

109. — Ces périphéries se répartissent en six principaux groupes :

1° Organes des sens ;
2° Tissu cellulaire et aponévroses ;
3° Tégument externe ;
4° Muqueuse de l'appareil digestif ;
5° Surface des bronches et des alvéoles pulmonaires ;
6° Surface endothéliale des vaisseaux.

A chacune de ces périphéries correspond un des modes de la thérapeutique dynamique. (v. p. 502.)

110. —Les périphéries sensorielles servent de point de départ à cette thérapeutique encore mal définie, mais de jour en jour plus importante, qui procède par la suggestion, et s'efforce de reconstituer l'énergie morale du malade.

111. —L'excitation thérapeutique des nerfs des tissus cellulaire et aponévrotique, est réalisée par les exercices physiques et le massage.

112. — L'hydrothérapie, les bains chauds,

les frictions, l'électricité statique agissent surtout, sur les nerfs sensitifs de la peau.

113. — C'est par le régime alimentaire ou les purgatifs que l'on agit sur les terminaisons sensitives de la muqueuse de l'appareil digestif.

114. — La cure d'air, les inhalations méthodiques de corps gazeux irritants, s'adressent à la périphérie nerveuse pulmonaire.

115. — Enfin, les transfusions ne font rien autre chose qu'exercer une action dynamique, analogue aux précédentes, sur les nerfs de la paroi des vaisseaux.

116. — L'action thérapeutique à point de départ vasculaire (transfusions), et l'action thérapeutique à point de départ pulmonaire (cures d'air), sont de beaucoup les plus puissantes, et s'équivalent sensiblement. Elles portent, l'une et l'autre (v. p. 491 et 492) sur une surface extrêmement vaste (150 mètres carrés) de terminaisons sensitives. La cure d'air et les transfusions sont les points culminants de la thérapeutique dynamique.

TABLE DES MATIÈRES

CHAPITRE I.

Historique des Transfusions

CHAPITRE II.

Loi générale de l'hypodermie

CHAPITRE III.

Technique des Transfusions hypodermiques. Technique opératoire et technique physiologique.

CHAPITRE V.

Hypotension artérielle et transfusions hypodermiques.

CHAPITRE VI.

Altérations du sang et transfusions hypodermiques.

CHAPITRE VII.

Neurasthéniques et Transfusions hypodermiques.

CHAPITRE VIII.

Les Déprimés et les Transfusions hypodermiques.

CHAPITRE IX.

Les Ralentis de la Nutrition et les Transfusions hypodermiques.

CHAPITRE X.

Les inflammations pelviennes, les suppurations pelviennes et les transfusions hypodermiques.

SALPINGO-OVARITES. — PELVI-PÉRITONITES. — PELVI-CELLULITE.

Pages.

CHAPITRE XI.

Mode d'action des Transfusions hypodermiques.

TABLE DES FIGURES

CLERMONT (OISE). — IMPRIMERIE DAIX FRÈRES.

A LA MÊME SOCIÉTÉ

Clermont (Oise). — Imprimerie Daix frères.

www.ingramcontent.com/pod-product-compliance
Ingram Content Group UK Ltd.
Pitfield, Milton Keynes, MK11 3LW, UK
UKHW020150250726
13967UKWH00002B/967